纳米医学

科学、产业及其影响

〔美〕M. 何亨伯格 著
夏志 朱燕楠 译
杨焕明 审

NANOMEDICINE
Science, Business, and Impact

科学出版社
北 京

图字：01-2016-0190

内 容 简 介

本书论述了纳米医学和基因组学所产生的科学、产业和社会影响，详细介绍了相关的科学发现和技术发明，为医疗保健系统的进一步改进提供了更为切实有效的理论支撑和技术保障。本书内容翔实，知识丰富，不仅包括有纳米医学和基因组学的相关概念，还涉及到DNA测序、分子成像、靶向给药、再生医学、免疫治疗、人体植入装置，人体器官的3D打印等前沿信息。本书结构紧凑，图文并茂，是广大读者了解纳米医学和基因组学的重要参考读物。

NANOMEDICINE: Science, Business; and Impact/Michael Hehenberger
©2017 by Taylor & Francis Group, LLC.
All Rights Reserved.
Authorized translation from English language edition published by CRC Press an imprint of Taylor & Francis Group LLC.
本书封面贴有Taylor & Francis集团防伪标签，未贴防伪标签属未获授权的非法行为。

图书在版编目（CIP）数据

纳米医学：科学、产业及其影响/(美)M·何亨伯格(Michael Hehenberger) 著；夏志，朱燕楠译．—北京：科学出版社，2017.8
书名原文：NANOMEDICINE: Science, Business, and Impact
ISBN 978-7-03-053543-6

Ⅰ.①纳… Ⅱ.①M… ②夏… ③朱… Ⅲ.①纳米材料-应用-医学 Ⅳ.①R

中国版本图书馆 CIP 数据核字 (2017) 第 124869 号

责任编辑：刘　超／责任校对：彭　涛
责任印制：张　伟／封面设计：无极书装

科 学 出 版 社 出版
北京东黄城根北街 16 号
邮政编码：100717
http://www.sciencep.com

北京虎彩文化传播有限公司 印刷
科学出版社发行　各地新华书店经销

*

2017 年 8 月第 一 版　开本：B5（720×1000）
2021 年 1 月第四次印刷　印张：16 1/2
字数：330 000
定价：88.00 元
（如有印装质量问题，我社负责调换）

谨以此书敬献

我的父亲恩斯特·何亨伯格（Ernst Hehenberger）

作为奥地利人，他相信教育，支持我成为科学家的梦想。

我的恩师派-欧洛夫·罗文丁（Per-Olov Loewdin）

作为瑞典人，他激发了莘莘学子对量子科学、

挪威湖光山色与佛罗里达海滩美景的激情。

本书的宗旨

写作本书的首要原因，是我认为应当有这样一本书，它不仅能涵盖新兴的纳米医学的重要性，还能涉及分子科学、生物学与纳米技术的相关概念。

写作本书的第二个原因，是想借此激发年轻读者对科学的兴趣，从而深入探索从医学到信息科学相关领域中那些更激动人心的话题。虽然有的地方技术性太强，但我并未先入为主地认定读者具备特定领域的专业知识，因此尽量减少专业术语的使用。在介绍这些术语时，我力争用通俗易懂的语言来进行解释。

写作本书的第三个原因，是想指出与"转化"相关的方方面面的巨大挑战，以及强调政治家、投资者、药物和医学设备研发人员、监管机构、生命伦理学家、科学家以及专业医务人员在用纳米医学带来临床护理改变之中的角色。纳米医学对患者护理的影响很大程度上取决于研究资金、研究成果的成功产业化以及医疗利益相关者改变的决心。也就是说，"转化纳米医学"的先决条件是一个繁荣有效的纳米医学产业环境。

致　谢

在写这本书时，我着重参考了维基百科、诺贝尔基金会网站（www.nobelprize.org）以及美国政府和世界卫生组织（WHO）的网站。部分维基百科词条可能有不准确之处，但其内设的纠错机制是一种精妙的设计，而且似乎运转良好。每当我发现有需要更正的细节问题时，随后都会看到及时的更正。

本书中的大部分插图是从维基百科复制的，在此，感谢维基百科基金会的免费分享。100多年来，瑞典人以自己的方式成功地遴选出一届届诺贝尔奖获得者，对此，我对完成这项工作的瑞典诺贝尔委员会表达我的敬意。我有幸认识瑞典诺贝尔委员会的几位成员，如已故的罗文丁（Loewdin）教授和鲁斯（Roos）教授，他们分别来自乌普萨拉大学和隆德大学。我总是被他们对这一重要任务的奉献精神、他们的个人涵养和对科学的忠诚所感动。

之所以写这本关于纳米医学的著作，缘起于2012年欧洲临床纳米医学基金会（CLINAM）对我发出的首次邀请，他们希望我做一个关于DNA测序的主题演讲。自此之后，我参加了在瑞士巴塞尔举行的一年一度的临床纳米医学盛会，也尽情享受了这次由临床纳米医学基金会的首席执行官贝亚特·莱夫勒（Beat Loeffler）举办的科学和社会活动。我要感谢他和他的搭档帕特里克·亨齐克（Patrick Hunziker）教授以及他们的科学顾问举办的如此成功的会议。

我在IBM超过28年的工作期间，有幸能够与众多杰出的科学家进行交流互动，这其中包括IBM的内部科研人员和IBM生命科学产业的学者和客户，特别是全球生物医学研发机构的领导者们。

在IBM众多优秀的科学家之中，我想特别感谢的是阿贾伊·罗伊尤鲁（Ajay Royyuru）博士和他的计算生物学团队。在和阿贾伊及朋友们进行的热烈讨论以及各种研讨会上，我都受益匪浅。

我也要感谢我的女儿们：医学与哲学博士卡琳·何亨伯格（Karin Hehenberger）、哲学博士丽莎·何亨伯格（Lisa Hehenberger）、法学博士安娜·何亨伯格（Anna Hehenberger），感谢她们在修订原稿方面给了诸多改进建议。此外，华大基因（BGI）共同创始人和理事长杨焕明（Henry Yang）教授读过本书的多个章节，并提出了宝贵意见。感谢杨教授的鼓励，并预祝华大基因的"跨组学"宏伟计划取得巨大成功。

我也要感谢出版社Pan Stanford及其编辑团队，感谢他们给予本书的帮助和建议。

最后，我要感谢我的家人，尤其是我的妻子乌拉（Ulla），以及在我写作本书过程中忍受我偶尔发脾气的朋友和同事们。先天的拖延症并不总是容易克服的，因此要制定必要的纪律才能写完一本书。

目 录

第一章 概述   1
  1.1 何为纳米医学？   1
  1.2 何为转化医学？   2
  1.3 何为创新？   4
  1.4 何为知识产权？   4
  1.5 从 IP 到 IPO   7
  1.6 纳米医学的影响   10

第二章 从原子到蛋白质   11
  2.1 原子和分子   11
  2.2 生命的原子   14
  2.3 生命的分子   19
  2.4 氨基酸   35
  2.5 蛋白质   40

第三章 遗传学与 DNA 测序   48
  3.1 DNA 与遗传密码   48
  3.2 从 DNA 到蛋白质和细胞   50
  3.3 遗传学发展史   51
  3.4 遗传学的分子基础   54
  3.5 DNA 测序和人类基因组计划   66
  3.6 测序技术   68
  3.7 测序数据分析   82
  3.8 生命伦理学   85
  3.9 测序技术和人类基因组计划的商业价值   89
  3.10 人类基因组计划的后续"组学"计划   94

第四章 生物制药   98
  4.1 生物医药研发的阶段和临床研发   99
  4.2 第一阶段：药物发现   100
  4.3 第二阶段：临床前研究   106
  4.4 第三阶段和第四阶段：临床试验和美国 FDA 审查   107
  4.5 "生物制品"的重要性   109
  4.6 生物标记和个体化医学   113

4.7　生物制药研发的过去和未来　119
　　4.8　半导体：合作促进步　123
　　4.9　生命科学产业：知识产权的独占和有限的合作　124
　　4.10　创新医药计划和加速医药伙伴关系　125

第五章　纳米医学　**127**
　　5.1　计算机在纳米医学中的应用　127
　　5.2　生物相容性纳米颗粒和靶向给药　134
　　5.3　生物医学和分子成像　145
　　5.4　纳米诊断学　151
　　5.5　再生医学：干细胞，基因治疗与免疫治疗　156

第六章　纳米医学的影响　**177**
　　6.1　肠道微生物　177
　　6.2　中枢神经系统：脑和脊髓　179
　　6.3　癌症和免疫学　187
　　6.4　心血管疾病　191
　　6.5　糖尿病　192
　　6.6　传染病　194
　　6.7　组织和器官移植　203

第七章　医疗保健体系和生物医学研究基金　**205**
　　7.1　一切为了患者/消费者　205
　　7.2　医疗服务的提供者　206
　　7.3　基础生物医学与转化研究的资助前景　210

第八章　公共卫生与全球卫生经济学　**220**
　　8.1　医疗保健费用、婴儿死亡率和平均预期寿命的全球概况　221
　　8.2　美国健康数据　223

第九章　结论　**229**

参考文献　**231**

第一章 概　　述

1.1 何为纳米医学？

"nano"源于希腊语。希腊语的"nanos"指侏儒或者小矮人。作为前缀，nano- 表示"很小，精致"的东西。作为计量单位的前缀，它有更准确的含义：

"纳"（nano，n）表示"十亿分之一"或 10^{-9}，

类似地，

"分"（deci, d）表示"十分之一"或 10^{-1}，

"厘"（centi, c）表示"百分之一"或 10^{-2}，

"毫"（milli, m）表示"千分之一"或 10^{-3}，

"微"（micro, μ）表示"百万分之一"或 10^{-6}，

"皮"（pico, p）表示"万亿分之一"或 10^{-12}，

"飞"（femto, f）表示"千万亿分之一"或 10^{-15}，

"阿"（atto, a）表示"十的十八次幂分之一"或 10^{-18}，

"仄"（zepto, z）表示"十的二十一次幂分之一"或 10^{-21}，

"幺"（yocto, y）表示"十的二十四次幂分之一"或 10^{-24}，

"古高尔"（googol）是一个很大的数字——10^{100}，是 1 后面跟着一百个零！

"分""厘""毫"是 1795 年国际计量大会（CGPM）作为公制计量法的一部分而制定的。国际计量大会于 1960 年加入了"微""纳"和"皮"。剩下的四个单位"飞""阿""仄"和"幺"是国际计量大会于 1991 年在位于巴黎西南郊的塞夫勒召开的四至六年一次的会议中制定的。

"纳"（nano）为什么如此特别？

"纳米"（nanometer）是分子生物学中一个常用的计量单位，而分子生物学是现代生命科学中的一门（也许是最重要的）学科。例如，一个 DNA 分子的直径是 2～3 纳米。

我们说到"纳米粒"（nanoparticle）时，通常指的是直径在 1～100 纳米的粒子。

纳米粒被普遍认为是现代科学的研究成果，但它其实有着非常久远的历史。美索不达米亚地区属于即底格里斯－幼发拉底河流域，包括今天的伊拉克、科威特、叙利亚东北部、土耳其东南部和伊朗西南部。这一地区的艺术家们早在公元 9 世纪就开始使用纳米粒了。那些古老的银和铜的纳米粒均匀分散在光亮的釉质中，在陶器表面闪闪发光。

迈克尔·法拉第（Michael Faraday）在 1857 年首次揭示了纳米级金属的视觉特性，从而解释了其"闪闪发光"的原因。

纳米粒具有重要的科学和技术意义，因为它们常常拥有由量子效应导致的出乎意料的光学和其他特性：当我们接近分子和原子尺度时，经典的牛顿物理定律似乎不适用了。

而纳米医学是将纳米技术在医学诊断与治疗上的应用。纳米医学是基于纳米技术的，是物理与生命科学交叉的新领域。欧洲科学基金会（The European Science Foundation）[1] 把纳米医学定义为"诊断、治疗和预防疾病与伤痛以及改善人类健康的科学和技术"，把纳米医学的目标进一步定义为"利用改造的装置和纳米结构在分子水平上控制、修复、保护和改善人体的所有系统"。关于"纳米尺度"存在许多争议，渐渐形成的共识是：纳米材料的尺寸应该在 1 到 100 纳米之间。

在本书中，纳米医学的定义很宽泛，涵盖了 DNA 和 RNA 测序、干细胞、再生医学甚至电脑科技等主题。为了取得纳米医学的突破，物理、化学和技术学科——如结构力学与材料科学（例如用于半导体的开发与制造）的进展必须与生物学、遗传学、生理学、解剖学及其他生命科学的进展相结合。

纳米医学的冲击力取决于纳米医学的突破能在多大程度上转化为对患者的临床护理。

1.2 何为转化医学？

拉格纳·格拉尼特（Ragnar Granit）、霍尔登·凯弗·哈特兰（Haldan Keffer Hartline）与乔治·沃尔德（George Wald）因为"发现了有关眼睛中基本的生理及化学的视觉过程"[2] 分享了 1967 年诺贝尔生理学或医学奖。

这个事例阐明了本书的主旨：在分子水平上理解生理学对于医学技艺的发展是必不可少的。将分子科学"转化"为生物途径并将其联系到对患者的临床观察，我们就创造出了新的医疗方式。

阿尔弗雷德·诺贝尔（Alfred Nobel）[3] 决定在遗嘱中设立物理学、化学、生理学和医学、文学以及和平奖时，限定了每个奖项的获奖人数最多为 3 个，并且不允许为已故者颁奖。他将前 4 个奖项的决定权给予瑞典皇家学院（Royal Swedish Academies），把和平奖的颁奖权给了挪威议会（Norwegian Parliament）。第一届诺贝尔奖始于 1901 年[4]。瑞典中央银行（Swedish Central Bank）于 1968 年决定增加一项诺贝尔经济学奖。

1967 年的诺贝尔生理学或医学奖尤其值得关注。获奖者拥有不同的地域和文化背景，展示出"生命科学"研究领域的多学科交叉所导致的重大突破，也提出了环境刺激对科研事业成型阶段的重要性。三位获奖者的情况如下。

格拉尼特于 1900 年出生于芬兰赫尔辛基，父母都说瑞典语。在完成实验心理学的预科后，他决定再拿一个医学学位。他曾在英国的牛津大学、美国的宾夕法尼亚大学、芬兰的赫尔辛基大学与瑞典的卡罗林斯卡研究所（Karolinska Institute）做研究。1920年至1947年前后，格拉尼特的主要研究领域是视觉，研究始于19世纪20年代的心理物理学，终于19世纪30年代初的电生理学。随后，他将兴趣转向肌梭及其运动控制，进而研究脊髓。

哈特兰生于美国宾夕法尼亚，父母都是教师，父亲还是一位生物学教授。哈特兰利用暑期在马萨诸塞州的伍兹霍尔海洋生物实验室实习，之后在马里兰州巴尔的摩的约翰霍普金斯大学（Johns Hopkins University）学习物理。他获得了宾夕法尼亚大学的约翰逊基金会的游学奖金，便利用三个学期与两位著名的德国物理学家——莱比锡的沃纳·海森伯格（Werner Heisenberg）[5]和慕尼黑的阿诺德·索末菲（Arnold Sommerfeld）[6]一同工作。1931年春回到美国之后，他在宾夕法尼亚大学与纽约的康奈尔医学院研究视神经。他最开始的研究对象是鲨与青蛙，20世纪40年代初转而研究人类视觉，在约翰霍普金斯大学工作多年，卓有成就。最终，他接受了纽约的洛克菲勒大学视觉生理学教授的职位。

沃尔德生于美国纽约的德裔移民家庭，祖上曾是奥匈帝国的臣民。他在纽约的哥伦比亚大学攻读生物学和动物学，毕业后在柏林-达勒姆的奥托·沃伯格（Otto Warburg）[7]实验室和苏黎士的保罗·卡勒（Paul Karrer）[8]实验室里工作，度过了振奋和多产的两年。在柏林，他首次在视网膜中发现了维生素A。他在苏黎世验证了实验结果，然后在海德堡与奥托·迈尔霍夫（Otto Meyerhof）[9]合作。他在芝加哥大学短暂停留之后，在哈佛大学继续他的研究生涯。沃尔德比任何人都重视生物大分子，如维生素A与视紫质在视觉中所起的作用。在哈佛授课时，他常常将人的有机体分解成越来越小的组成部分，最后将人归结为"仅仅是分子的集合"[10]。

瑞典卡罗林斯卡研究所的诺贝尔生理学与医学委员会在颁奖典礼上强调了深入理解视觉过程的分子机制对于医学以及最终对于患者的重要性。学院颁奖人以解释视觉的（量子）物理过程作为开场白："光由一份一份的能量构成，兼具波和粒子的性质。这些粒子——量子——击中视网膜的时候，就被特化的感光细胞——视杆细胞与视锥细胞捕获。众所周知，一个量子——代表最少量的一份光——就足以启动一个视杆细胞中的反应。"要解释"一个视杆细胞中的反应"，我们必须用到化学知识。现在知道，诸如视紫质[11]这样的分子是G蛋白偶合受体[12]，能够启动这种信号反应。最终，我们必须借助生物学才能描述"感觉细胞的兴奋导致信息传递至大脑"从而形成视觉这一过程。由于眼睛和大脑之间没有直接的联系，因此信息必须通过几次传递，将来自多个感觉细胞的信号合并，然后翻译成大脑能理解的语言。最初的信号传递就发生在视网膜内，视网膜是一个复杂的神经网，其结构之美被1906年诺贝尔奖得主神经组织学家拉蒙·卡哈尔（Ramón y Cajal）揭示。在这个复杂的结构里，来自不计其数的感觉细胞的信息汇入寥寥几个视神经纤维，从而实现信号模式的转化。[13]

当今天的眼科医师为患者检查眼睛时，他们依赖于那些被授予诺贝尔奖的研究所带来的重大发现，以及随后对于视觉各个方面的深入研究。涉及的科学领域涵盖了物理学、化学、生物学、动物学、实验心理学、生理学和神经科学。

深奥的科学知识已经或正在被转化为医学和临床实践。

如今"转化研究"的定义便是对上述例子的延伸和归纳。它基于科学事实的整合，将来自"询证医学"的事实应用于临床实践，进而扩展到公共卫生问题的可持续解决。

1.3 何为创新？

将纳米医学从学术转化为产业，创新是必不可少的。在本书中，我们把"创新"定义为将一个概念或发明转化为创造价值的产品或服务的过程。这里的价值可被定义为商业价值，可以是客户愿意花钱购买的东西，也可以是造福社会和惠及公众的东西。

在医疗领域，价值必须与促进健康、防病治病、减轻病痛和延长寿命联系起来。

新的想法或发明并不总是导致创新。一个想法要算得上创新，就必须能以合理的成本复制，而且必须满足一个特定的需求。在商业上，创新之所以产生，是因为企业想方设法进一步满足客户的期许和需求。在社会背景下，创新有助于催生提高公众生活质量的新方法。在金融上，创新应该既为开展创新活动的金融机构也为社会创造价值。例如，"抵押贷款"就是一种重要的金融创新：它提升了房主的生活质量，通过长期抵押贷款偿还本息使家庭有可能获得更好的生活空间。它惠及一个复杂体系中的每个利害相关者并带来稳定的经济增长。

创新通常分为两类：
- 科技稳步发展带来的演化性创新；
- 间断的破旧立新式的革命性创新。

20世纪最伟大的思想家之一，奥地利经济学家约瑟夫·熊彼特（Joseph Schumpeter）因分析导致资本主义经济增长的活动而闻名。他认为企业家的创新是经济增长的关键驱动力。熊彼特认为市场参与者之间的竞争导致大家渴望寻找新的方式去改进技术，寻找新的方式去做生意，寻找其他能够提高利润率和企业家生活水平的盈利模式。图1.1解释了他的思维方式[14]。

1.4 何为知识产权？

创新的一个必要条件是一个保护知识产权（Intellectual Property，IP）的法律体系，也就是法律承认的对于创造性思维的专有权。与知识产权相关的法律规定，各类无形

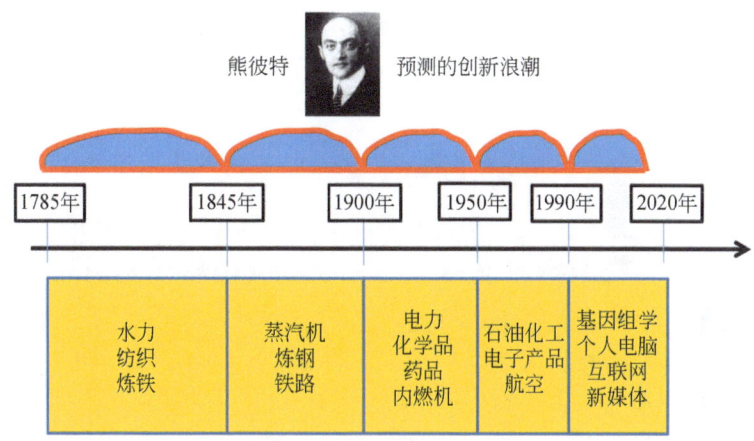

图 1.1 熊彼特预测的创新浪潮，1785～2020 年

资产的所有者被授予一定的专有权，这些无形资产包括发现和发明，包括音乐、文学和艺术作品，甚至包括字词、短语、符号和设计。知识产权的常见类型包括专利、版权、商标及工业设计。

已知的首部专利法是 1474 年在威尼斯作为一项经济政策颁布的，它授予发明者对其发明享受专有权。这项威尼斯法规已包含现代专利制度的所有基本要求——新颖性的要求，实用性的要求，对发明进行具体说明的要求。

1624 年 5 月 25 日由英国议会通过的垄断法案是英国专例法的第一次表述，也被视为英国经济从封建过渡到资本主义的重要标志之一。

同样的，大不列颠议会于 1710 年 4 月在安妮女王统治期间通过了安妮法案（The Statute of Anne），将授予版权的权利从私人团体转移至政府和法院，也首次把版权授予作者而非出版商。

美洲殖民时期，最早的一项独家商业生产权是马萨诸塞州议会在 1641 年授予塞缪尔·温斯洛（Samuel Winslow）的——他因为发明了一种新式制盐工艺而被给予 10 年的独家制盐权——这是美国的第一件"专利"。

美国宪法（1787 年）包括了一项规定——"确保作者和发明人在有限的时间内享有对其著作和发明的专有权利以促进科学和工艺的进步。"在最初的两个专利法案（1790 年、1793 年）之后，美国于 1836 年设立了专利局，后于 1925 年并入商务部。

"知识产权"一词的现代用法可追溯至 1867 年北德意志邦联成立时期，邦联宪法法对知识产权（Schutz des geistigen Eigentums）的保护赋予法律效力。巴黎公约（1883）和伯尔尼公约（1886）在 1893 年合并且设立总部于瑞士伯尔尼之后，知识产权一词才正式被采用。1960 年，这个国际组织迁至日内瓦，1967 年成为联合国机构——世界知识产权组织（WIPO）。至此，知识产权的概念才为人所熟知。美国 1980 年通过的拜杜法案（Bayh-Dole Act）在科学、技术和发明各个方面的讨论中强调了知识产权的重要性。拜杜法案带来的主要变革在于利用联邦资助完成发明的专利权。在法案提出之前，联邦研究资助合同与款项规定发明人（无论在哪里工作）必须将使用联邦经费完成的发明转让给联邦政府。1980年之后，任何一所大学、小型企业或非营利机构都可以获取发明的所有权，从而在生命科学等领域引发了知识产权许可的热潮并催生了大量创业公司。

世界知识产权组织规定，发明人在一定期限（一般是20年）内享有发明的专有权，他人不得制造、使用、销售、许诺销售和输入该发明，而发明人需要向公众披露此项发明以换取专利权。一项发明是解决特定技术问题的产品或方法。专利授予的程序在各国不尽相同，但一般来说，获得授权的专利申请必须包括一项或多项界定该发明的权利要求。一件专利可以包括多项权利要求，每一项权利要求界定一个具体的专利权保护范围。这些权利要求必须符合相关的可专利性要件，如新颖性和非显而易见性。大多数国家授予专利权人的专有权即为防止他人未经许可进行商业制造、使用、销售、进口或分销一项专利发明的权利。

在大多数国家，个人和法人实体都可以申请专利。在美国，只有发明人才能申请专利，但专利权可以转让给法人实体。通常，发明人会在雇佣合同的约束下将发明转让给雇主。在大多数欧洲国家，如果一项发明是发明人在日常或具体分配的工作职责中取得的，按照法律规定，发明的所有权会从发明人转移至其雇主。如果专利被授权，专利的发明人、继承人或受让人可以成为该专利的所有者。专利所有权可以转让，这样就增加了专利作为产权的流动性。发明人可以获得专利，然后卖给第三方，后者继而拥有专利权并拥有防止他人用该发明牟利的权利。

专利申请公开后，申请中的发明随之成为现有技术进入公共领域。

2011年的Leahy-Smith美国发明法案（AIA）将美国专利制度从"先发明制"改为"发明人先申请制"，从而使美国的专利制度与其他国家接轨。

如何对部分或全部源于自然的物品给予专利权依然是个富有争议的话题。人们逐渐达成的共识似乎是，只有当一个自然的生物物质完全从其自然存在的环境中"分离"出来时，该物质本身（除了相关的生产或使用方法之外）才能被专利。

版权（copyright）让原创作品的作者在一定时间内拥有对其作品的专属权利，目前（在美国）版权有效期是作者过世后70年[15]。版权可适用于各种各样有创造性、知识性或艺术性的形式或"作品"。版权不保护想法或信息本身，只保护它们的表达形式和方法。版权的侵权行为（如电影、音乐等）通常被称为"盗版"。

工业设计（industrial design）权保护的是并非纯属实用性的外观设计。工业设计包括外形的创新，图案或色彩的搭配或组合，或具有审美价值的三维图案和色彩的独特组合。设计专利有效期从专利授权日起算为14或15年。①

---

① 译注：美国的设计专利有效期——2015年5月13日之前提交申请的为14年，2015年5月13日以及之后提交申请的为15年。中国的外观设计专利有效期为10年。

商标（trademark）是一种易识别的标志、设计或表达方式，以使某个商家的产品或服务区别于其他商家。美国商标[16]在商业使用期内一般都有效且可防范侵权。美国联邦商标的注册期限是 10 年，并可续展 10 年有效期。然而，在最初注册商标之后的第 5 年到第 6 年间，商家必须提交"使用宣誓书"并支付额外的费用才能维持商标注册的有效。

商业秘密（trade secret）是一种配方、业务、工艺、设计、工具、样式或信息汇集，通常是不为人知或难以确定的，商家借此能够获得比竞争对手或客户更多的商业优势。商业秘密的知名例子是可口可乐公司的可乐配方。只要其拥有者能够采取有效的防泄密措施并成功保护其商业价值，商业秘密永远有效。

知识产权法（商标除外）宣称的目标是"促进进步"。用有限的专属权利来换取发明和创意作品的公开，使社会公众与专利权人／版权拥有者双双受益，激励更多发明家与作者创作并公开他们的成果。

西方社会普遍认为一个能够保护私有财产的社会是更加繁荣更有效率的。例如，专利制度的发展对 19 世纪以来的技术革命产生了重大影响。知识产权通过对创新者所付出的时间、劳动力等资源提供回报，以求达到社会效益最大化。知识产权的创造、生产和传播促进了公共福利的进步。

毫无疑问，这对生命科学和纳米医学尤其重要。

最后，我们应当指出，纳米医学受益于所有传统科技领域的知识产权，从化学、生物、医学到电机工程和物理。信息技术（IT）和生物技术（BT）的结合产生了重要的"跨界创新"。

1.5 从 IP 到 IPO

在纳米医学领域，某一项发明获得专利保护之后，科学家就必须决定是否要将该项发明商业化。如果是，那么第一步便是确定一个纳米医学的应用领域，以满足某种尚未被满足的医疗需求，从而体现其"附加值"。

第二步是制定一个项目计划，设计"概念验证"（Proof-of-Concept，PoC），来验证该商业化目标的可行性。

项目计划书应该有切合实际的时间表和预算表，包括完成概念验证所需的一切人力和物力。

第三步涉及启动（或"种子"）资金：谁会第一个投资（A 轮／第一轮融资），谁会承担最初的风险？

教育界的科学家或许愿意跟相关业务发展部门接洽；其他人或许只能求助于亲朋好友，当地银行或"天使投资人"。

天使投资人是指有财力为创业者提供资金的人，他们投入资金以换取可转换债券或股票所有权。"天使"一词源于百老汇，常用于形容那些资助戏剧创作的富翁。天使投资可以在创业者寻求朋友和家人的种子资金和正式的风险资本之外填补资金缺口。我们通常很难从朋友和家人手里筹集几十万美元的资金。另一方面，大多数传统风险资金无法投资或评估小于一两百万美元的项目。因此，天使投资是新兴高增长企业常见的第二轮融资方式，偶尔也可作为第一轮融资。

另一种融资渠道是"公益创投"。公益创投以提供资金和支持管理相结合的方式来帮助壮大创业项目[17]。公益创投与风险资本类似，但通常并没有财务回报的预期。应用于研究项目的公益创投资金可以在"死亡谷"上架设桥梁，为基础研究提供除公共或纯慈善来源的资金与更商业化的风险投资之外的融资渠道。"死亡谷"是指许多创业公司在产生稳定收益之前纷纷倒闭的现象。一家创业公司在获得第一轮融资之后，往往会由于租用办公室、雇佣员工等等产生新的运营成本，与此同时却尚未获得显著的收入。一家企业如果不能千方百计地避开死亡谷曲线，那么它终将成为负现金流的牺牲品。

此外，公众对知识产权转化为商品的预期有高峰与低谷，如图1.2所示。

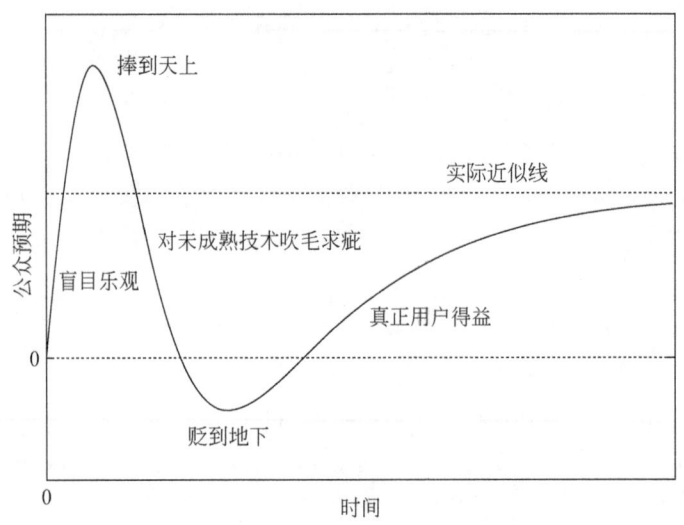

图1.2 对创业公司的公众预期的高峰与低谷[18]

迈克尔·福克斯基金会（Michael J. Fox Foundation）[19]等慈善机构提倡公益创投的融资方式，因为研究人员除了缺乏资金，往往还缺乏创立成功企业所必需的管理技能。

创业者成功获得种子资金后就应该正式创建并注册一家公司，现在注册公司并不麻烦，也没有繁文缛节，但有必要与注册会计师讨论以避免税务问题。经过几个月的努力，大家都希望项目计划的执行会给概念验证的关键问题提供满意的答案。如果概念验证有了积极的结果并且最终取得成功，满足了投资人的预期，创业者就应不失时机地找天使投资人进行第二轮融资，或与正在寻找新投资机会的风险资本家接洽，他们寻找的是那些有吸引力且有望提供高回报的项目。

风险资本（VC）是一种金融资本，往往提供给高潜力与高增长的创业公司，如专注于纳米医学的生物技术公司。风险资本通过持有其投资公司的股本来赚钱。典型的风险投资发生在种子（A轮）融资后，通过公司上市（IPO）或出售等事件最终获利。风险资本是一种私有股本，是一种包括非上市公司的股票和债务的金融资产类型。风险资本对小公司很有吸引力，这些公司经营时间不长，无法在股市公开筹集资金，而且尚未成长到能够获得银行贷款或进行债券发行的规模。风险投资家为了降低投资不成熟小公司所承担的风险，通常要求在公司决策上有显著的控制权（例如通过优先股），还往往要求获得公司很大一部分的所有权（以及由此带来的价值）。

在美国，天使投资人和风险资本家都是创业公司可以求助的对象，但是天使投资人的数量远远超过风险资本家，大概是后者的50倍。根据风险研究中心统计显示，2007年美国一共有258 000位天使投资人活跃在各个技术领域，投资共计260亿美元[21]。同时期的风险投资在美国的投资总额与之接近。

IPO或股票上市是一种公开募股的方式，公司的股票通常先被出售给机构投资者，后者进而在二级市场上首次将股票出售给公众。通过这个程序，一家私人公司就变成了公众公司。公司通过IPO来筹集扩张资本，使早期私人投资者套现获利，变成上市公司。IPO之后，股票在公开市场自由交易，资金在公众投资者之间流动。尽管IPO带来很多好处，但它也有明显的缺点，例如导致成本升高，要求披露更多的关于公司及其"产品"的信息等等。披露给潜在购买者的募股详情是一份冗长的文件，即招股说明书。大多数公司需要一家投资银行以承购人的身份协助实现IPO。

IPO之前必须认真考虑以下几点：
- 组建一个优秀的管理和专业团队
- 介绍着眼于大众市场的公司业务
- 使用符合IPO要求的会计原则获取经审计的财务报表
- 建立良好的管理模式，吸引有声望的董事会成员与科学顾问
- 善用市场行情创造的IPO窗口期

通过上市，曾经的私人公司获得以下优势：
- 扩大并丰富股本基数
- 获得更便捷的融资渠道
- 提高曝光率、名气和公共形象
- 通过流动参股吸引和保留优质管理层和雇员
- 促进并购（可能由此换取股份）
- 创造多种融资机会：股票、可转债、低息贷款等等

另一方面，上市公司与私人企业相比具有以下缺点：
- 持续不断地产生大量法律、会计和营销成本

- 必须按季度披露财务和经营信息，为赶计划而专注短期目标，增加管理层压力
- 耗费大量的时间和精力来维护投资者关系
- 可能因为市场行情或 IPO 过程中的差错而无法募集所需资金
- 公开的信息可能被竞争对手和其他利害关系人利用
- 由于新股东的作为而失去对公司的控制

要旨：不要急于 IPO！在开启非常费时和复杂的 IPO 程序之前，务必要对公司的产品定位和核心商业机会有一个明确而完整的认识。

1.6　纳米医学的影响

在力学中，冲击力的定义是两个或两个以上物体的碰撞在短时间内产生的巨大力量。就本书而言，我们更愿意将冲击力定义为由新的科学思想、概念或技术产生的巨大影响力。即使一项科学突破走上了知识产权和商业化之路——相关创业公司的 IPO 或公司被同行业领军者收购——仍然不能保证"影响力"的产生。纳米医学的新概念若要产生实实在在的影响，就必须成功地向临床转化，让医护人员采纳并让保险公司纳入医保来认可其对患者和社会的益处。本书将追溯纳米医学的科学源头，阐述纳米医学的产业化及其影响。

第二章 从原子到蛋白质

凡人不断努力，我们才能救赎。

——歌德《浮士德》第二部第五幕众天使的话

2.1 原子和分子

出于本书的宗旨，为了方便解释化学和生物学的基础概念，我们将原子看成仅仅由质子、中子和电子组成[22]。一个原子的质量主要集中于由质子和中子组成的原子核。质子带正电荷，中子不带电荷，电子带负电荷。自然界存在大约 90 种元素，不同元素具有不同的自然排列的质子、中子和电子。所有元素都呈电中性，原子核（质子）的电荷与电子的电荷正负抵消。一个元素的原子序数等于其质子/电子的数量。

最简单的原子是氢（H）原子——由一个质子和一个电子组成。早期原子模型将氢的电子描绘成"行星"绕着质子这个"太阳"运动。量子理论解决了早期原子模型的特殊性并为原子的电子结构提供了一个精炼的数学基础。诺贝尔奖得主、著名物理学家欧文·薛定谔（Erwin Schrödinger）[23] 首次提出用数学"特征值问题"描述原子的电子运动。假设原子核是固定的，带负电的电子与带正电的质子相互作用并试图达到能量最低的稳定状态。事实证明，这个三维问题可以被简化为一个简单的（一维）微分方程，只要其满足以下边界条件：

只要元素是中性和稳定的，电子就不能撞击质子（电子运动到距离 $x=0$ 的概率为零），也不能逃离氢原子（电子存在于 $x=\infty$ 的概率为零）。

用数学方程表达就是：

$$H\Psi(x) = E\Psi(x)$$

式中，H 指的是氢原子系统的"哈密顿算符"[24]，$\Psi(x)$ 是著名的薛定谔波函数。对于 E 的特定值 $E_0, E_1, E_2, \cdots$，$\Psi(x)$ 满足上述边界条件。这些 E 值，即 $E_i, i=0,1,2\cdots$，称为本征值，而 E_0 则是氢原子系统的基态。对应的解 $\Psi_i(x)$ 是一个具有波节为离散值"i"的波，i 从零开始并增加到 1，2，3 等。该方程的物理学解释是：这些本征值是电子的能级，对于距离 x 从零到无穷大，波函数 $\Psi(x)$ 的平方可以表示一个电子占据一个到原子核距离为 x 的轨道的概率。

我们刚才讨论的是量子理论的本质：在原子层面上，粒子具有双重性质，它们也可能以波的形式出现，只有通过实验观察才能揭示它们的性质（粒子或波）。在经典（牛顿）力学里，观察者并不能对观察结果产生影响。而在用量子力学研究微观粒子时，观察者却不可能不对测量产生干扰。

事实证明，薛定谔提出的"量子力学是本征值问题"的思想可被扩展到所有原子，甚至是原子结合成的分子和固体，由此催生了一个新的领域——量子化学。对于一个多电子系统，我们所要做的就是将波函数的概念扩展到尽可能多的变量来描述此系统。设想一个固定的具有 N 个质子的原子核——氮元素 N，N 有 N 个电子，波函数写作 $\Psi(r_1, r_2, \cdots r_N)$，$r_i$ 表示电子"i"到原子核的距离（在三个维度上）。在实践中，求解多粒子薛定谔方程的过程是十分复杂的，需要耗费大量运算。而这个概念却是从前面介绍的简单的氢原子模型直接扩展而来。

1869 年，门捷列夫提出可以将天然存在的约 90 个元素排放在一个元素周期表里。基本的排序规则是当时根据经验得出的，但后来得到了量子理论的完满解释。电子轨道和电子层的定义对于构建元素周期表都是有用的概念：电子轨道是传统轨道的量子等效，它定义了电子（以波来描述）所在的空间。对于氢原子，电子轨道便是原子核周围模糊的球体。对于更高的量子数来说，轨道更加远离中心，也可呈现出复杂的形状。一个处于较高层的激发态电子返回较低层或最低层的基态时，它将以光量子（或光子）的形式释放能量，这个光量子的波长由该原子的电子结构决定。原子光谱就像指纹，可以用来证明原子的存在，哪怕这个原子远在数光年之外的太空中。

氢原子的最低轨道是 $1s$ 轨道。电子有另一个被称为自旋的量子属性，使 $1s$ 轨道可以包含 2 个电子——一个自旋向"上"，一个自旋向"下"。如果我们增加质子数量构建更重的元素，就不得不在距离原子核更远的位置上添加轨道。稳定的元素是从基态向外构建的，先填满低层轨道，然后是外层轨道。第一层（$1s$）只能容纳 2 个电子。第二层的量子数为 2，最多容纳 8 个电子，2 个为（$2s$）型，另外 6 个为 $2p_x$、$2p_y$ 与 $2p_z$。s 轨道是球形的，p 轨道与之不同，形状类似哑铃，并且由于三维空间而具有 x、y、z 三个不同方向的轨道。第三层也是最多包含 2 个 s- 电子（$3s$）和 6 个 p- 电子（$3p$）。人们预计电子层全部被充满的元素会非常稳定，事实也是如此：稀有气体 2 号元素氦（He）、10 号元素氖（Ne）和 18 号元素氩（Ar）通常被称为惰性气体，因为它们很难与其他元素发生反应。反之，电子层只有部分被充满的元素则很容易与其他元素发生反应，后面会进一步详述。

第四层电子层形成了一种新型轨道——d 轨道。d 轨道形状复杂，共有 5 种，有时被称为 d_{zz}、$d_{x^2-y^2}$、d_{xy}、d_{zx} 和 d_{yx}。包含 d 轨道的元素都是金属，后面会进一步详述。它们能够较好地相互混合。具有第四层的元素共有 2+6+10=18 种。36 号元素是氪（Kr），是一种稀有气体。

具有第五层的元素也有 18 种，都包含 s、p 和 d 轨道。54 号元素是氙（Xe），也是一种稀有气体。

第六层电子层具有另一种新型轨道——f 轨道，一共有 7 种不同的轨道，因此有 14 种需要被填充的状态。第六层包括 s、p、d、f 轨道的电子，具有该层的元素是 2+6+10+14=32 种，其中包括稀土，即镧系元素。元素 54+32=86 是氡（Rn），又是一种稀有（惰性）气体，氡因为太重也成为强放射性的气体，相关内容在后文详述。

图 2.1 是一张元素周期表（截至 2013 年）。请注意，地球上天然存在的元素只有大约 90 种。其他元素都是在实验室里合成的，并且因为放射性衰变而寿命很短。

族→ ↓周期	1	2	3	4	5	6	7	8	9	10	11	12	13	14	15	16	17	18
1	1 氢																	2 氦
2	3 锂	4 铍											5 硼	6 碳	7 氮	8 氧	9 氟	10 氖
3	11 钠	12 镁											13 铝	14 硅	15 磷	16 硫	17 氯	18 氩
4	19 钾	20 钙	21 钪	22 钛	23 钒	24 铬	25 锰	26 铁	27 钴	28 镍	29 铜	30 锌	31 镓	32 锗	33 砷	34 硒	35 溴	36 氪
5	37 铷	38 锶	39 钇	40 Zr	41 Nb	42 Mo	43 Tc	44 Ru	45 Rh	46 Pd	47 Ag	48 Cd	49 铟	50 锡	51 锑	52 碲	53 碘	54 氙
6	55 铯	56 钡	镧系	72 Hf	73 Ta	74 W	75 Re	76 Os	77 Ir	78 Pt	79 Au	80 Hg	81 铊	82 铅	83 铋	84 钋	85 砹	86 氡
7	87 钫	88 镭	锕系	104 Rf	105 Db	106 Sg	107 Bh	108 Hs	109 Mt	110 Ds	111 Rg	112 Cn	113 Uut	114 鈇	115 Uup	116 鉝	117 Uus	118 Uuo
			镧系	57 镧	58 铈	59 镨	60 钕	61 钷	62 钐	63 铕	64 钆	65 铽	66 镝	67 钬	68 铒	69 铥	70 镱	71 镥
			锕系	89 锕	90 钍	91 镤	92 铀	93 镎	94 钚	95 镅	96 锔	97 锫	98 锎	99 锿	100 镄	101 钔	102 锘	103 铹

图 2.1　元素周期表

原子序数大于等于 86 的元素已经接近稳定的极限。氡有 86 个质子和数量更多的中子。像 88 号元素镭和 92 号元素铀，都是人所共知的放射性元素，也就是说它们的原子核不稳定，容易衰变。

最常见的衰变机制是 α 衰变（alpha decay）和 β 衰变（beta decay）。在 α 衰变中，一个不稳定的大原子核射出一个由 2 个质子与 2 个电子组成的 α 粒子。一个元素失去一个 α 粒子后，质子数少了 2 个，因而变成另一个元素。

在 β 衰变中，一个中子自发地转变为一个质子和一个电子。这个电子也就是 β 粒子，从原子核中高速射出。

在 α 衰变和 β 衰变这类核反应中，原子核也会以发射光子的形式损失能量。这种核能量的损失往往是巨大的，因而射出的光子会有很高的能量，转化的波长比可见光短得多，常常比紫外线和 X 射线还短。这种高能光子射线也称为 γ 射线。

将元素的概念等同于分离的原子虽然便于理解，却是过分简化了。原子不是孤立存在的，它们以很多有趣的方式“成键”，这在很大程度上取决于它们在元素周期表上的位置。元素周期表上表示原子序数和符号的方块色标说明如下（附图 1）：

- 粉、红、紫、浅棕 / 米色：金属
- 橄榄绿：准金属（半导体）
- 浅蓝：稀有气体（电子层全部填满）

- 黄：卤素
- 绿：其他非金属

大多数元素为金属，因为它们成键时电子是自由且离域的。金属原子成键时，它们的最外层电子被所有金属的原子核共享，因此电子可以自由移动。所以，金属是良好的导体。

非金属元素的电子不是自由的，它们通常在原子成键的共享轨道中运动。因此，周期表中绿色的非金属如16号元素硫（S），通常是绝缘体。

橄榄绿色的准金属在正常情况下（室温）是绝缘体，但它们的电子可以通过加热或电磁辐射被激发到离域态（导带），这类元素通常被称为半导体。最典型的半导体就是硅（Si）。

像氢（H）、氮（N）和氧（O）这类的非金属以小分子（原子互相键合）组成的气体形式存在。氢分子就是个典型的例子，它由两个氢原子组成。

两个氢原子结合形成双原子的氢分子时，它们之间便形成了强大的键：两个球形 s 轨道合并成一个 σ- 轨道，由氢分子的两个原子核共享。这种包含两个或两个以上非金属原子间共享电子的键叫做共价键。其他以共价键结合分子的例子有水分子（H_2O）、氨（NH_3）、二氧化碳（CO_2）和苯（C_6H_6）等。

元素周期表两侧的原子之间可以形成更强的键，特别是碱金属和卤素的键合。碱金属位于最左端第1列，它们的最外层都有一个单独的 s- 电子。卤素位于元素周期表的另一侧，在稀有气体的左边，是第17列。卤素的外侧电子层没有充满，与相邻的稀有气体相比，其外层仅少一个电子。当原子失去/获得电子形成一个封闭（完整）的电子层时，就形成了离子键。当钠（Na）与氯（Cl）结合时，得到的氯化钠分子由带正电的钠离子和带负电的氯离子之间的离子键维系，通常会形成重复排列的（三维）晶体结构，这种晶体就是众所周知的食盐。

2.2 生命的原子

地球上的生命所包含的分子肯定是通过一小部分原始大气成分合成得到的，这些原始大气成分包括二氧化碳、一氧化碳、氮、氧和水分子，也许还有氨、甲烷和氢分子。在太阳的紫外光和闪电放电的催化下，有可能合成更复杂的有机分子，如氨基酸和核苷酸（DNA 的基本构件，稍候讨论）有可能被合成出来，形成"原始有机汤"。

我们所谓的有机化学中只涉及数量很少的"生命原子"，而且它们全都位于前文所示的元素周期表的绿色部分。下面，我们将详细讨论氢、碳、氮、磷和氧，此外还将简述硅、硫、钠、钾、镁、钙、铁、铜、锝和金，此外还有卤素氟、氯和碘。

氢（**Hydrogen**，H）是所有元素中含量最丰富的，在质量上构成了宇宙中超过75%的普通物质（与"暗物质"相对），在数量上占到所有原子的大约90%[26]。在地球上，大多数氢存在于水分子中，也存在于参与生命过程的所有分子中。氢是一种十分特殊的原子，因为它很容易贡献出唯一的电子，变成带正电的氢离子，很像第 1 列的碱金属；同时，它也很容易获得一个电子以填满 1s 电子层，成为带负电的氢离子，就像第 17 列的卤素。氢分子在室温下是气体，但在极端压力下能表现得类似金属。氢最早是由卡文迪什（Cavendish）发现的，但后来才由拉瓦锡（Antoine-Laurent de Lavoisier）命名。拉瓦锡选择了 Hydrogen 这个希腊词，意思是"生成水"。水分子 H_2O 很容易分解成氢离子 H^+ 和氢氧根离子 OH^-。酸性溶液比纯水具有更多的氢离子。常用的测量液体酸碱性（pH）的方式其实就是测量氢离子浓度。酸性溶液与金属接触时，会与金属结合并以氢气的形式释放氢分子。在有机大分子中，氢的存在通过一种特殊的化学键——氢键，增加了分子的稳定性。氢键是一种极性分子之间的电磁吸引力，在极性分子中，氢被电负性[27]极强的原子如氮、氧或氟牢牢吸引。在水中，氢键强烈影响着冰的晶体结构，有助于形成开放的六角晶格（图 2.2）。

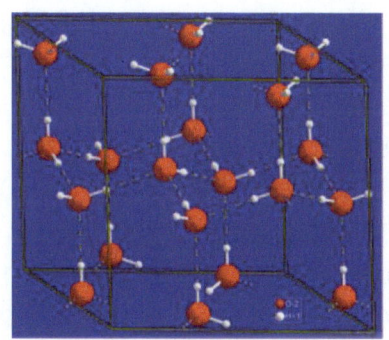

图 2.2　六角冰的晶体结构
灰色虚线表示氢键
资料来源：维基百科

在相同室温下，冰的密度小于水的密度，所以固态水不像很多固体物质那样沉入水下，而是浮在液态水之上，因而能够在冬天保护水中生物。液态水具有高沸点是因为水分子的分子量比较低，而分子之间却能形成大量氢键。打破这些氢键需要很高的能量，所以水的沸点很高。

我们稍后将讨论生命分子的结构，如 DNA 结构，届时会再度强调氢键的重要性。

碳（Carbon, C） 也许是所有元素中功能最多样的，也是地球上含量最为丰富的元素，它可以存在于石灰岩 $CaCO_3$ 中，也可以存在于煤炭和石油之类的化石燃料中。碳的多样性可以归因于它的电子排布：第 14 列中的所有元素——如硅（Si）、锗（Ge）、锡（Sn）和铅（Pb）——外层电子排布都是 s^2p^2。换句话说，p 亚层还能再容纳 4 个电子。所以，碳的配位数是 4，即它能和一个分子里的多达 4 个元素成键。然而碳的能力不止于此——它还能化身为钻石、石墨或石墨烯。碳的这些不同形式也被称为同素异形体。

钻石在高温和高压下形成，十分刚硬。钻石具有特殊的三维结构——sp^3 杂化（hybridization)[28]，每一个碳原子通过共价与其他4个碳原子成键，形成重复的四面体。所有电子都参与形成这些键，因此没有多余的电子可用来吸收光，使得钻石呈现完全透明。也因为没有多余电子可用来导电，所以钻石是绝缘体。

石墨的碳电子排布是平面 sp^2，每一个碳原子都有一个多余的离域电子，由平面排布的所有碳原子共享。石墨的结构由众多强共价键维系，但只在二维上结构牢固。成键的角度是120度。石墨的片层之间很容易相对滑动。石墨是不透明的导体。石墨粉可用作润滑剂或铅笔芯。石墨也能与聚合物混合制作出坚固的碳纤维强化塑料，用于制造消费品、汽车部件和航空航天产品。

富勒烯（fullerenes）名气不大，却是十分有趣的碳的同素异形体。第一个富勒烯在1985年被发现，叫做巴克敏斯特富勒烯（buckminsterfullerene）或巴克球（buckyball），是一种由60个碳原子连成五边形与六边形而组成的球体。对于这些球形分子的研究导致发现了碳纳米管——石墨片层卷成的直径几纳米（10^{-9}m）的小圆柱。纳米管惊人地牢固而且具有有趣的电学性质。碳的另一种同素异形体是石墨烯，石墨烯中的碳原子在平面上排列成为一个个六边形。

还有在木炭和煤烟中发现的无定形碳。其中活性炭可用于净水器和防毒面具。

已知的碳化合物超过1000万种，足以说明碳的多能性。碳能和其他原子结合形成单键、双键或三键，也容易成环。我们所知的生命是以碳化学或有机化学为基础的。

氮（Nitrogen，N）和磷（Phosphorus，P）对所有的生命都极为重要。氮是组成蛋白质与脱氧核糖核酸（DNA）的决定性成分。磷不仅是DNA的关键组分，也是生命供能系统赖以维系的分子——三磷酸腺苷（ATP）和双磷酸腺苷（ADP）的重要组分。

氮和磷的外层电子排布都是 s^2p^3，也就是说，有一个全满的 s 亚层和一个半满的 p 亚层。因为 s 亚层是球形的，3个 p-轨道结合起来也呈球形，因此氮族（第15列）的所有元素单独存在时都是球形。氮通常以双原子分子的形式存在。氮气（N_2）是我们呼吸的空气的重要组成部分，是一种无色无味的气体。

氮是地球大气中含量最高的元素。氮也是爆炸物的关键成分。瑞典化学家诺贝尔通过将硝酸甘油混入黏土发明了炸药，使其运输更安全，使用更方便。硝酸甘油也用于医药，可以扩张动脉，通过释放氧化亚氮来增加血流量。氮的另外一个重要用途是肥料，主要以氨（NH_3）的形式存在。氮气中的三键是很难被破坏的，然而固氮菌可以让氮与氢反应形成氨。1908年，哈伯（Haber）和博世（Bosch）发明了氨的工业生产方法，使得大规模生产肥料成为可能。这为世界粮食生产带来了突破。虽然氮是无毒的，氰化物却有剧毒。在氰化物分子中，碳原子通过三键与氮原子结合。氰离子（CN^-）对细胞呼吸有抑制作用。

一氧化二氮（N_2O）也被称为笑气，可用作吸入的麻醉剂和止痛剂，也可用作燃料添加剂，因为额外的氧会使燃料更快地燃烧。

用于火柴中的磷是无毒的红色同素异形体，用于武器（烟幕弹）中的磷是有毒性的白色形态。自然界中的磷几乎总是与四个氧原子结合形成磷酸根离子（PO_4）$^{3-}$，这是磷酸盐和一切生物中磷的存在形式。

每一个 DNA 分子的核糖-磷酸"骨架"中都有磷酸根离子。一个成年人体内含有大约 750 克磷，主要以羟基磷灰石（$Ca_5(PO_4)_3(OH)$）的形式存在于骨骼和牙齿中。

氧（Oxygen，O）是宇宙中含量第三多的元素，仅次于氢与氦，也是地球上第二多的元素。氧占到纯水质量的 90%，纯空气体积的 21%。氧的电子排布是（$1s^2$）（$2s^2$）（$2p^4$），差 2 个 p-电子才能全满，因此具有很高的化学反应活性。氧很容易与其他元素结合。氧原子占人体质量的 65%。为了不断补充大气和海洋的氧含量，植物和某些细菌会进行光合作用：在光合作用的第一阶段中，太阳光的能量被用来使水分子分解成氢离子、氧气（O_2）和自由电子。在第二阶段中，氢离子和自由电子与二氧化碳（CO_2）反应生成储能的碳水化合物如葡萄糖（$C_6H_{12}O_6$），进而产生更大的有机分子如蔗糖和淀粉。众多葡萄糖单元组成更大的分子如纤维素，植物用它来构建细胞壁。

与光合作用相反的是有氧呼吸作用。有氧呼吸时，氧气与细胞内的碳水化合物反应生成二氧化碳和水并产生能量。呼吸作用即是受控的燃烧，释放出光合作用过程中储存的能量。因此，氧气在呼吸和燃烧过程中起着关键作用，对于生命，对于炼钢之类的工业生产，对于供暖和运输，都是必不可少的。

硅（Silicon，Si）是碳族中的第二个元素，以质量计，是地壳中仅次于氧的第二多的元素。人们早就知道硅是二氧化硅（SiO_2）的组分，二氧化硅存在于石英中，也是制造玻璃的主要原料。而今，硅最为人知的用途是作为半导体用于各种电子设备。硅片由超纯晶体硅制成，常常"掺"入一些其他元素来制造晶体管[29]，这是现代电子设备的基本构件。硅的另一个重要应用是太阳能电池。

硫（Sulfur，S）是氧族的第二个元素，也是所有生命的必要元素。硫存在于多种蛋白质中。在火山或温泉附近可以发现天然形态的硫。含硫化合物的英文通常带有前缀 thio-，源于希腊文 theion，意为硫黄。

锂（Lithium，Li）、**钠（Sodium，Na）**和**钾（Potassium，K）**是碱金属的三个重要代表，位于元素周期表的第 1 列，最外层只有一个 s-电子，很容易给出这个电子形成离子键，化学性质十分活泼。碱金属倾向于跟第 17 列的卤素（氟、氯等）结合，因为卤素只需一个电子就能填满最外电子层。锂化物用于制造电池、玻璃和陶瓷。碳酸锂（Li_2CO_3）是药物活性成分，用于治疗各种心理疾病如躁郁症，碳酸锂的使用与自杀率下降有相关性[30]。

钠（Sodium，Na）是地壳中含量第六多的元素，以盐或氯化钠（NaCl）的形式溶于海水中。钠对维持神经细胞的正常功能和体内的电解质平衡至关重要。过多的盐会造成体液潴留，引起高血压。

钾（Potassium，K）是地壳中含量第七多的元素，主要以氯化钾（KCl）、硝酸钾（KNO_3）和氢氧化钾（KOH）的形式存在，前两者大量用于化肥。在人和其他动物中，钾是神经冲动传导的关键，也起着类似钠的电解质的作用。钾离子 K 可溶解在红细胞中，也有调节心脏功能的作用。在细胞生物学中，钾离子通道是分布最广的一种离子通道,存在于几乎所有活的有机体中。钾离子通道形成跨细胞的钾选择性孔洞。在心肌细胞内,钾离子通道故障可导致心律失常,甚至危及生命。钾还参与调节细胞过程如激素的分泌(例如,胰腺内 β 细胞释放胰岛素)。

镁和钙是碱土金属的两个重要代表,位于元素周期表的第 2 列。

镁(Magnesium,Mg) 是地壳中含量第八多的元素,可在成岩矿物质中发现。人体含有的镁大约 25 克,体内众多的生化反应都需要镁的参与。在植物体中,镁原子位于叶绿素的中心,是绿色植物的组成部分。

钙(Calcium,Ca) 是地壳中含量第五多的元素,在岩石中经常以碳酸钙($CaCO_3$)、钙镁碳酸盐($CaMgCO_3$)即"白云石"、硫酸钙和氟化钙的形式存在。石灰则泛指任何富含钙化物的矿物。大理石是变质岩,是在压力和高温下变性的石灰石。钙在几乎所有生物体中都是重要的元素,是人体中含量最多的金属元素,一个成人体内约有 1.2 千克的钙,主要以磷酸钙的形式存在于骨头和牙齿里。钙在各种生命机能中也起着重要作用,包括细胞分裂、神经和肌肉功能、激素释放和血液 pH 的维持。牛奶等乳制品和绿色蔬菜富含钙。然而,钙的吸收需要维生素 D 的参与。因此缺乏维生素 D 会抑制骨骼的生长和维护。钙离子对细胞膜的钙离子通道起到重要的调控作用。特定信号会使通道开放,让钙涌入细胞。由此导致细胞内钙的增加在不同类型的细胞中会产生不同的作用。钙通道阻断剂阻止或减少这些通道的开放,从而减少上述作用。钙通道阻断剂能通过增加动脉直径(血管扩张现象)降低血压,能作用于心肌使并降低心肌收缩频率,能减少电信号的传导从而减缓心跳。

铁(Iron,Fe) 是最重要的金属之一,不仅有众所周知的工业用途,还有至关重要的生物学功能。在古希腊和古罗马神话中,铁是与战神(Mars)以及火星相联系的,火星因其星球表面被三氧化二铁(Fe_2O_3)的红尘覆盖而得名红色星球。在地球上,铁占到地球物质总量的 1/3。在地壳中,铁是含量第四多的元素,仅次于氧、硅和铝。地心有一个富铁的地核,含铁量达 90%。地核的内核是固体,在液体的外核内部旋转,从而产生地球的磁场。26 号元素铁、27 号元素镍和 28 号元素钴是仅有的三种铁磁性元素:它们可以被磁化并保留磁性,这种特性可以用于导航,如罗盘上的磁针总是指向地球的南北磁极。铁在生物体中也起着至关重要的作用。很多重要的反应,包括 DNA 合成以及光合作用,都依赖铁进行。在正常人体内,铁大部分都结合于血红蛋白中,血红蛋白负责在血液中运输氧气。缺铁会使运送到组织的氧气量减少,进而导致疲劳和免疫力降低,这种情况通常被称为贫血。反之,过多的铁是有毒的,甚至可能致命。

铜(Copper,Cu) 在远古时期就已为人所知。最早的铜制品已有一万年历史。五千年前,人们就在铜中加入锡(Sn),铸造出青铜。而在铜中加入锌(Zn),得到的合金便是黄铜,黄铜在古罗马时期非常流行。铜和金(Au)是仅有的两个颜色并非为银灰色的金属。铜具有良好的导电性,因此常被用来制电线,用于电磁铁的线圈、变压器和电动机。铜也具有非常重要的生物学功能，存在于参与制造血红蛋白分子的酶中。有些生物甚至用铜（而非铁）作为血液中的载氧元素：章鱼和其他许多软体动物拥有"蓝血"——它们使用含铜的血蓝蛋白运送氧气。一个成年人每天需要约 1 毫克铜，可从动物肝脏、蛋黄、腰果和鳄梨等食物获得。铜有抗菌作用，所以医院和学校经常使用铜合金器皿。

锝（**Technetium，Tc**）是原子序数 43 的放射性过渡金属。我们在这里介绍锝并非因为它是一种"生命原子"，而是因为它对纳米医学很重要。锝之名的意思是"人为的"，因为它是第一个用人工方法得到的元素，是通过粒子加速器用氘（由一个质子和一个中子组成的粒子）核轰击钼产生的。锝与锰（Mn）、铼（Re）都位于第 7 列。只有很少量的锝是自然形成的。锝的两个同位素具有一百多万年的半衰期，然而并不存在完全稳定的锝同位素。地球上存在锝是铀矿中铀原子核裂变的结果。激发态的锝 -99，称作锝 -99m，是一个存在时间短的发出伽马射线的同核异构体，在核医学中被注入患者血液中用于多种诊断。锝非常适合这种用途，因为它发出的 140 千电子伏特 γ 射线很容易被探测到，并且它的半衰期是 6.01 小时，意味着大约 94% 的锝 -99m 会在 24 小时内衰变为锝 -99。锝 -99m 可以结合到多种非放射性化合物上，因此可用于各种各样的诊断。基于锝 -99m 的常用放射性药物有 50 多种，用于大脑、心肌、甲状腺、肺、肝、胆、肾、骨骼、血液和肿瘤的成像和功能研究。

碘（**Iodine，I**）是卤素的一种，与氟、氯、溴和放射性元素砹（At）是一组。碘以双原子分子 I_2 的固体形式存在，呈深沉的蓝黑色，有近乎金属般的光泽。海水中包含少量的碘，存在于海带和其他藻类中。碘在人体中至关重要，虽然含量仅仅有大约 20 毫克。它对于甲状腺中两种激素的合成起着重要作用。这些激素参与调节新陈代谢、体温、心率和生长发育。缺碘会导致一系列严重后果，包括疲乏、增重、儿童发育不良，甚至呆小症（克汀病）。世界上很多地区的食盐都添加了碘化物（含氧化态碘的化合物），如碘化钾（KI），以避免缺碘的问题。反之，碘过量会造成甲状腺功能亢进，导致新陈代谢率提高和机能亢进。

金（**Gold，Au**）常从天然获得，与第 11 列的其他元素铜和银（Ag）类似。由于最外电子层全被填满，金的化学性质很不活泼，"惰性"很强。即使处于高温下，也不会与水或氧发生反应。金禁得起强酸的考验，不会被硝酸腐蚀。金也存在于海水中，尽管浓度很低。纳米金有许多用途，可附着到特殊的蛋白质或细胞内的细微结构上，用来加强电子显微镜中的对比度。纳米金也能进入癌细胞，作为激光辐照的靶标。除此之外，纳米金还能携带抗癌药物直接进入癌细胞的细胞核中。金是无毒的。

2.3　生命的分子

"科学没有国界，因为知识属于全人类，是照亮世界的火炬。科学是一个民族人

格化的最高体现，因为最会传承思想和智慧成果的民族将走在世界前列。"

——路易·巴斯德（Louis Pasteur，1822-1895 年）

如上所述，原子系统特征的改变是不连续的，是量子化的，特别是存在着离散的能级。量子跃迁是量子从一个能级转移到另一个能级的过程，决定了该元素的光谱特征。如果系统的第二个状态比初始状态具有更高的能量，那么至少要由外部提供能量，达到二者的能量差才能实现量子跃迁。而跃迁到较低能级是可以自发进行的，相差的能量以辐射的形式释放。

讲完单个原子，再来看多个原子结合的情况，这时候或许存在一个最低能级，处于这种能级时，各原子核与其各自的电子云呈现一种稳定的空间构型。在这种状态下，多个原子就形成了分子。其电子排布可通过求解多电子系统的薛定谔波动方程得到。用近似的模型表现，假设原子核是固定的点电荷，所有原子的电子都可以自由运动，电子之间相互作用并与原子核相互作用。这就是量子化学的内容，该领域的发展因计算机技术的进步而突飞猛进。

当原子形成分子时，它们的外层电子轨道相互融合形成分子轨道。内层轨道定域在原子核周围，而外层的价轨道变成离域。在量子化学中，分子基态是原子核呈给定几何排列时具有最低电子能量的状态。基态通过求解 N- 电子系统的薛定谔方程得到，N 为原子向分子贡献的电子总数。例如，水分子有 10 个电子：氧贡献 8 个电子（$1s^2$，$2s^2$，$2p^4$），两个氢原子各贡献 1 个电子（$1s$）。

图 2.3 显示了两个原子的 s- 轨道融合形成 σ 型（左图）分子轨道，两个 p- 轨道融合形成 π 型分子轨道（右图）。

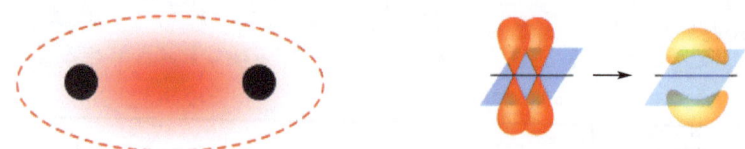

图 2.3　由原子的 s- 轨道和 p- 轨道形成的分子 σ- 键和 π- 键

资料来源：维基百科

σ 键是最强的共价键。σ 键在双原子分子（如 H_2 或 O_2）中非常清晰明确，但 σ 键也使得环状化合物如苯（C_6H_6）中的碳原子维系在一起。σ 键是对称的，能围绕对称轴旋转。

π 键也是共价键，是两个电子轨道以肩并肩的方式重叠形成的。每一个电子轨道在穿过两个成键原子核的共享节面上的波函数是零。这个节面也是 π 键的分子轨道节面。π 键通常比 σ 键弱，例如，一个 C-C 双键（由一个 π 键和一个 σ 键组成）的键能少于 C-C 单键（σ 键）键能的二倍。

前文提到的苯分子是一个有趣的例子，苯是有机化学中的一种重要构件。碳原子的排布是（$1s^2$）（$2s^2$）（$2p^2$），一共有 4 个 s- 电子和 2 个 p- 电子。因此苯一共有 42 个电子，由 6 个碳原子（6×6=36 电子）和 6 个氢原子（6×1=6 电子）贡献。然而，由于内层（$1s^2$）的碳电子定域在 6 个碳原子核周围，我们在讨论成键排布时只需考虑 30 个电子。

图 2.4 显示了苯分子用 24 个电子形成 σ 键以及用 6 个电子形成 π 键，这 6 个 π 电子在六边形苯环内离域。

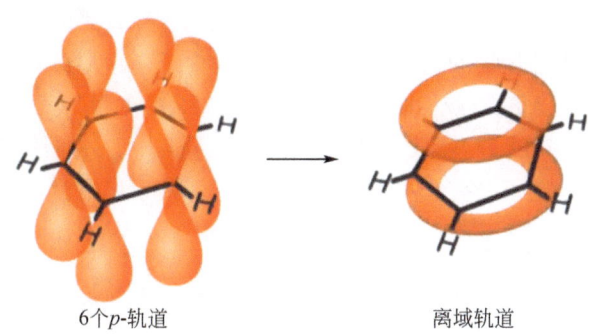

6 个 p- 轨道　　　　　　离域轨道

图 2.4　苯分子中碳的 p- 轨道形成离域的 π 轨道
资料来源：维基百科

苯环中 π- 键的离域让化学家困惑了很久，最终依靠量子理论才首次得到了满意的答案：通过求解苯的电子排布的薛定谔方程，可以清楚地看到分子能量最低的基态特征就是一个精确的六边形结构和一个完全离域的 π- 轨道。π- 电子离域的一个有趣结果就是与之相关的流动性，这在生物学上有十分重要的作用，有时也被称为芳香性。芳香分子如苯，通常具有非常稳定的化学性质，但也因电子的流动性所起的反应而具有独特的宜人气味。另一个检测芳香性的方法是分析核磁共振（NMR）信号，下文会详细解释（详见 2.4 部分文末）：芳香分子中循环流动的 π 电子会产生环电流而排斥附加的磁场。

任何孤立单分子，无论是水、苯或其他任何分子，处于基态时，其电子都会尽可能占据能级最低的分子轨道。除此之外还会有被激发的能级，电子会占据能级更高的不属于基态的分子轨道。处于这种激发态的系统一般会通过发射光子而回到稳定的基态，光子的能量对应分子的激发态和基态之间的能量差。比较量子化学运算结果与观察到的光子的波长，就可以检验计算结果的准确性以及量子理论的正确性。

量子化学运算的另一个直接结果是电离能的测定：通过对 N 个电子（分子的基态）和（N-1）个电子分别进行单独运算，就能算出"电离能"，即让一个电子脱离分子所需的能量。

如果放眼整个晶体结构而不仅仅是单个分子，那么分子轨道离域现象就更明显。在晶体结构中，原子在三个维度上呈规则的几何排列。

当越来越多的原子聚集到一起时，分子轨道就变得更大，范围扩展得更广。与此同时，分子的体积越来越大，能级会变得越来越密。最终，这些原子的集合形成了一个巨型分子，称为固体。这个固体的能级如此密集，甚至可被视为形成了一个连续区或一个能带。

能带理论为晶体的电性提供了很好的解释。最低的能带由内层电子填满。随着能量的升高，下一个能带会由价电子完全填满。能量进一步升高时，我们会发现被价电子部分或完全填满的能级；如果这个能带被完全填满，那么晶体就是绝缘体，因为电子填满了能带就失去了运动的自由。如果最高的价电子能带只被部分填满，这种能带就叫做导带。电子可以自由运动并且导电和导热，那么晶体就会表现出金属的性质。

导带量化了一个电子脱离原子的束缚所需的能量范围。一旦脱离了这种束缚，这个电子就变成了离域电子，在原子所属物质的原子晶格中自由运动。固态物质可按照能隙分类，能隙是指价带和导带之间的能量差，如图 2.5 所示。

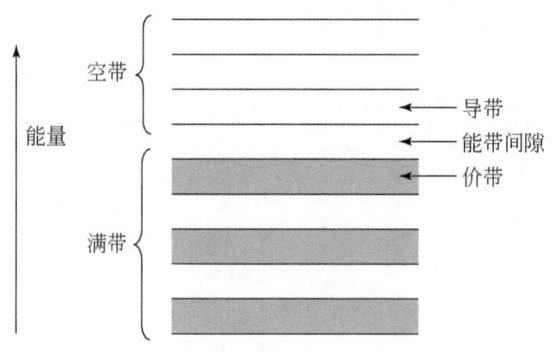

图 2.5　价带与导带之间的能隙
来源：维基百科

- 在绝缘体（非导体）中，导带非常明确地与价带分离，需要很高的能量才能激发价电子。绝缘体中存在一个明显的能隙。
- 在半导体中，能隙很小，只需要很小的能量（以热或光的形式）便能激发半导体的电子并把它们移动到导带。电子在导带中会迅速离域并导电。
- 在金属中，最高的价带只被部分填满，因此它成为了导带。

总之，固态理论可被视为分子理论的一个延伸。

金属、半导体和绝缘体的电性对于电子技术和其他技术领域，包括医疗诊断和医疗器械，都有重要意义。

为了研究在人体温度下分子是怎么运动的，我们需要将分子加热，并运用 19 世纪吉布斯（Gibbs）和玻耳兹曼（Boltzmann）开创的统计力学原理。值得注意的是，大多数分子需要可观的能量才能从最低能量的稳定状态（或基态）被激发到更高的能级。后续讨论分子遗传学，尤其是遗传突变的分子基础时，我们会复习这个概念。在这之前，先来介绍一些重要的"生命分子"。

水（Water，H_2O）在所有生命过程中发挥了至关重要的作用，是生物学中的万能溶剂（图 2.6）。

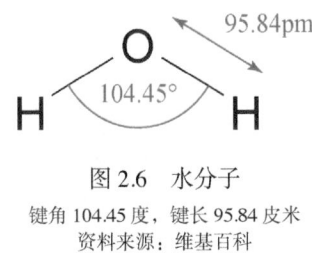

图 2.6 水分子
键角 104.45 度，键长 95.84 皮米
资料来源：维基百科

水是地球上最丰富的化合物，覆盖地球表面约 70%。水占人体重量的 55%～78%，新生儿身体中水的比例最高。

水在常温常压下是液体，但常以固体（冰）与气体（水蒸气）的形式在地球上共存。水分子是非线性的，氧原子携带的少量负电荷与 2 个氢原子携带的少量正电荷中和，因此水分子是带有电偶极矩的极性分子。每个水分子也可参与形成 4 个分子间的氢键。这些因素导致水分子之间具有强烈的吸引力。水分子之间的氢键倾向于共同行动，因此水分子彼此非常靠近，内聚力强。因为水有极性，所以还有极高的黏附力。在生物细胞和细胞器中，水与细胞膜和蛋白质亲水面接触，也就是说，亲水面对水有强烈的吸引力。

水的强大内聚力造成了很高的表面张力和毛细管力。毛细管作用指的是水在狭小的管道中抵抗重力向上移动的趋势。许多维管植物如树木非常依赖水的这一属性。

纯水的导电率很低，不过随着少量离子物质如氯化钠（NaCl，盐）的溶解，导电率会升高。地球上 96.5% 的水存在于海洋中，1.7% 在地下，1.7% 在南极洲和格陵兰岛的冰盖中，另有一小部分存在于其他大型水体中，还有 0.001% 以蒸汽、云（悬浮在空气中的固体和液体的水珠）和降水等形式存在于空气中。

诸如锂、钠、钾和钙（比氢的电正性更强）之类元素可以取代水中的氢形成氢氧化物，释放出的氢气是可燃气体，因此水与这些元素的反应可能会造成猛烈的爆炸，很危险。

碳水化合物（Carbohydrates，$C_m(H_2O)_n$）是由碳、氢和氧组成的有机化合物。氢和氧的原子比例通常为 2∶1。换句话说，碳水化合物的通式是 $C_m(H_2O)_n$，其中 m 和 n 可以不同。在生物化学中，碳水化合物大都被称作糖，分成四类：单糖、二糖、寡糖和多糖。

碳水化合物在有机体中扮演多种多样的角色。尤其是多糖，参与能量储存并作为结构组分（如植物中的纤维素）。

与寡糖和多糖相比，单糖和二糖较小，分子量也较低。

糖是一类化学性相关的甜味物质，通式是 $C_n(H_2O)_n$，n 值在 3 和 7 之间。糖类物质的英文名称常常有后缀 -ose，例如，单糖里的葡萄糖是 glucose，二糖里的蔗糖是 sucrose，乳糖是 lactose。

糖是碳水化合物中的特例，通式中 $m=n$。

葡萄糖（$C_6H_{12}O_6$，**图 2.7**）天然存在于水果和果汁中。动物摄入的碳水化合物大多数会在消化过程中转化为葡萄糖，并在血液中运输至身体各部位。细胞利用葡萄糖作为能量的主要来源和代谢的中间物。

请注意，图 2.7 及后文的示意图没有标注碳原子，默认碳原子填满所有未标明的位置。此外，碳的 4 个键中有一个或多个可用键时都会与一个或多个氢原子成键，氢原子也未标明。

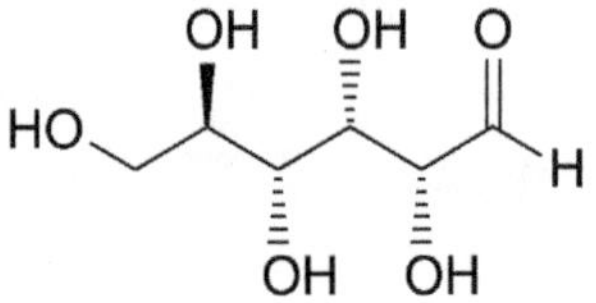

图 2.7　葡萄糖 $C_6H_{12}O_6$
资料来源：维基百科

葡萄糖是无处不在的生物燃料，是大多数有机体的能量来源，从细菌到人类都用葡萄糖作为能源。葡萄糖也是大脑的主要能源。葡萄糖供应量会影响人的心理活动。血糖水平偏低时，人的脑力如自控和决策能力都会受影响。另一方面，血糖水平过高会引发糖尿病。

醇（Alchohol，$C_nH_{2n+1}OH$，**图 2.8**）是一类有机化合物的统称，其中的羟基（-OH）与碳原子成键。羟基是界定醇类物质的功能基团。此外，这个碳中心应该是"饱和的"，只以单键与其他三个原子相连。

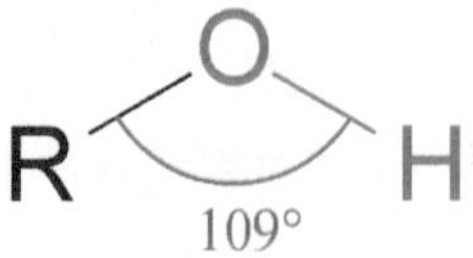

图 2.8　包括一个羟基（-OH）的醇类分子结构通式
资料来源：维基百科

最常见的醇是乙醇（C_2H_5OH），常见于酒精饮料中。

丙醇（C_3H_7OH）是个有趣的分子，形象地说明了"同分异构体"的概念。组成这个分子的原子能以多种方式排列组合，如图 2.9 所示。

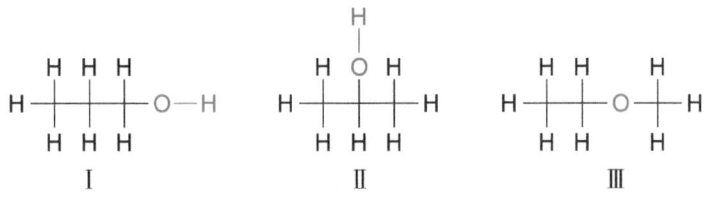

图 2.9　C_3H_7OH 或 C_3H_8O 的同分异构体

资料来源：维基百科

用量子化学的语言来说，图 2.9 所示三种结构都是稳定的分子，它们如同处于"基态"一般稳定。结构Ⅰ和Ⅱ都是醇，化学性质相差不大。然而结构Ⅲ完全不同：甲氧基-乙烷不再是醇，因为氧只与两个碳原子成键，而不是与羟基 -OH 中的氢成键。

一种形态不会自发转换成另一种形态。三种结构之间的转换只能借助能量比基态高很多的中间结构实现。一个极简的解释是：氧必须先从一个位置被取出来，然后插入另一个位置上。这个过程必须经过一个能量更高的中间态或过渡态，就好比分开两座稳定态山谷的山峰。

甘油（$C_3H_8O_3$，图 2.10）是一种简单的糖醇化合物，无色无味的黏性液体，味甜，有低毒性。甘油有 3 个羟基，因此易溶于水，吸湿性强。

羧酸（Carboxylic acid，图 2.11）是至少包含一个羧基的有机酸。羧酸的通式是 R-COOH，其中 R 是单价功能基团。

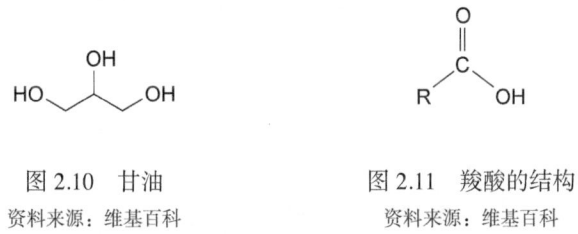

图 2.10　甘油

资料来源：维基百科

图 2.11　羧酸的结构

资料来源：维基百科

羧基是功能基团，化学式是 -C(=O)OH，通常写作 –COOH。羧酸是质子（H^+）提供者，是最常见的有机酸。最简单的羧酸是甲酸 H-COOH，在蚂蚁体内产生。醋酸 CH_3-COOH 可使醋具有酸味。羧酸通常有强烈的气味。有两个或以上羧基的酸被称为二元羧酸、三元羧酸，诸如此类。羧酸与醇反应可生成酯。

酯（Esters，图 2.12）是醇与酸缩合成的化合物，其中羧基的氢被替换为烃基。

酯类无处不在。大多数天然脂肪和油（如甘油三酯）是甘油的脂肪酸酯。脂肪酸是一种长链羧酸，通常由偶数个碳原子组成，从 4 到 28 个不等。脂肪酸是重要的能量来源，其代谢时会产生大量的 ATP（三磷酸腺苷，下文详细讨论）。很多类型的细胞能利用葡萄糖或脂肪酸来产生 ATP。低分子量的酯常用作香精，大量存在于精油中。

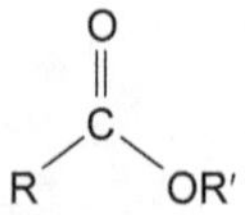

图 2.12 羧酸酯

资料来源：维基百科

甘油三酯是甘油和 3 个脂肪酸缩合成的酯，分为"饱和"和"不饱和"两种。碳原子中可与氢原子成键的所有位置都被氢原子占据即为饱和。不饱和的甘油三酯（图 2.13）包括碳原子间的双键（C=C），从而减少了碳氢成键的位置。甘油三酯是一种血脂，负责储存能量，传导信号，并作为细胞膜的结构组分。根据油的来源和饱和程度可分成很多种甘油三酯。

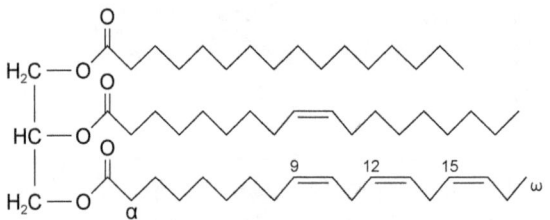

图 2.13 不饱和甘油三酯

资料来源：维基百科

图 2.13 中，左侧的结构是甘油，右侧上方是饱和的棕榈酸，右侧中间和下方分别是非饱和脂肪酸油酸和 α 亚麻酸。

人体血液中甘油三酯含量高与动脉硬化（脂质累积导致动脉壁增厚，因而增加心脏病和中风的危险）有相关性。然而，较之胆固醇，甘油三酯水平升高带来的负面影响还没有被完全了解清楚。

胆固醇（Cholesterol）是一种**类固醇（Steroid）**，具有含 4 个连在一起的环烷烃（图 2.14）的结构特征。烷烃是仅含碳和氢的完全饱和的有机分子，通式是 C_nH_{2n+2}（$n=1$，2，3…）。甲烷 CH_4 是最简单的烷烃，然后是乙烷（$n=2$）、丙烷（$n=3$）和丁烷（$n=4$）。

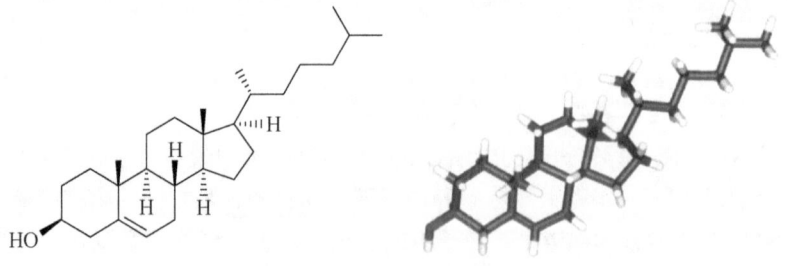

图 2.14 胆固醇结构以及立体的"球和棒"视图

资料来源：维基百科

环烷烃是分子结构中有一个或多个碳原子环的烷烃。环烷的通式是 $C_nH_{2(n+1-g)}$，$n=$ 碳原子数，$g=$ 分子中环的个数。

类固醇（如胆固醇）的核心是由 20 个碳原子键合形成的 4 个相连的环状结构：3 个环己烷和 1 个环戊烷。

胆固醇是动物细胞膜的重要组成部分，是维持细胞膜的渗透性和流动性所必需的物质。胆固醇是合成维生素 D 和类固醇激素的重要前体分子，包括肾上腺激素——皮质醇和醛固酮，还包括性激素——孕酮、雌激素、睾酮及其衍生物。胆固醇不溶于血，因此它是包在脂蛋白中通过循环系统运送的，脂蛋白是一种结构复杂的颗粒，外层由具有两亲性（亲水性和亲脂性）的蛋白质和脂肪组成，外表面是水溶性的，内表面是脂溶性的。

根据广为接受的脂质假说，胆固醇水平异常——低密度脂蛋白（LDL）和极低密度脂蛋白（VLDL）颗粒的浓度高，而功能性高密度脂蛋白（HDL）颗粒的浓度低与心血管疾病密切相关，会引发动脉硬化。这种病变会导致心肌梗塞、中风和周围性血管疾病。血中低密度脂蛋白水平高，尤其是低密度脂蛋白颗粒密度高而体积小，与高密度脂蛋白颗粒的胆固醇含量相比，对病程的影响更大。因此，低密度脂蛋白和和极低密度脂蛋白被称为坏胆固醇，而高密度脂蛋白被称为好胆固醇。

磷脂（Phospholipids） 是所有细胞膜的主要组成部分，因为磷脂能形成脂双层。大多数磷脂包含一个甘油二脂、一个磷酸基团和一个简单有机分子，如胆碱 $C_5H_{15}NO_2$。胆碱是水溶性的重要营养素，通常被归为 B 族维生素。胆碱常用于合成细胞膜的构件，有助于细胞膜的结构完整和信号传导（在 3.4 部分详细讨论），尤其是神经信号传导作用。胆碱对孕妇很重要，是胎儿神经系统发育所必需的。

生物组织中第一个被发现的磷脂是卵磷脂，又称蛋黄素，存在于蛋黄中，由法国化学家和药剂师西奥多·尼古拉斯·葛布利（Theodore Nicolas Gobley）于 1847 年发现。如图 2.15 所示，磷脂分子的结构通常包括一个疏水（因被水排斥所以被迫聚集）的尾和一个亲水（被水吸引）的头。图 2.16 则显示了磷脂如何形成脂双层。

脂肪（Fats） 的广义的脂肪通常指可溶于有机溶剂却不溶于水的一组化合物。化学上说，脂肪是甘油三酯——三酸甘油酯和多种脂肪酸中的任何一种。

脂肪在室温下可以是固体或液体，取决于不同的结构和组成。脂肪和油都属于"脂质"，根据室温下的不同状态而区分：油是液体，脂肪是固体。此外，"脂质"也是医学或生物化学的常用术语。

在讨论了水、碳水化合物/糖、醇、酯和脂质之后，我们来谈谈碱基。碱基是存在于 DNA、RNA、核苷酸和核苷中的含氮生物化合物。碱基之间可以形成碱基对并一对对地堆叠起来，这种能力直接导致 DNA 和 RNA 的螺旋结构。

腺嘌呤（Adenine, A） 是一种碱基，是 DNA 中两种嘌呤中的一种（另一种是鸟嘌呤），如图 2.17。

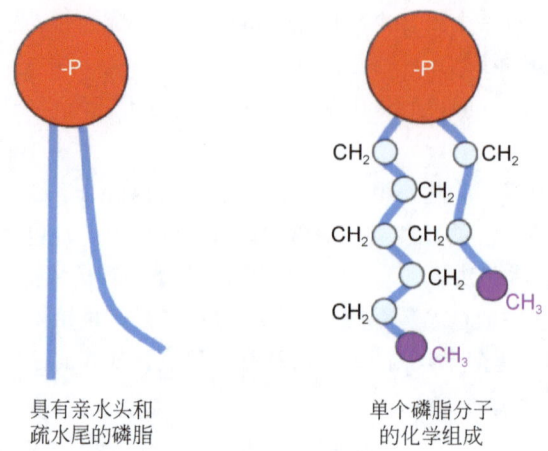

图 2.15 单磷脂

资料来源：维基百科

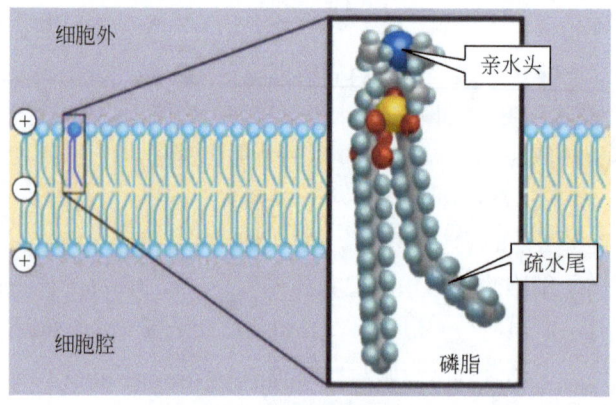

图 2.16 磷脂形成脂双层

资料来源：维基百科

图 2.17 中的红色数字表示原子的位置序号。例如，2 和 8 位的碳原子各有一个自由键位，所以各连有 1 个氢原子。4、5、6 位的碳原子键已被完全占据，使得这些位置上只有单独的碳。

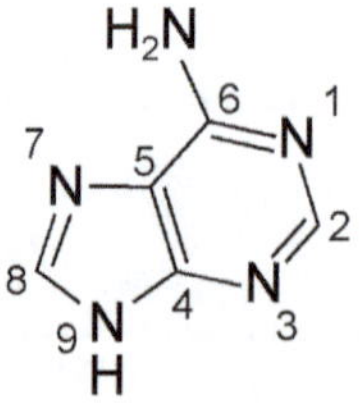

图 2.17 腺嘌呤 $C_5H_5N_5$

资料来源：维基百科

腺嘌呤的形状与 DNA 中的胸腺嘧啶（T）或 RNA 中的尿嘧啶（U）互补；在 DNA 中，腺嘌呤与胸腺嘧啶通过 2 个氢键相连，从而形成稳定的核酸结构。在 RNA 中，腺嘌呤与尿嘧啶相连。

腺嘌呤在生物化学中扮演多种角色：在细胞呼吸中，以富能的三磷酸腺苷（ATP）的形式出现，而且存在于辅酶烟酰胺腺嘌呤二核苷酸（NAD）和黄素腺嘌呤二核苷酸（FAD）中；在蛋白质合成中，腺嘌呤是 DNA 和 RNA 的化学成分。虽然腺嘌呤在旧文献中常被称为维生素 B_4，但人们不再认为它是真正的维生素或维生素 B 族成员。然而有两种维生素 B——烟酸和核黄素，可分别与腺嘌呤结合形成烟酰胺腺嘌呤二核苷酸和黄素腺嘌呤二核苷酸。本段中的缩写词（DNA、RNA、ATP 等）会在下文详细说明。

鸟嘌呤（**Guanine**，**G**）是一种碱基，是 DNA 中两种嘌呤中的一种（另一种是腺嘌呤），如图 2.18。在 DNA 中，鸟嘌呤与胞嘧啶配对。

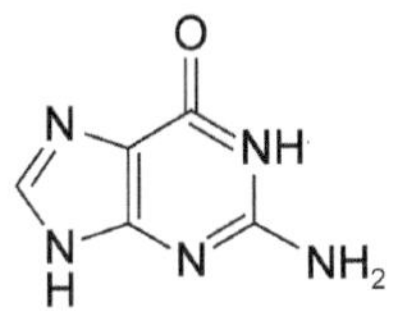

图 2.18　鸟嘌呤 $C_5H_5N_5O$

资料来源：维基百科

鸟嘌呤与胞嘧啶（C）在 O、NH 和 NH_2 这 3 个位置上通过 3 个氢键结合。鸟嘌呤的名称源于 guano，是海鸟粪的意思。鸟嘌呤最早是从海鸟粪便中被提取出来的，海鸟粪常被用作肥料。

胞嘧啶（**Cytosine**，**C**）是一种碱基，是 DNA/RNA 中两种嘧啶中的一种（另一种是胸腺嘧啶 / 尿嘧啶），如图 2.19。

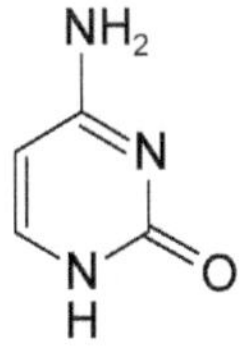

图 2.19　胞嘧啶 $C_4H_5N_3O$

资料来源：维基百科

在 DNA 中，胞嘧啶与鸟嘌呤形成 3 个氢键（在 NH_2、N 和 O 位置上）。

胞嘧啶在本质上是不稳定的，可通过自发的"脱氨基作用"——移除一个氨基——变成尿嘧啶（U）（图 2.20）。

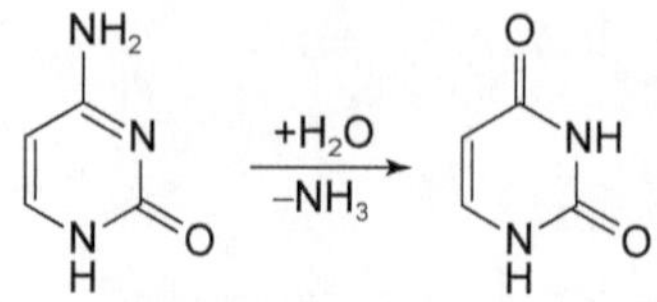

图 2.20　脱氨基作用使胞嘧啶变成尿嘧啶。
资料来源：维基百科

尿嘧啶（**Uracil**，**U**），$C_4H_4N_2O_2$，是 RNA 核酸中的四种碱基之一。RNA 中的四种碱基分别是腺嘌呤（A）、鸟嘌呤（G）、胞嘧啶（C）和尿嘧啶（U）（图 2.21）。RNA 中，尿嘧啶通过两个氢键与腺嘌呤相连。在 DNA 中，尿嘧啶被胸腺嘧啶取代（详见下文）。

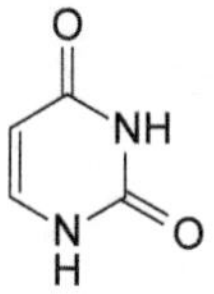

图 2.21　尿嘧啶 $C_4H_4N_2O_2$
资料来源：维基百科

胸腺嘧啶（**Thymine**，**T**）是一种碱基（如图 2.22），是 DNA 中两种嘧啶中的一种，另一种是胞嘧啶。

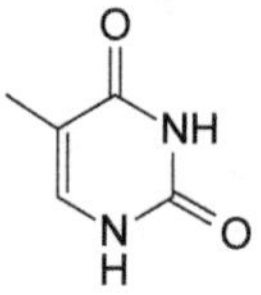

图 2.22　胸腺嘧啶 $C_5H_6N_2O_2$
资料来源：维基百科

胸腺嘧啶也被称为 5- 甲基尿嘧啶，是通过将尿嘧啶 5 位碳的甲基化而形成的另一种嘧啶碱基。

甲基化指的是给底物加上一个甲基（CH_3）或用甲基替换一个原子或基团。在胸腺嘧啶的例子中，尿嘧啶 5 位上的 CH 被 C-CH_3 取代。

胞嘧啶经常被甲基化而形成 5- 甲基胞嘧啶。当胞嘧啶被甲基化时，DNA 会保持原有碱基序列，但被甲基化的基因的表达会改变（详见 3.10 部分外饰遗传学）。图 2.23 显示了胞嘧啶在 DNA 甲基化酶的作用下实现甲基化。DNA 甲基化酶使用 S- 腺苷甲硫氨酸（SAM）作为甲基供体。

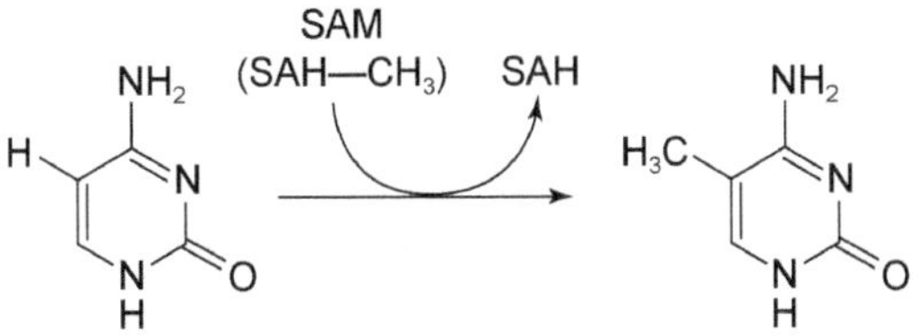

图 2.23 胞嘧啶甲基化从而形成 5-甲基胞嘧啶

资料来源：维基百科

在 DNA 中，胸腺嘧啶与腺嘌呤（A）通过 2 个氢键结合，从而稳定核酸结构。胸腺嘧啶可通过尿嘧啶 5 位碳原子甲基化形成，所以也被称为 5-甲基胞嘧啶。在此复述一遍：胞嘧啶可通过脱氨基作用转化为尿嘧啶，尿嘧啶可通过甲基化作用转化为胸腺嘧啶。

另一方面，胞嘧啶可通过甲基化形成 5-甲基胞嘧啶，然后再脱氨基转化成胸腺嘧啶。这种由胞嘧啶向胸腺嘧啶的转化可导致转换突变，是单核苷酸多态性（SNP）的主要原因，在 3.4 部分将进一步的讨论。

核糖（Ribose） 是一种有机化合物，化学式是 $C_5H_{10}O_5$（图 2.24）。

核糖是一种单糖（一种碳水化合物/糖），包含 5 个碳原子。根据单糖的编号规则，碳原子从 C1'（图 2.24 底部的醛基 CH_2OH）依次编号到 C5'。

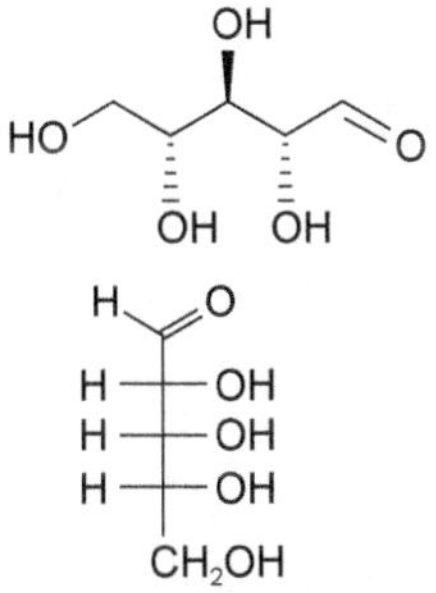

图 2.24 核糖 $C_5H_{10}O_5$

资料来源：维基百科

脱氧核糖（Deoxyribose） 是由核糖脱氧——失去一个氧原子——形成的一种单糖，结构如图 2.25 所示。

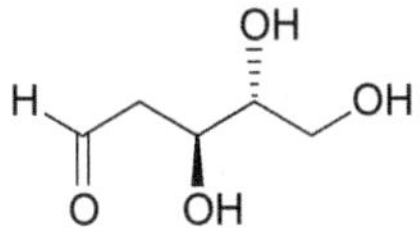

图 2.25 脱氧核糖 $C_5H_{10}O_4$

资料来源：维基百科

核糖和脱氧核糖的衍生物在生物学中起着重要的作用。DNA 分子是生命遗传信息的载体，由一长串包含脱氧核糖的单元通过磷酸基团连接而成。在进一步讨论之前，我们先来解释什么是"核苷"和"核苷酸"。

核苷（Nucleosides） 由碱基（A、G、T、U、C）通过糖苷键与一个核糖或脱氧核糖相连形成，糖苷键是一种共价键，使碳水化合物（糖）分子连到另一种有机物（如醇）的羟基上。

核苷酸（Nucleotides） 由一个含氮碱基、一个五碳糖（核糖或脱氧核糖）和一个或多个磷酸基团组成。如果没有磷酸基团，碱基和糖形成的就是核苷（nucleoside）。图 2.26 展示了核苷酸的生成。

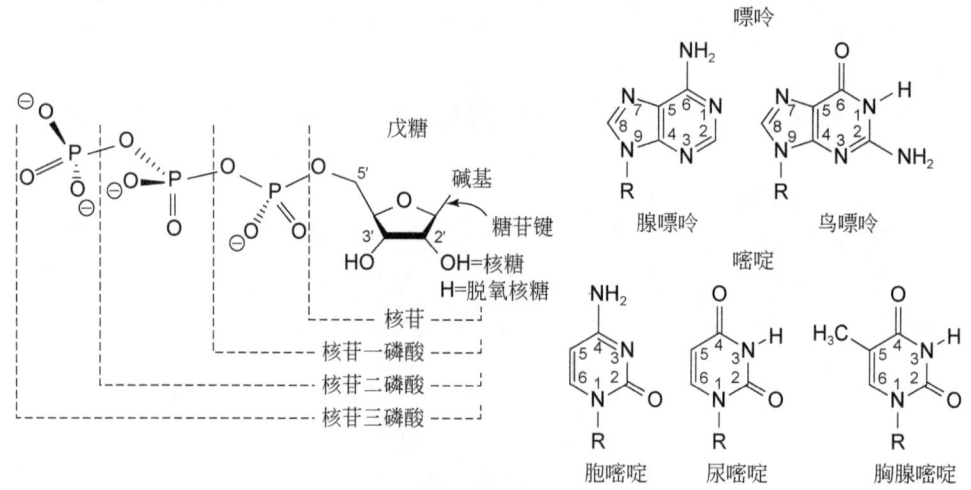

图 2.26　常见核酸成分

腺嘌呤、鸟嘌呤、胞嘧啶、胸腺嘧啶、尿嘧啶通过糖苷键与核糖或脱氧核糖相连，然后磷酸化，形成核苷酸。

资料来源：维基百科

用核酸的标准术语来说，一个脱氧核糖核苷酸由一个脱氧核糖分子与一个连到糖 1' 碳上的有机碱（嘌呤或嘧啶）组成。每个脱氧核糖单位的 5' 羟基被前一个脱氧核糖单位中连到糖 3' 碳上的磷酸所取代，从而形成脱氧核糖核酸。

核糖核苷酸中的糖是核糖，而脱氧核糖核苷酸中的糖是脱氧核糖。

在 DNA 和 RNA 中，**磷酸二酯键 (PO_4)$^{3-}$**，如图 2.27 所示，连接一个糖分子的 3' 碳原子与另一个糖分子的 5' 碳原子（在 DNA 里是脱氧核糖，在 RNA 里是核糖）。磷酸二酯键是非常强大的共价键，对地球上的大多数生命的至关重要，因为它们是组成 DNA 的"骨架"。

图 2.28 是四种核苷酸组成 DNA 的示意图。四种核苷酸都有同样的一对"钩子"，即 5' 磷酰基和 3' 羟基，取决于各自在脱氧核糖分子中的位置，如图 2.28 所示。当核苷酸相互连接形成 DNA 时，这些钩子就派上用场了。

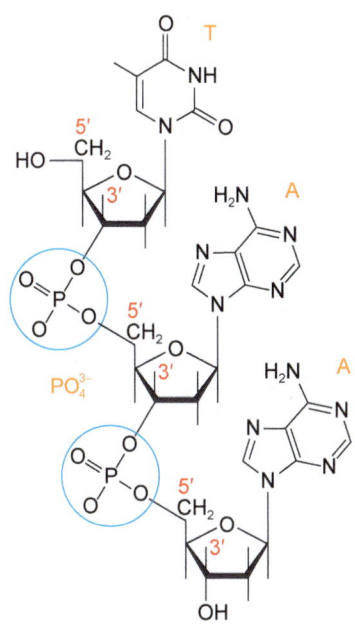

图 2.27　核苷酸之间的磷酸二酯键

资料来源：维基百科

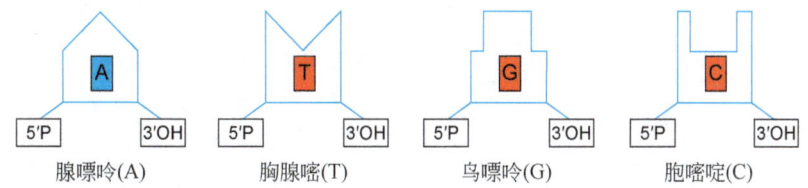

图 2.28　脱氧核糖核苷酸：腺嘌呤（A）、胸腺嘧啶（T）、鸟嘌呤（G）、胞嘧啶（C）

图 2.29 显示连接之后产生的 DNA 链 TGACT 内部通过磷酸二酯键相连，链的 5'端有一个未被使用的磷酰基 $(PO_3)^{2-}$，3'端有一个未被使用的羟基 $(OH)^-$。

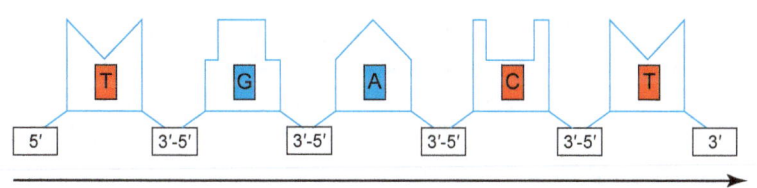

图 2.29　DNA 序列 TGACT 表示从 5'端到 3'端的核苷酸顺序

最后，图 2.30 显示"双链"DNA 是如何通过碱基互补配对形成的。

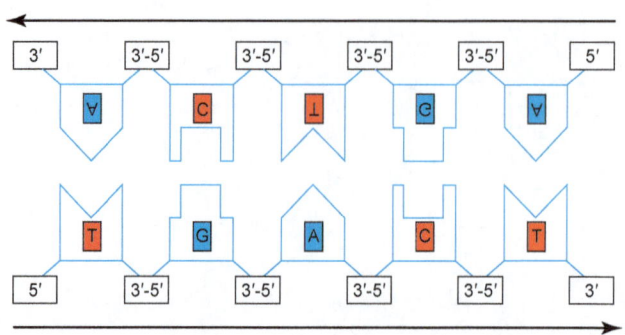

图 2.30　双链 DNA 由核苷酸互补配对形成

连接反应是 DNA 的两个末端或 RNA 分子末端的共价连接，绝大多数情况下是由 DNA 或 RNA 连接酶催化完成的。

总结：核酸是由（单磷酸）核苷酸单体组成的大分子聚合物。DNA 中的嘌呤碱基是腺嘌呤和鸟嘌呤，嘧啶碱基是胸腺嘧啶和胞嘧啶。在 RNA 中，尿嘧啶代替了胸腺嘧啶。由于各自结构不同，腺嘌呤与胸腺嘧啶通过 2 个氢键配对，鸟嘌呤与胞嘧啶通过 3 个氢键配对。

表 2.1 列出了上述内容。核苷三磷酸（如 ATP）在新陈代谢中起着重要作用。

表 2.1　RNA 和 DNA 的嘌呤和嘧啶碱基、核苷和核苷酸

碱基		RNA		DNA	
		核苷	核甘酸	核苷	核甘酸
嘌呤	腺嘌呤	腺苷	腺苷—磷酸（AMP）	脱氧腺苷	脱氧腺苷—磷酸（dAMP）
	鸟嘌呤	鸟苷	鸟苷—磷酸（GMP）	脱氧鸟苷	脱氧鸟苷—磷酸（dGMP）
嘧啶	胞嘧啶	胞苷	胞苷—磷酸（CMP）	脱氧胞苷	脱氧胞苷—磷酸（dCMP）
	尿嘧啶	尿苷	尿苷—磷酸（UMP）	DNA 中不存在	
	胸腺嘧啶	RNA 中不存在		脱氧胸苷	脱氧胸苷—磷酸（dTMP）

三磷酸腺苷（ATP，$C_{10}H_{16}N_5O_{13}P_3$）是一种核苷三磷酸，在细胞中作为辅酶，是协助生物化学转化的"辅助分子"（图 2.31），也常被称为"分子货币单位"，用于细胞间的能量传递。ATP 在细胞内为新陈代谢输送化学能。

使用 ATP 作为能量来源的代谢过程还要将 ATP 转换为其前体。因此 ATP 在生物体中被连续回收利用：一个人体内 ATP 的平均含量仅有 250 克，但每日转换的 ATP 总量相当于这个人的自身体重。

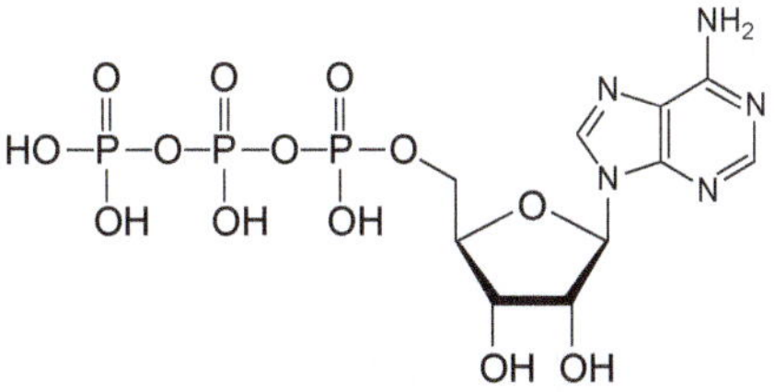

图 2.31　ATP（$C_{10}H_{16}N_5O_{13}P_3$）
资料来源：维基百科

活细胞中的 ATP 在线粒体内产生。线粒体是一种由膜包裹的结构，多见于真核细胞（组成植物、动物和其他许多生命体的细胞）。线粒体直径从 0.5 微米到 1.0 微米（1 微米 $=10^{-6}$ 米）不等，是"细胞的发电厂"，作为化学能源的绝大多数 ATP 都是由线粒体产生的。除了给细胞供能，线粒体还参与很多活动，如信号传递、细胞分化、细胞死亡以及细胞周期的控制和细胞生长。

2.4　氨基酸

氨基酸是有重要生物学作用的有机化合物，由氨基（$-NH_2$）和羧基（-COOH）功能基团以及每种氨基酸特有的侧链组成。侧链是一种化学基团，连接于分子的核心部分即主链或骨架上。"位标符号"R 常用来表示化学结构式中的烷基（饱和烃）侧链。图 2.32 中，与下列结构相连的中心碳原子通常被称作 α- 碳：
- 氨基（-NH2）
- 羧基（-COOH）
- 侧链 R

除 C、H、O 和 N 之外，其他元素也可能出现在某些氨基酸的侧链中。已知存在的氨基酸约有 500 种，然而只有 22 种氨基酸是构建蛋白质的组分（也称为蛋白氨基酸）。

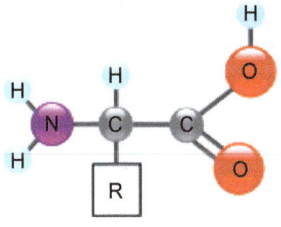

图 2.32　氨基酸结构通式
R 代表侧链
资料来源：维基百科

氨基酸是以蛋白质的形式构成人体肌肉、细胞和其他组织的第二大成分（仅次于水）。除了蛋白质，氨基酸还在神经传递和生物合成中起着重要的作用。

蛋白氨基酸由有机体的细胞器在遗传密码的指导下合成。

讲到这里，有必要引入手性的概念：氨基酸以两种形式存在，称为镜像异构体（图2.33），包括左旋（L型）和右旋（D型）两种结构。手性分子因为存在一个不对称的碳原子而具有不能叠合的镜像，该分子与其镜像即互为镜像异构体。

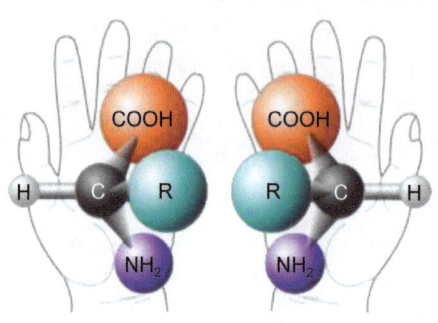

图2.33　氨基酸的镜像异构体
资料来源：维基百科

甘油醛是一种单糖，化学式 $C_3H_6O_3$，常被用作 D/L 型异构系统的参考结构。甘油醛是所有常见的醛糖中结构最简单的一个。与甘油醛相比，蛋白氨基酸全是 L 型异构体。图2.33的左右图分别显示了D型（右旋）和L型（左旋）的氨基酸。

标准氨基酸一共有22种，但在真核生物中只能找到21种[31]。在这22种氨基酸中，硒代半胱氨酸和吡咯赖氨酸通过独特的生物合成机制被纳入蛋白质。其他20种氨基酸直接由通用遗传密码编码。人体只能合成20种氨基酸中的11种，由氨基酸间的相互转化或从其他中间代谢分子合成。另外9种氨基酸必须从饮食中摄入（通常以蛋白质衍生物的形式），因此被称为必需氨基酸。必需氨基酸包括组氨酸、异亮氨酸、亮氨酸、赖氨酸、蛋氨酸、苯丙氨酸、苏氨酸、色氨酸和缬氨酸。

下面按照氨基酸英文符号的字母顺序简要介绍蛋白氨基酸（表2.2）。

表2.2　组成蛋白质的氨基酸

蛋白氨基酸	缩写	符号	侧链	极性	pH
丙氨酸	Ala	A	-CH$_3$	-	-
半胱氨酸	Cys	C	-CH$_2$SH	-	酸性
天冬氨酸	Asp	D	-CH$_2$COOH	X	酸性
谷氨酸	Glu	E	-CH$_2$CH$_2$COOH	X	酸性
苯丙氨酸	Phe	F	CH$_2$C$_6$H$_5$	-	-
甘氨酸	Gly	G	-H	-	-

续表

蛋白氨基酸	缩写	符号	侧链	极性	pH
组氨酸	His	H	-CH$_2$-C$_3$H$_3$N$_2$	X	弱碱性
异亮氨酸	Ile	I	-CH(CH$_3$)CH$_2$CH$_3$	-	-
赖氨酸	Lys	K	-(CH$_2$)$_4$NH$_2$	X	碱性
亮氨酸	Leu	L	-CH$_2$CH(CH$_3$)$_2$	-	-
甲硫氨酸	Met	M	-CH$_2$CH$_2$SCH$_3$	-	-
天冬酰胺	Asn	N	-CH$_2$CONH$_2$	X	弱碱性
吡咯赖氨酸	Pyl	O	-(CH$_2$)$_4$NHCOC$_4$H$_5$NCH$_3$	X	弱碱性
脯氨酸	Pro	P	-CH$_2$CH$_2$CH$_2$-	-	-
谷氨酰胺	Gln	Q	-CH$_2$CH$_2$CONH$_2$	X	弱碱性
精氨酸	Arg	R	-(CH$_2$)$_3$NH-C(NH)NH$_2$	X	弱碱性
丝氨酸	Ser	S	-CH$_2$OH	X	弱碱性
苏氨酸	Thr	T	-CH(OH)CH$_3$	-	弱碱性
硒代半胱氨酸	Sec	U	-CH$_2$SeH	-	酸性
缬氨酸	Val	V	-CH(CH$_3$)$_2$	-	-
色氨酸	Trp	W	-CH$_2$C$_8$H$_6$N	X	弱碱性
酪氨酸	Tyr	Y	-CH$_2$-C$_6$H$_4$OH	X	弱酸性

丙氨酸（Alanine，Ala/A）：分子式为 C$_3$H$_7$NO$_2$，疏水侧链 -CH$_3$。丙氨酸（图 2.34）是细胞用来合成蛋白质的 22 种氨基酸之一，密码子[32]是 GCU、GCC、GCA 和 GCG，属于非极性氨基酸。丙氨酸是一种非必需氨基酸，也就是说，人体自身能合成丙氨酸而无需从饮食中摄入。丙氨酸存在于很多种食物中，肉类中尤其丰富。

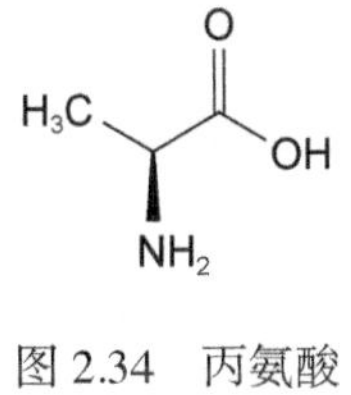

图 2.34 丙氨酸
资料来源：维基百科

半胱氨酸（Cysteine，Cys/C）：分子式为 C$_3$H$_7$NO$_2$S，巯基侧链为 -CH$_2$SH。虽然半胱氨酸被归类为非必需氨基酸，但在极少数情况下，会成为婴儿、老人和患有某种代谢病的人所必需的氨基酸。半胱氨酸存在于高蛋白食物中，某些植物如红辣椒、西兰花等也富含半胱氨酸。半胱氨酸的密码子为 UGU 和 UGC。羊需要半胱氨酸才能生长羊毛。半胱氨酸也被推荐用于预防酒精中毒和解酒，因为它能中和酒精代谢产生的主要副产物乙醛（C_2H_4O）的毒副作用。

天冬氨酸（Aspartic Acid，Asp/D）：分子式为 $C_4H_7NO_4$，侧链为 -CH_2COOH。天冬氨酸是细胞用于合成蛋白质的 22 种氨基酸之一，密码子是 GAU 和 GAC，属于酸性氨基酸，具有带负电的侧链。天冬氨酸盐是尿素循环的代谢物。

谷氨酸（Glutamic Acid，Glu/E）：分子式为 $C_5H_9NO_4$，侧链为 -CH_2CH_2COOH。谷氨酸也是细胞用于合成蛋白质的 22 种氨基酸之一，密码子为 GAA 和 GAG，属于酸性氨基酸，具有带负电的侧链。谷氨酸盐是重要的神经递质，在长时程增强效应中起到关键作用，对学习和记忆很重要。

苯丙氨酸（Phenylalanine，Phe/F）：分子式为 $C_9H_{11}NO_2$，侧链为 -$CH_2C_6H_5$。苯丙氨酸是细胞用于合成蛋白质的 22 种氨基酸之一，密码子为 UUU 和 UUC，属于非极性氨基酸，其苄基侧链具有疏水性。苯丙氨酸是酪氨酸的前体（详见下文），也是信号分子多巴胺、去甲肾上腺素、肾上腺素和皮肤黑色素的前体。苯丙氨酸天然存在于哺乳动物的母乳中。

甘氨酸（Glycine，Gly/G）：分子式为 $C_2H_5NO_2$。甘氨酸是蛋白质中 20 种常见氨基酸中最小的一种，也是细胞合成蛋白质的 22 种氨基酸之一，密码子是 GGU、GGC、GGA 和 GGG。甘氨酸分子是唯一一种非手性分子，因而甘氨酸是没有旋光性的氨基酸。

组氨酸（Histidine，His/H）：分子式为 $C_6H_9N_3O_2$，咪唑基侧链为 -CH_2-$C_3H_3N_2$。组氨酸是细胞合成蛋白质的 22 种氨基酸之一，密码子是 CAU 和 CAC，具有带正电荷的侧链。组氨酸是组胺的前体，组胺是一种参与局部免疫反应、调节肠道生理功能的化合物，也是一种神经递质。

异亮氨酸（Isoleucine，Ile/I）：分子式为 $C_6H_{13}NO_2$，侧链为 -$CH(CH_3)CH_2CH_3$。异亮氨酸是细胞合成蛋白质的 22 种氨基酸之一，密码子是 AUU、AUC 和 AUA，带有疏水侧链。异亮氨酸是必需氨基酸，只能从外界通常是蛋白质中摄取。异亮氨酸最初是在血红蛋白中被发现的。

赖氨酸（Lysine，Lys/K）：分子式为 $C_6H_{12}N_2O$，侧链为 -$(CH_2)_4NH_2$。赖氨酸是细胞合成蛋白质的 22 种氨基酸之一，密码子是 AAA 和 AAG，具有带正电的侧链，与组氨酸和精氨酸一样。赖氨酸是必需氨基酸，人体自身无法合成，必须从外界摄取。在植物和细菌中，赖氨酸从天冬氨酸合成。赖氨酸的优质来源是高蛋白质食物，如蛋、肉、大豆、蚕豆、豌豆、奶酪和某些鱼类（如鳕鱼）。

亮氨酸（Leucine，Leu/L）：分子式为 $C_6H_{11}NO$，侧链为 -$CH_2CH(CH_3)_2$。亮氨酸是细胞合成蛋白质的 22 种氨基酸之一，密码子是 UUA、UUG、CUU、CUC、CUA 和 CUG，具有疏水侧链。亮氨酸在肝脏、脂肪[33]和肌肉组织中被利用。亮氨酸具有刺激肌肉蛋白合成的能力。亮氨酸是必需氨基酸，人体自身无法合成，必须从饮食摄入，食物来源有大豆、牛肉、花生、鱼等。

蛋氨酸（Methionine，Met/M）：分子式为 C_5H_9NOS，侧链为 -$CH_2CH_2SCH_3$。蛋

氨酸是细胞合成蛋白质的 22 种氨基酸之一，密码子是 AUG，属于非极性的必需氨基酸。蛋氨酸与半胱氨酸是仅有的两种含硫的蛋白氨基酸。蛋氨酸转化异常可能导致动脉粥样硬化。

天冬酰胺（Asparagine，Asn/N）：分子式为 $C_4H_6N_2O_2$，极性不带电侧链为 $-CH_2CONH_2$。天冬酰胺是细胞合成蛋白质的 22 种氨基酸之一，密码子是 AAU 和 AAC，属于极性氨基酸。天冬酰胺是非必需氨基酸，人体自身能合成，也可从动植物来源中摄取。天冬酰胺最初被发现存在于芦笋汁中（1806 年），也是第一个被分离出来的氨基酸。

吡咯赖氨酸（Pyrrolysine，Pyl/O）：分子式为 $C_{12}H_{21}N_3O_3$，侧链为 $-(CH_2)_4NHCO-C_4H_5NCH_3$。吡咯赖氨酸被视为第 22 种蛋白氨基酸。遗传密码 UAG 通常作为终止密码子，但是如果吡咯赖氨酸插入序列（PYLIS）元件存在，UAG 即编码吡咯赖氨酸。吡咯赖氨酸被某些产甲烷的古菌和一种已知的细菌用于代谢生成甲烷的酶中。吡咯赖氨酸类似赖氨酸，只是在赖氨酸侧链末端加了一个吡咯环。吡咯赖氨酸在这些有机体中形成稀有遗传密码的一部分，被视为第 22 种蛋白氨基酸。

脯氨酸（Proline，Pro/P）：分子式为 C_5H_7NO，侧链为 $-CH_2CH_2CH_2$。脯氨酸是细胞合成蛋白质的 22 种氨基酸之一，密码子是 CCU、CCC、CCA 和 CCG。人体自身能合成脯氨酸。在合成蛋白质的氨基酸中，脯氨酸是独特的，因为它的氨基氮上连了两个烷基而非 1 个烷基，使其成为仲胺。

谷氨酰胺（Gln/Q）：分子式为 $C_5H_8N_2O_2$，极性不带电侧链为 $-CH_2CONH_2$。谷氨酰胺是细胞合成蛋白质的 22 种氨基酸之一，密码子是 CAA 和 CAG，属于极性氨基酸。谷氨酰胺是非必需氨基酸，但是在某些情况下，如密集体育训练或肠道功能紊乱的时候，有可能成为条件性必需氨基酸。在人体血液中，谷氨酰胺是最丰富的游离氨基酸。谷氨酰胺消耗最多的是肠细胞、负责酸碱平衡的肾脏细胞、激活的免疫细胞和多种癌细胞。谷氨酰胺也对减少术后愈合时间有多种作用。L 型谷氨酰胺的饮食来源包括牛肉、鸡肉、鱼肉、鸡蛋、牛奶、奶制品、小麦、白菜、甜菜、豆类、菠菜和香菜[34]。

精氨酸（Arg/R）：分子式为 $C_6H_{14}N_4O_2$，带正电侧链为 $-(CH_2)_3NH-C(NH)NH_2$。精氨酸是细胞合成蛋白质的 22 种氨基酸之一，密码子有 CGU、CGC、CGA、CGG、AGA 和 AGG。在哺乳动物中，精氨酸属于半必需或条件性必需氨基酸，取决于个人的发育阶段和健康状况。早产儿体内不能合成精氨酸，所以必须从外界摄入。在某些情况，如手术或创伤、败血症和烧伤，会导致身体需要合成更多 L 型精氨酸[35]。

丝氨酸（Ser/S）：分子式为 $C_3H_5NO_2$，侧链为 $-CH_2OH$。丝氨酸是细胞合成蛋白质的 22 种氨基酸之一，密码子是 UCU、UCC、UCA、UCG、AGU 和 AGC，属于极性氨基酸。丝氨酸不是必需氨基酸，因为可以通过其他代谢物（包括甘氨酸）在体内合成。丝氨酸最早是从丝蛋白中提取得的，英文名来源于丝绸的拉丁文 sericum。丝氨酸对于新陈代谢十分重要，参与嘌呤和嘧啶的合成，在许多酶的催化功能中起着重要作用。

苏氨酸（Threonine，Thr/T）：分子式为 $C_4H_7NO_2$，侧链为 $-CH(OH)CH_3$。苏氨酸

是细胞合成蛋白质的 22 种氨基酸之一，密码子是 ACU、ACC、ACA 和 ACG，属于极性氨基酸，侧链不带电，是必需氨基酸。苏氨酸与丝氨酸类似，侧链也带有一个醇基。苏氨酸于 20 世纪 30 年代被发现，是 20 种常见蛋白氨基酸中最晚被发现的。富含苏氨酸的食物包括奶酪、家禽、鱼、肉、扁豆和芝麻。

硒代半胱氨酸（Selenocysteine，Sec/U）：分子式为 C_3H_5NOSe，侧链为 $-CH_2SeH$。硒代半胱氨酸不同于生物蛋白质里的其他氨基酸，不能根据遗传密码直接合成。UGA 通常是终止密码子，但如果硒代半胱氨酸插入序列（SECIS）元件存在，UGA 即可编码硒代半胱氨酸。它是第 21 种蛋白氨基酸，作为硒蛋白的组成部分天然存在于生物界中。

缬氨酸（Valine，Val/V）：分子式为 C_5H_9NO，侧链为 $-CH(CH_3)_2$。缬氨酸是细胞合成蛋白质的 22 种氨基酸之一，密码子是 GUU、GUC、GUA 和 GUG，属于非极性氨基酸，带有疏水侧链。缬氨酸是必需氨基酸，食物来源有肉类、奶制品、豆制品。缬氨酸的名称源于多年生开花植物缬草。在镰形细胞贫血症中，血红蛋白中亲水的谷氨酸被缬氨酸取代，由于缬氨酸的疏水侧链而导致血红蛋白异常聚集。

色氨酸（Trp/W）：分子式为 $C_{11}H_{10}N_2O$，侧链为 $-CH_2C_8H_6N$。色氨酸是细胞合成蛋白质的 22 种氨基酸之一，密码子是 UGG，带有疏水侧链，是必需氨基酸。色氨酸是血清素（一种神经递质）、烟酸（也称为维生素 B_3 或尼克酸）和植物生长素的生化前体。植物生长素在植物生命周期中至关重要，对植物生长发育起着重要作用。

酪氨酸（Tyrosine，Try/Y）：分子式为 $C_9H_9NO_2$，侧链为 $-CH_2-C_6H_4OH$。酪氨酸是细胞合成蛋白质的 22 种氨基酸之一，密码子是 UAU 和 UAC，属于极性氨基酸，带有疏水侧链，是非必需氨基酸。酪氨酸的名字源于希腊文奶酪，酪氨酸最早被发现存在于酪蛋白中。酪氨酸占牛奶蛋白总量的 80%，占人乳蛋白总量的 20%～45%。酪氨酸存在于参与细胞信号传递过程的蛋白质中。酪氨酸作为磷酸基团的受体，接受通过蛋白激酶（该酶通过磷酸化作用给蛋白质加上磷酸基团）转移来的磷酸基团。酪氨酸是多种神经递质的前体，也是黑色素的前体。

2.5　蛋白质

蛋白质（Protein）在希腊文中是"基本"或"领先"的意思，这一名称是瑞典著名化学家琼斯·雅可比·贝采里乌斯（Jons Jacob Berzelius，1779～1848 年）提出的。他同时也创造了很多化学术语，如"催化""聚合物""异构体"和"同素异形体"。他提出用 Protein 作为蛋白质的名称，是因为这种物质似乎是动物的主要营养物质[36]。

蛋白质是由一个或多个氨基酸链组成的生物大分子。蛋白质在生物学中具有很多重要功能。蛋白质（作为酶）催化新陈代谢反应，参与 DNA 的复制，控制细胞过程并负责分子的运输。在人体的血液和各种组织中，在肌肉、神经和皮肤中，蛋白质都是极其重要的功能组分。正是蛋白质的化学特性使得生物物种之间存在差异。各种蛋白质的差异主要在于氨基酸序列的不同。氨基酸序列促使蛋白质折叠成不同的三维结构，从而决定了其活性。

如上文图 2.32 所示，所有蛋白氨基酸都有相同的结构特点，都包含一个 α-碳，碳上连接着一个氨基、一个羧基和一个可变的侧链。

当氨基酸在蛋白质中连在一起时，相互之间就形成了共价的肽键。一个氨基酸中的羧基与另一个氨基酸中的氨基反应，生成肽键并释放一个水分子（图 2.35）。

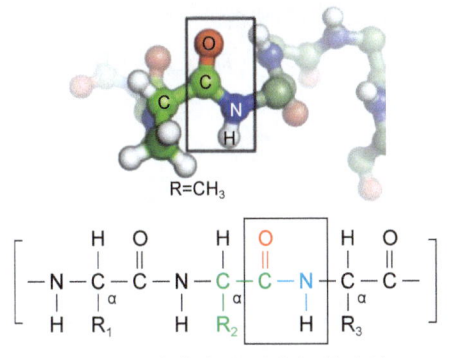

图 2.35　相邻氨基酸之间的肽键

如果 R=CH$_3$，该氨基酸为丙氨酸
资料来源：维基百科

一旦在蛋白质链中相连，单个氨基酸便被称为残基，而连成一串的碳、氮和氧原子则被称为主链或蛋白质骨架。请注意，肽键有两种共振形式（图 2.36）限制其绕轴旋转，因此各个 α-碳大致位于同一平面上。

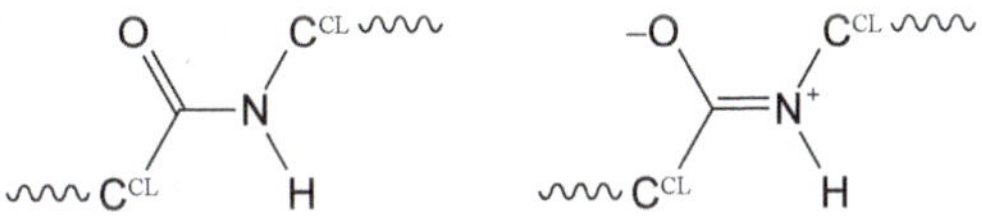

图 2.36　共振结构——肽键 [C-N] 可为单键或双键

资料来源：维基百科

蛋白质末端是自由羧基的被称为碳端（C-terminus）或羧基端，是自由氨基的则被称为氮端（N-terminus）或氨基端。

为清楚起见，我们来看看"蛋白质""肽"和"多肽"（有时重叠的）定义：

- 蛋白质（Protein）通常指处于稳定结构的完整生物分子。
- 肽（Peptide）通常专指缺乏稳定三维结构的短的氨基酸寡聚体。一般认为肽包含的残基不多于 20～30 个。
- 多肽（Polypeptide）可以指任何线性的氨基酸单链，通常没有长度限制，且往往意味着其不具备稳定的结构。

要了解蛋白质的角色和功能，就必须了解蛋白质的结构。蛋白质结构有四级：

1)一级结构(Primary structure):氨基酸序列,以缩写字母或符号排成的线性单链,如表 2.2 所示。一个蛋白质就是一个聚酰胺。氨基酸序列是弗雷德里克·桑格(Frederick Sanger)于 1958 年最先测定的,他因为在蛋白质结构,尤其是胰岛素结构方面的研究而获得了他的首个诺贝尔奖[37]。胰岛素是用于分解体内葡萄糖的重要激素,桑格在研究胰岛素时,不得不弄清楚这种蛋白质的 51 种氨基酸是如何连在一起的,经过 15 年的钻研,他终于解决了氨基酸序列的问题。我们现在知道每种蛋白质都有特定的氨基酸序列,该序列决定了蛋白质的结构和功能。

2)二级结构(Secondary structure):通过氢键稳定住的规则重复的局部结构,由莱纳斯·鲍林(Linus Pauling)[38] 最先发现。鲍林于 1954 年获得诺贝尔化学奖,因为他对化学键性质做了深入研究,并将其应用于阐明复杂物质的结构。他在 1948 年便发现多肽链在折叠成 α-螺旋的同时能够保持各肽键共平面。他的发现与 X 射线衍射结果一致,我们将在后文详述。蛋白质二级结构的典型例子便是 α-螺旋(图 2.37)。

蛋白质二级结构的另一个例子是 β-折叠,由 β 折叠股组成,β 折叠股通过 2 或 3 组氢键横向连接,形成大幅折叠的褶状片。一个 β 折叠股通常由 3 到 10 个氨基酸组成,骨架几乎呈一种完全伸展的构象,如图 2.38 所示。

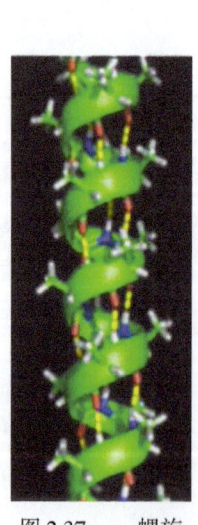

图 2.37 α-螺旋
资料来源:维基百科

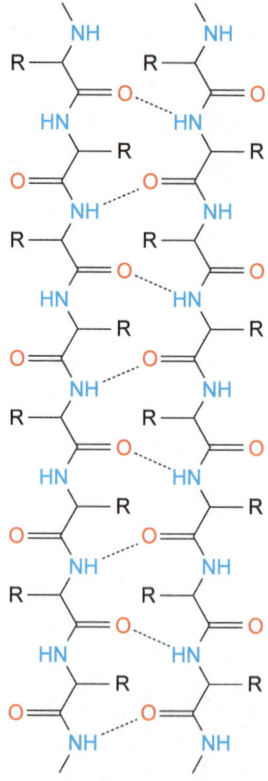

图 2.38 氢键(虚线表示)在平行的 β-折叠片中的连接模式
资料来源:维基百科

3）三级结构（Tertiary structure）：单个蛋白质分子的整体形状，包括各个二级结构之间的位置关系。三级结构的稳定通常由非定域的相互作用以及初步成形之后产生的其他修饰来维持。"三级结构"这个术语常常被用作"折叠"的同义词。三级结构决定蛋白质的基本功能。

影响蛋白质的三级结构的因素有 4 个：

a）二硫键：如果蛋白质折叠后使得两个半胱氨酸残基靠近，那么这两个 -SH 侧链可被氧化形成共价的 S-S 键。这些二硫键与多肽链交联。

b）氢键：肽键之间的氢键可形成蛋白质的二级结构，除此之外，氨基酸侧链之间也可形成氢键。

c）静电相互作用 / 离子键：带有相反电荷的氨基酸侧链之间的吸引力可稳定蛋白质结构，如赖氨酸的侧链 $-NH_3^+$ 和天冬氨酸的侧链 $-CO_2^-$。

d）疏水相互作用：蛋白质通常会折叠，所以带有疏水性侧链的氨基酸如甘氨酸、丙氨酸、缬氨酸、亮氨酸、异亮氨酸、脯氨酸、甲硫氨酸、苯丙氨酸和色氨酸都被埋在蛋白质内部，在那里相互作用形成疏水袋。这种疏水作用能稳定蛋白质结构。

4）四级结构（Quaternary structure）：多个蛋白质分子（多肽链）形成的结构，在本文中通常被称为蛋白质亚基，作为一个蛋白质复合物发挥作用（图 2.39）。

蛋白质并不是全然刚性的分子。除了这些结构层次，蛋白质还能在行使功能的同时在几种相关的结构之间转换。就这种功能性重排而言，这些三级或四级结构通常被称为构象，构象之间的转换被称为构象变化。这种变化通常是由底物分子结合到酶的活性部位或参与催化反应的蛋白质结构域而引发的。在溶液中，蛋白质还会通过热振动或与其他分子碰撞发生结构上的变化。

用于阐明蛋白质三维结构的重要实验技术是 X 射线晶体衍射技术。该方法基于晶体结构中的原子对 X 射线的衍射效应：原子可造成一束 X 射线向很多特定方向衍射。通过测量这些衍射束的角度和强度，就能重建晶体内部电子密度的三维照片。由这种电子密度图可确定晶体内部原子的平均位置，以及它们的化学键、无序度和其他多种信息。X 射线结晶学的基本原理最早由马克思·冯·劳厄（Max von Laue）于 1912 年发现[39]。然而，通过 X 射线分析晶体结构的数学基础是由威廉·布拉格（William Bragg）和他的儿子劳伦斯（Lawrence）于 1913 ~

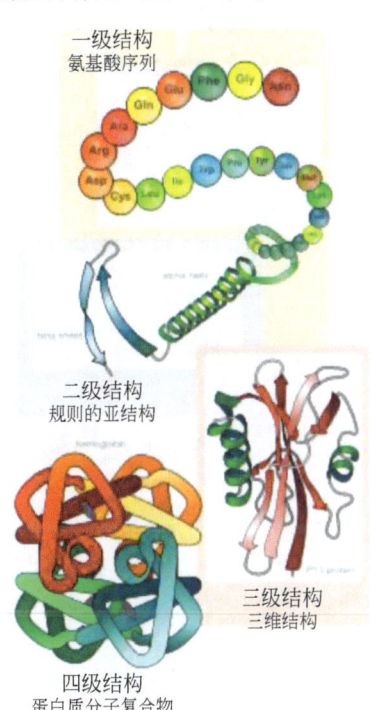

图 2.39 蛋白质结构从一级到四级
资料来源：维基百科

1914 年奠定的。这对父子因此被授予 1915 年的诺贝尔奖[40]。

约一百年之后,冯·劳厄和布拉格父子所开创的科学领域产生了许多重大发现。最近的一项重大发现是文卡特拉曼·拉马克里希南(Venkatraman Ramakrishnan)、托马斯·斯太茨(Thomas A. Steitz)和阿达·约纳什(Ada E. Yonath)在 2009 年[41]阐明的核糖体的结构和功能。我们稍后会讨论遗传密码及其应用于核糖体中翻译 DNA 序列从而制造蛋白质,届时会重温核糖体的结构和功能。

X 射线晶体衍射技术之所以有时不能用于阐明蛋白质结构,是因为需要生成晶体[42],这种实验很难做。要成功得到一种蛋白质的结晶,往往必须满足某些特定的条件。不过,蛋白质数据库(PDB)[43]中已解析的蛋白质结构还是从 1971 年的 7 个增至 2003 年的 20 000 多个,并在 2013 年达到 84 000 个。2014 年 5 月 13 日迎来一个新的里程碑:蛋白质数据库拥有了 100 000 个条目!

下面我们举例说明几个对生命至关重要的美丽的蛋白质结构。

胰岛素(Insulin)是一种由胰腺 β 细胞产生的多肽激素,是调节体内碳水化合物和脂肪代谢的关键物质。它可使骨骼肌和脂肪组织中的细胞吸收血液中的葡萄糖。胰岛素是小分子蛋白质,仅仅由 51 个氨基酸组成。它随血流快速移动,很容易被细胞表面的受体捕获。然而,像胰岛素这么小的蛋白质对细胞是一种挑战,因为它们不容易折叠形成稳定结构。胰岛素以更稳定的六聚体(6 个胰岛素分子组成的结构,图 2.40)形式在体内产生并存储,但单体是其活性形式。

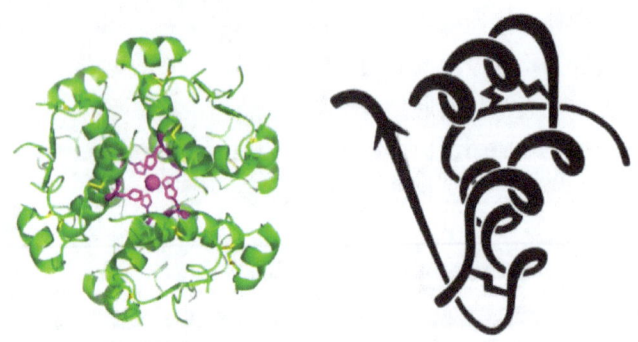

图 2.40　胰岛素六聚体(稳定形式)和胰岛素单体草图
资料来源:维基百科

六聚体是一种长期稳定的非活性形式,使得高反应活性的胰岛素受到保护,而又随时可被利用。六聚体到单体的转换是注射用胰岛素制剂的关键特性。

胰岛素是一种很古老的蛋白质,可能早在十亿年之前就已出现。脊椎动物胰岛素的氨基酸序列非常保守。猪胰岛素与人胰岛素只有一个氨基酸残基不同,与牛胰岛素有 3 个氨基酸残基不同。甚至某些鱼类的胰岛素都与人胰岛素十分相近,足以产生临床效用。不同物种的胰岛素序列具有高度同源性,证明其在动物进化的历程中被很好地保存了下来。

胰高血糖素是一种由胰腺 α 细胞产生的能升高血糖水平的多肽激素。其作用与降低血糖水平的胰岛素相反。当血糖（葡萄糖）水平过低时，胰腺会释放胰高血糖素。胰高血糖素使肝脏将储存的糖原转化为葡萄糖，然后释放到血液中。

血红蛋白是载氧的含铁蛋白质，存在于哺乳动物的红细胞中。血液中的血红蛋白将氧从呼吸器官（肺或腮）输送至身体的其他部分（各组织），在组织中释放氧，从而利用营养物质来提供能量，通过新陈代谢驱动身体各部分发挥功能。在哺乳动物中，血红蛋白约占红细胞干物质重量的 96%，占总重（包括水）的 35%。血红蛋白具有结合氧的能力，较之血液中溶解的氧，血红蛋白将血氧总量提高了 70 倍。

1959 年，马克斯·佩鲁茨（Max Perutz）用 X 射线晶体衍射技术确定了肌红蛋白（类似血红蛋白）的分子结构。他与约翰·肯德鲁（John Kendrew）共同获得 1962 年诺贝尔化学奖[44]。

血红蛋白在血液中的作用是由法国生理学家克劳德·伯纳德（Claude Bernard，1813～1878）阐明的。血红蛋白的名称 hemoglobin 来源于血红素 heme 和球蛋白 globin，反映出血红蛋白的每个亚基都是一个嵌有血红素基团的球蛋白。每个血红素基团包含一个铁原子，铁原子能通过离子诱导偶极力结合一个氧分子。哺乳动物中最常见的血红蛋白包含 4 个亚基。因此，人血红蛋白最多能结合 4 个氧分子。血红蛋白结构如图 2.41 所示。

核糖核酸酶是一种 RNA 降解酶，通过 4 个二硫键稳定。安芬森（Anfinsen）使用核糖核酸酶对蛋白质折叠做出了开创性研究，形成了一个概念（安芬森法则）[45]：蛋白质的三维结构是由其氨基酸序列决定的。核糖核酸酶（通常简称 RNase）催化 RNA 降解成更小的片段。核糖核酸酶在许多生物过程中起着关键作用，包括血管生成——从已存在的血管生成新血管的生理过程，对于开花植物也有重要作用。核糖核酸酶结构如图 2.42 所示。

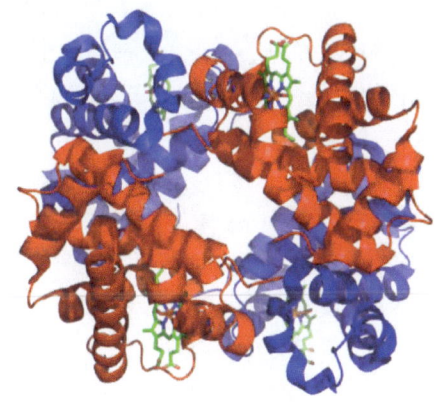

图 2.41　血红蛋白

红色是 α 亚基，蓝色是 β 亚基，绿色是血红素
资料来源：维基百科

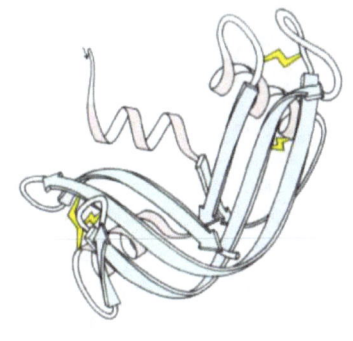

图 2.42　核糖核酸酶 A 的结构

资料来源：维基百科

免疫球蛋白（也称抗体）是由浆细胞产生的 Y- 型大分子蛋白质，被免疫系统用来识别和消除细菌和病毒等异物。抗体识别异物的一段特定区域——抗原。抗体 Y 形结构的每个顶端都包含一个抗体结合簇（类似锁的结构），特异性地结合抗原上某个特定的抗原决定簇（类似钥匙的结构），使得这两种结构精确结合在一起，如图 2.43 所示。抗体和免疫球蛋白这两个词往往可互换使用，但免疫球蛋白含义更广，免疫球蛋白超家族包括多种细胞表面蛋白和内部的可溶性蛋白，这些蛋白参与细胞的识别、结合或粘附过程。抗体一般由基本的结构单元组成——每个抗体包含两条大的重链与两条小的轻链。与膜结合的抗体可被称为表面免疫球蛋白（sIg）或膜免疫球蛋白（mIg），是 B 细胞受体（BCR）的一部分，使得 B 细胞侦测到特定抗原在体内的存在从而激活 B 细胞。

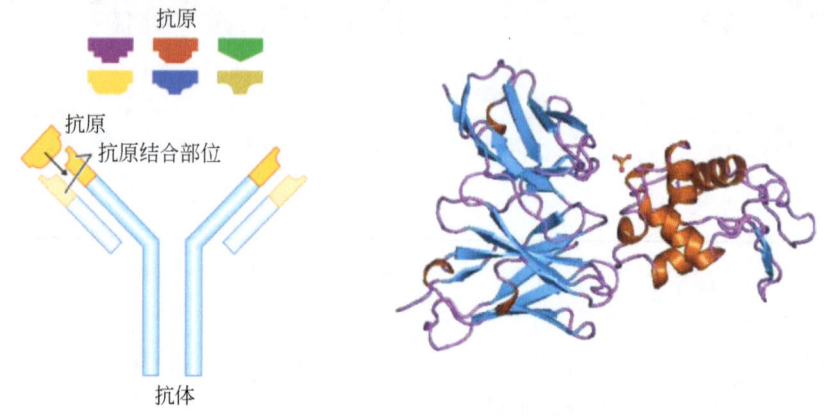

图 2.43　抗体和抗原的示意图

左图浅蓝色和浅橙色表示轻链，深蓝色和深橙色表示重链。右图显示酶结合的抗体（鸡卵溶菌酶）

资料来源：维基百科

糖蛋白是包含寡糖链（多聚糖）的蛋白质，寡糖链以共价键连接于多肽侧链。寡糖的英文 oligosaccharide 源于希腊文 oligos 和 sacchar，分别表示"少数几个"和"糖"。寡糖是一种糖化聚合物，含有少数个（通常为 3～9 个）单糖。糖蛋白一般存在于动物细胞的质膜中。糖蛋白在被人体消化时，未被消化的部分作为肠道微生物的食物，刺激或抑制特定菌群。碳水化合物通过糖基化作用与蛋白质结合。分泌到细胞外的蛋白质经常是糖基化的。糖蛋白是重要的膜蛋白，在细胞间的相互作用中扮演着重要角色。糖基化有两种类型：

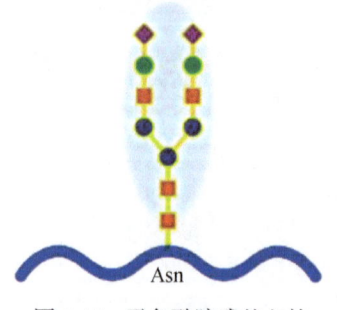

图 2.44　天冬酰胺残基上的 N- 糖基化

资料来源：维基百科

● N- 糖基化：如图 2.44 所示，在天冬酰胺侧链的酰胺氮上加糖链。

● O- 糖基化：在羟赖氨酸、羟脯氨酸、丝氨酸或苏氨酸侧链的羟基氧上加糖链。

虽然蛋白质数据库中大约 90% 的结构都是通过 X

射线晶体衍射技术确定的，然而还有9%的结构是由另一种方法破解的，这就是蛋白质核磁共振谱。

核磁共振（NMR）涉及原子核的量子力学特征。这些特征取决于局部分子环境，测量这些特征能够获得一张图，了解到原子之间如何通过化学键相连，空间距离有多近，互相之间的相对运动速度有多快。核磁共振使用的技术与磁共振成像（MRI）相似，但是应用不同，磁共振成像适用的尺度是毫米级（放射科医生使用磁共振成像于活体即患者体内），而核磁共振适用的尺度是纳米级，因为蛋白质中的成键原子通常相距只有几个纳米。磁共振成像和核磁共振都利用了原子核的核磁矩，核磁矩指质子和中子的总自旋。同种元素的不同同位素之间存在核磁矩差异。只有当质子和中子的数量均为偶数时，核磁矩才有可能是零。磁共振成像扫描仪是这样一种设备：患者躺在一块巨大的磁体内部（场强通常至少是1.5特斯拉——是地球的磁场强度的25 000多倍），其强大的磁场使得患者体内的原子核磁化排列，然后施加射频磁场以系统性地改变这种磁化后的排列。由于所有软组织都包含水，而且氢原子核就像一个旋转的条形磁铁般有南北两个磁极，因此与目标质子共振的射频场会将氢原子核激发到更高的能态。当射频脉冲停止时，被激发的质子回复到较低的能态，同时释放微弱的能量，引起的电流变化可被测量到。磁共振成像为身体各部位的软组织提供清晰的对比，因而在大脑、肌肉、心脏和癌组织的成像上特别有用，优于其他医学成像技术，如计算机断层扫描（CT）和X射线。总之，磁共振成像仪利用的就是人体组织包含大量水因而具有大量质子（氢原子核），会在大型强磁场中排列整齐这个特点。

核磁共振是一种物理现象，即原子核在磁场中吸收并重新发射电磁辐射。这种能量具有特定的共振频率，取决于磁场强度和原子同位素的磁性。人们最常研究的原子核是 ^1H 和 ^{13}C，也研究过很多其他元素的同位素，如 ^2H、^6Li、^{10}B、^{11}B、^{14}N、^{15}N、^{17}O、^{19}F、^{23}Na、^{29}Si、^{31}P、^{35}P、^{35}Cl。核磁共振的一个重要特性是：某种物质的共振频率与外加磁场的强度成正比。成像技术正是利用了这种特性；如果将一个样品放在非均匀的磁场中，那么该样品的原子核的共振频率取决于原子核在磁场中所处的位置。

核磁共振现象是由伊西多·拉比（Isidor Rabi）利用分子束最先描述并测量的，随后，费利克斯·布洛赫（Felix Blokch）和爱德华·米尔斯·珀塞尔（Edward Mills Purcell）[47]将其应用于液体和固体。拉比、布洛赫和珀塞尔观察到，将磁核如 ^1H 和 ^{31}P 放置在磁场中，并且该磁场的共振频率与磁核的特定频率相应时，磁核能够吸收共振能。这种吸收发生时，原子核即被描述为产生了共振。对于相同的磁场强度，一个分子中不同原子核的共振频率不同。核磁共振专家通过观察一个分子中原子核的磁共振频率，可以发现该分子基本的化学和结构信息。核磁共振有一个巨大优势：它对催化反应带来的化学变化十分敏感。由于核磁共振反映的是极低能量的相互作用，因而其本身很难操作。核磁共振仪体量庞大且价格昂贵。大多数样品的检测是在水溶液中完成的，而固体样品的检测方法也正在研发中。

第三章　遗传学与 DNA 测序

> 亲爱的朋友，所有理论都是灰色的，而金色的生命之树常青。
>
> ——歌德《浮士德》中梅菲斯特的话

3.1　DNA 与遗传密码

1953 年对大英帝国来说是个大年：伊丽莎白二世正式登基成为英国女王，埃德蒙·希拉里（Edmond Hillary）和丹增·诺盖（Tenzing Norgay）代表的英国探险队成功登顶珠穆朗玛峰，而剑桥大学的两位科学家则破解了最重要的生命分子——DNA 的结构。

1953 年，美国小伙子詹姆斯·沃森（James Watson）与他的英国同事弗朗西斯·克里克（Francis Crick）通过深入分析 X 射线晶体衍射数据，收获了 20 世纪最伟大的科学发现。这些数据最初来自罗莎琳德·富兰克林（Rosalind Franklin）[48] 在 1952 年拍摄的一张标记为"照片 51"的 DNA 图像。脱氧核糖核酸（DNA）的三维分子结构之所以极其重要，因为它决定了所有生命体的普遍属性和个体特征。在较高等的有机物中，DNA 是遗传物质的载体。

DNA 分子也可看作是相互缠绕的旋转楼梯，形成一个"双螺旋"，中间是一溜台阶。楼梯外侧由磷酸和糖分子组成。台阶由成对的碱基——腺嘌呤（A）、鸟嘌呤（G）、胸腺嘧啶（T）和胞嘧啶（C）组成。腺嘌呤和胸腺嘧啶配对，鸟嘌呤和胞嘧啶配对。

碱基的化学结构以及核苷与核苷酸的组成，请参考上一章 2.3 部分。如表 2.1 所示，核酸是一种聚合物，包括糖-磷酸"骨架"以及向侧面突出的嘌呤和嘧啶。

沃森和克里克发现了 DNA 的两条聚合物长链是怎样连在一起形成双螺旋"楼梯"的（图 3.1）。

如果有人能爬上这个楼梯，他会发现 A 总是和 T 配对，C 总是和 G 配对。如果这个人攀爬的是人类的 DNA 分子，那么他就要爬上 30 亿个台阶，并且会看到 A-T、T-A、G-C 和 C-G 台阶以不同的顺序重复出现。沃森和克里克意识到人类 DNA 所包含的 30 亿个碱基对决定遗传密码。

一切生命体——植物、动物和人类——的 DNA 所包含的密码都是在细胞分裂过程中传递的，也就是在有机体正常生长以及生殖细胞融合的过程中传递的。通过这种方式，DNA 密码能启动并控制一个新个体的生长和发育，这个新个体与其双亲具有显著

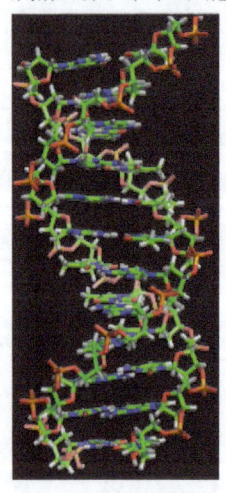

图 3.1　DNA 双螺旋结构

资料来源：维基百科

的相似性。

1958年，弗朗西斯·克里克又迈出了重要的一步，提出了分子生物学的中心法则："DNA生成RNA，RNA生成蛋白质（图3.2）。"遗传信息先被转录到一个称为RNA的中间分子，然后通过RNA制造蛋白质。克里克提出这个法则作为一种假说，此后科学界就一直致力于阐明其中的具体细节。

正如马特·里德利（Matt Ridley）1966年所著的那本好书 Francis Crick: Discoverer of the Genetic Code（《弗朗西斯·克里克：遗传密码的发现者》）[49]所描述的，克里克和多位杰出科学家——包括悉尼·布伦纳（Sidney Brenner）[50]和罗伯特·霍利（Robert W. Holley）、哥宾·科拉那（H. Gobind Khorana）和马歇尔·尼伦伯格（Marshall W. Nirenberg）[51]，成功地"破译了遗传密码"，破解了生命奥秘。

描述我们遗传特征（如瞳孔颜色）的语言，除了DNA中的4种核苷酸，我们的细胞中还存在第二种语言：用22个字母（氨基酸）书写的蛋白质语言。一个细胞包含数千种蛋白质，这些蛋白质执行着有机体正常生存所需的各种化学反应。每种蛋白质的合成在（三联体）密码子的指导下进行，密码子决定着DNA字母转换成蛋白质字母的规则。如果说尼伦伯格[52]是实验的主导者，那么克里克则是理论的主导者和研究的协调者。

图3.3是弗朗西斯·克里克在1966年[53]为当时已知的20种氨基酸绘制的遗传密码。

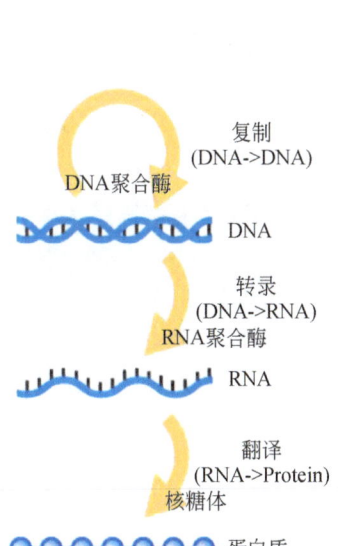

图3.2　DNA生成RNA，RNA生成蛋白质

第一位		第二位				第三位
		U	C	A	G	
U	苯丙氨酸	丝氨酸	酪氨酸	半胱氨酸	U	
						C
	亮氨酸		终止	终止	A	
			终止	色氨酸	G	
C	亮氨酸	脯氨酸	组氨酸	精氨酸	U	
					C	
			谷氨酰胺		A	
					G	
A	异亮氨酸	苏氨酸	天冬酰胺	丝氨酸	U	
					C	
			赖氨酸	精氨酸	A	
	蛋氨酸*				G	
G	缬氨酸	丙氨酸	天冬氨酸	甘氨酸	U	
					C	
			谷氨酸		A	
					G	

*和起始密码

图3.3　遗传密码

资料来源：维基百科

请注意，"U"代表尿嘧啶，是 RNA 的四种碱基之一。正如第二章所述，在 RNA 中，U 取代了 T，二者的区别是 U 比 T 的嘧啶环上少了一个甲基（-CH$_3$）。

生物演化产生 22 种氨基酸，这些氨基酸或在细胞中从 DNA 经转录翻译合成，或从食物中摄取。每个生命体都需要这些氨基酸，但人和动物细胞并不能合成所有种类的氨基酸：例如，亮氨酸和其他必需氨基酸（如第二章所述）必须通过食物获得。

值得注意的是，遗传密码是第一个被破解的自然语言。破解遗传密码是人类一项了不起的成就。

3.2 从 DNA 到蛋白质和细胞

人类基因组分布在 23 对各不粘连的染色体中。其中的 22 对按照大小编号，从 1 到 22 号，21 号染色体最小。还有一对是性染色体，男性有一条 X 和一条 Y 染色体，女性有两条 X 染色体。就大小而言，X 染色体比 7 号染色体大，比 8 号染色体小。Y 染色体非常小，比 21 号染色体还小。

有大约 20 000 个基因分布在这 23 对染色体上以及小而重要的线粒体基因组（mtDNA）上，线粒体基因组负责将食物中的化学能转化为细胞能够使用的能量形式。包括人类在内的绝大多数物种中，线粒体基因组都是完全从母亲一方遗传而来的。

每个基因内部都有编码区——外显子和大段的非编码区——内含子。

- 外显子可以比作书中的段落，由单词即密码子组成。
- 每个密码子由字母即核苷酸或碱基组成。人类基因组中有 30 亿对碱基。
- 人类的基因并不独特——许多基因都是人类和其他哺乳动物所共有的。
- 使人类与众生物不同的是密码子的微小变异。这些变异从所占比例上来说微不足道，然而却意义非凡。

在解读人类基因组的早期阶段，科学家们只专注研究外显子，而视内含子为无用之物，有时甚至统称其为"垃圾 DNA"。现在，我们知道内含子扮演着极其重要的角色，但是遗传学家还远远未能搞清楚内含子在生命过程各个阶段所发挥的功能。

虽然人类是最高级、最复杂的物种，可人类的基因组却不是所有物种中最大的。如果以碱基总数计算，植物如洋葱的基因组就比人类基因组更大，而原始有机体如细菌和病毒的基因组则小得多。

例如，桑格[54]在开发 DNA 测序技术时首先研究的一种小病毒，其 DNA 中只有 5375 个构造子（或碱基对）。

如前文所述及图 3.2 所示，DNA 实现其延续和操控生命的使命通过三种机制：复制、转录和翻译。

因为 DNA 具有碱基互补配对的特性（A-T、T-A、G-C、C-G），一条单链 DNA 就能通过组装一条互补链来实现自我复制：当初始（单）链 DNA 与其互补链缠绕在一起时，双螺旋结构就形成了。这个特性使得 DNA 在保留原始信息的同时无限复制下去。

翻译之前先要将 DNA 转录成 RNA，RNA 是一种与单链 DNA 类似的信使分子，但其中的胸腺嘧啶（T）由尿嘧啶（U）替代。随后进行信使 RNA（mRNA）的剪接，所有内含子被剪除，所有外显子被连接在一起。执行下一个重要步骤的是核糖体，一种大而复杂的分子机器。核糖体整合到 mRNA 上并沿着 mRNA 移动，将 3 字母密码子翻译成另一套语言的字母——22 种氨基酸的代码，所依据的遗传密码如图 3.4 所示。

	U	C	A	G
U	UUU = phe UUC = phe UUA = leu UUG = leu	UCU = ser UCC = ser UCA = ser UCG = ser	UAU = tyr UAC = tyr UAA = stop UAG = stop	UGU = cys UGC = cys UGA = stop UGG = trp
C	CUU = leu CUC = leu CUA = leu CUG = leu	CCU = pro CCC = pro CCA = pro CCG = pro	CAU = his CAC = his CAA = gln CAG = gln	CGU = arg CGC = arg CGA = arg CGG = arg
A	AUU = ile AUC = ile AUA = ile AUG = met	ACU = thr ACC = thr ACA = thr ACG = thr	AAU = asn AAC = asn AAA = lys AAG = lys	AGU = ser AGC = ser AGA = arg AGG = arg
G	GUU = val GUC = val GUA = val GUG = val	GCU = ala GCC = ala GCA = ala GCG = ala	GAU = asp GAC = asp GAA = glu GAG = glu	GGU = gly GGC = gly GGA = gly GGG = gly

图 3.4　密码子翻译为氨基酸 [55]

在翻译过程中，每个氨基酸与前一个氨基酸相连形成一条线性分子，顺序由信使 RNA 序列确定。最后，这条氨基酸链"折叠"形成一个独特的三维形状，即蛋白质。

如第二章所述，蛋白质是重要的大分子——我们体内几乎所有部件都由蛋白质组成。核糖体由蛋白质和 RNA 组成，因此常被称为"核糖核蛋白"。

阿尔伯特·克劳德（Albert Claude）、克里斯蒂安·德迪夫（Christian de Duve）和乔治·埃米尔·帕拉德（George Emil Palade）因为发现核糖体而共同获得 1974 年诺贝尔生理学或医学奖 [56]。他们的开创性研究为生命科学开辟出一片基础性新领域——细胞生物学。35 年后的 2009 年，诺贝尔化学奖授予确定了核糖体详细结构和运作机制的科学家 [57]。

3.3　遗传学发展史

现代遗传学之父孟德尔原名约翰·孟德尔（Johann Mendel），他于 1850 年左右在今捷克共和国的布尔诺进入奥古斯汀修道院成为一名修士，取教名格雷戈尔（Gregor）。布尔诺当时是奥匈帝国的一部分，位于维也纳和布拉格之间。孟德尔一开始用小鼠和蜜蜂做遗传研究，但因为主教对使用动物做研究表示担忧，他便将实验对象转为后来闻名于世的豌豆。1856～1863 年，孟德尔培育并检测了大约 29 000 株豌豆，实验发现四分之一的豌豆植株具有纯种隐性等位基因，二分之一是杂交体，另外四分之一具有显性等位基因（图 3.5）。根据实验，他总结出了两个重要的规律，被后世称为孟德尔遗传定律。1865 年，他发表了自己的研究成果。

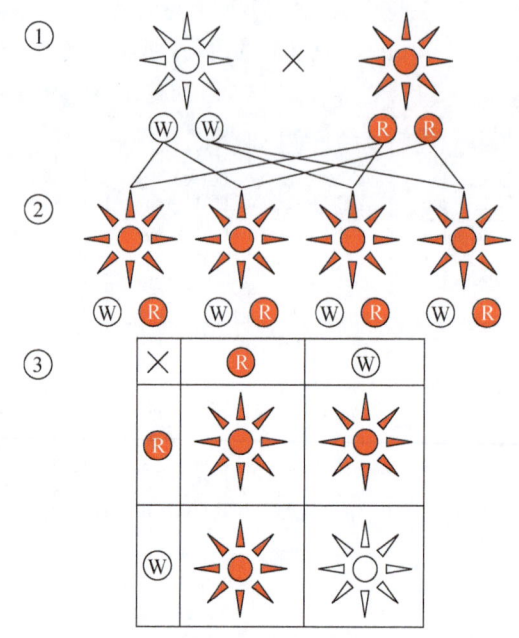

图 3.5 显性（红）和隐性（白）性状
①亲代，②F1 代（子一代），③F2 代（子二代）
F1 代都具有相同的性状；但在 F2 代中，显性和隐性性状的比例为 3∶1
资料来源：维基百科

孟德尔得出结论，生命体通过独立的遗传单位传递性状（如豌豆的颜色）。这种独立的遗传单位便是如今我们所称的基因。将这个结论运用到他的豌豆上：每株豌豆的每个基因都有两个等位基因（或两个版本），分别遗传自父母中的一方。父母的哪个等位基因传递给子代完全是随机的。如果子代得到一个显性的黄色种子基因和一个隐性的绿色种子基因，那么子代豌豆就是黄色的，但其体内仍然存在隐性的绿色基因，如果它与另一株带有绿色基因的豌豆杂交，那么绿色的性状就有可能在下一代表现出来。

孟德尔第一定律——分离律指的是：每个个体的任何一种性状都由一对等位基因（设为二倍体生物）决定，父母一方将这对等位基因中随机选择的一个拷贝（等位基因）遗传给子代。那么子代便得到了决定该性状的一对等位基因。等位基因在单个位点上的相互作用称为显隐性，影响着后代性状的表达（例如植物的颜色和高度，动物的毛色）。

孟德尔第二定律——独立分配律，也称自由组合律，指的是：决定不同性状的非等位基因从父母遗传给后代时是彼此独立的。也就是说,决定一个性状的一对等位基因中,哪一个被选择并传递给后代,与决定其他性状的等位基因中哪个被选择没有任何关系。

在一个正常的二倍体(包含两套同源染色体的拷贝)人体细胞中,有46条染色体,其中一半来自母方(母亲的卵子),另一半来自父方(父亲的精子)。之所以是这样,因为有性生殖涉及两个单倍体配子(卵子和精子)的结合,从而产生一个拥有整套染色体的新的生命体。

孟德尔定律曾遭世人忽视,直到1900年左右才被雨果·德弗里斯(Hugo de Vries)、卡尔·柯伦斯(Carl Correns)和埃里希·冯·切尔玛克(Erich von Tschermak-Seysenegg)重新发现并证明。三位独立地研究了不同植物的杂交情况并得出与孟德尔相同的遗传结论。直到20世纪早期染色体被发现,世人才清楚地意识到有机体的遗传和发育依赖于染色体中基因所携带的信息。

孟德尔定律依然是遗传学的基础。孟德尔将配子(gamete,希腊语中丈夫/妻子的意思)一词用于描述有性生殖个体的细胞在受精时的融合。虽然人类的生殖细胞在大小上差异悬殊(女性的卵子比男性的蝌蚪状精子大几十万倍),但他正确地洞悉:父母一方的配子携带后代遗传信息的一半。

对人类来说,卵子只能携带性染色体中的X染色体,而精子既能携带X染色体也能携带Y染色体,因此男性精子决定了合子(受精卵)的性别。一个合子(zygote,希腊语中结合的意思)是两个配子细胞通过有性生殖结合成的初始细胞。在多细胞生物中,它是胚胎发育的最早阶段。如果合子有两条X染色体,就会发育成为女性,如果有一条X和一条Y染色体,就会发育成为男性。

另一个重要的遗传学术语是减数分裂(图3.6),这种特殊的细胞分裂方式是有性

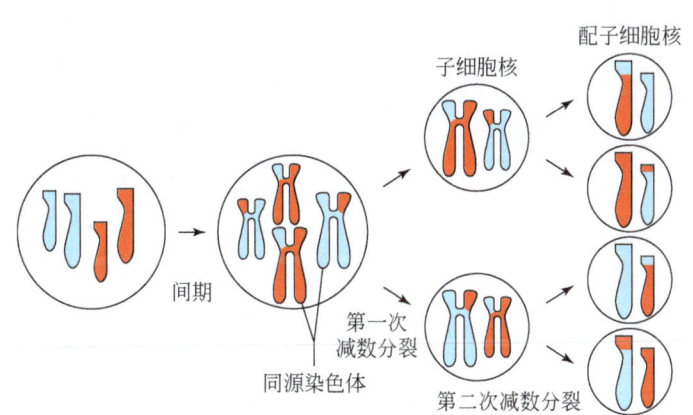

图3.6 减数分裂的各个阶段

显示染色体交叉互换。两条蓝色染色体表示一套染色体,两条红色的染色体表示另一套,每一套来自父母中的一方

资料来源:维基百科

生殖所必需的，能将二倍体细胞转化为单倍体配子。减数分裂也导致遗传物质的互换，从而引起遗传变异。虽然产生的单倍体配子只有一套染色体，却充分混合（"洗牌"）了来自父母双方的遗传物质。每个单独的卵子或精子会从父母的染色体中获得不同的等位基因（基因的具体存在形式）组合。当两个配子在受精过程中结合时，所形成的受精卵的染色体数目就回复到最初的数目。

3.4 遗传学的分子基础

分子遗传学是在分子水平上研究基因的结构与功能的领域。我们必需将遗传学和分子生物学的方法结合起来才能更深入地理解发育生物学——研究生物生长发育过程的学科。通过研究基因对细胞生长、分化和形态发生的调控，我们试图了解组织、器官与系统是怎么形成的。我们先给细胞下个定义，然后解释上文提到的相关术语。

细胞（cell，源于拉丁语 cella，意思是小室）是所有已知生命体的基本结构、功能和生物学单元。细胞是生命的最小单元，可以独立复制，往往被称为生命的基本构件。

细胞有两种基本类型，真核细胞（含细胞核）和原核细胞（不含细胞核）。原核细胞通常是单细胞生物（大多数是细菌），而真核细胞可以是单细胞生物或多细胞生物的组成部分，包括植物和动物。

细胞由细胞膜和其内的原生质组成，内含多种生物分子如蛋白质和核酸。植物和动物细胞的数量因物种而异，人类包含约 100 万亿（10^{14}）个细胞。大多数植物与动物细胞仅在显微镜下可见，尺寸在 1 到 100 微米之间（图 3.7）。

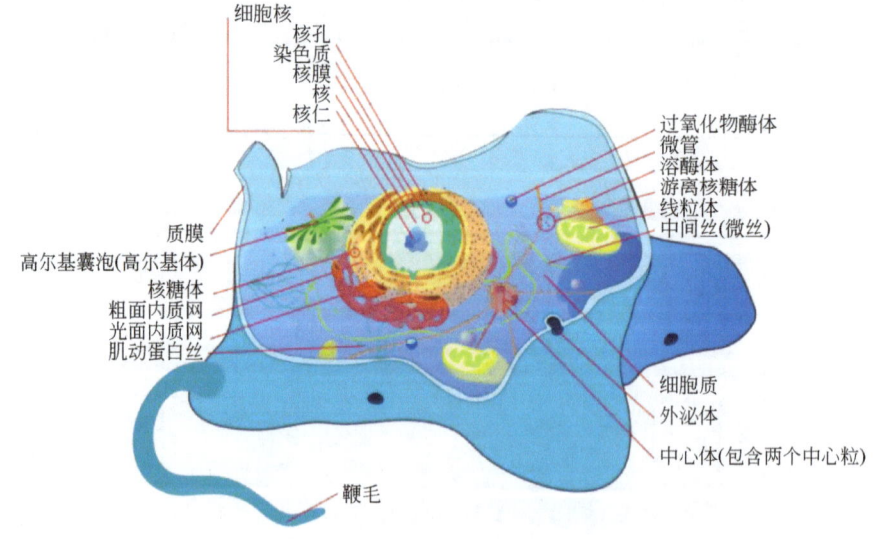

图 3.7　真核动物细胞的基本结构
资料来源：维基百科

罗伯特·虎克（Robert Hooke）在 1665 年发现了细胞，马蒂亚斯·雅各布·施莱登（Matthias Jakob Schleiden）和西奥多·施旺（Theodor Schwann）在 1839 年首次提出细胞学说，阐明所有生命体都是由一个或多个细胞组成的，所有细胞都源于已有的细胞，有机体的生命机能都在细胞内部进行，所有细胞都包含调节生命机能所需的遗传信息并将该信息传递给下一代。细胞至少在 35 亿年前就已出现在地球上了。

下面给出图 3.7 所示的一些重要细胞结构的定义。

- **细胞质**（Cytoplasm）：由包裹在细胞膜内的凝胶状物质——细胞浆以及细胞内部次级结构——细胞器组成。

- **内质网**（Endoplasmic reticulum，ER）：真核生物细胞内的一种细胞器，形成一个扁平被膜的相互连通的网络结构，膜内包裹的囊或腔称为池。大多数真核细胞都含有内质网，但血红细胞和精子内没有。内质网有两种类型，粗面内质网（RER）和光面内质网（SER）。粗面内质网上嵌满核糖体。光面内质网上没有核糖体，而是起到脂类代谢、碳水化合物代谢和解毒等功能。光面内质网在哺乳动物的肝细胞中尤其丰富。

- **核糖体**（ribosome）：核糖体一词源于核糖核酸和希腊语的"身体"（soma），是生物蛋白质合成（翻译）的主要场所。核糖体按照信使 RNA（mRNA）分子规定的顺序将氨基酸连在一起。核糖体由两个主要部分组成，小的核糖体亚基读取 RNA，大的核糖体亚基将氨基酸连接起来形成多肽链。每个亚基包括一个或多个核糖体 RNA 分子和多种蛋白质。核糖体及其相关分子也被称为翻译器。

- **溶酶体**（lysosome）：溶酶体一词源于希腊语 lysis，意为"松弛"，是一种由膜包裹的细胞器，存在于动物细胞内，但红细胞里没有。溶酶体是球形囊泡，包含 50 多种酶，能分解各种生物分子，包括蛋白质、核酸、碳水化合物、脂质和细胞碎片。溶酶体作为细胞的废物处理系统，消化细胞质内的多余物质，这些物质或来自细胞外或是细胞内部的废弃材料。此外，溶酶体还参与细胞分泌、质膜修复、细胞信号传递和能量代谢。溶酶体是由比利时生物学家克里斯蒂安·德迪夫[58]发现并命名的。

- **高尔基囊泡/高尔基体**（Golgi vesicles/apparatus）：因 1906 年诺贝尔得奖主卡米洛·高尔基（Camillo Golgi）而得名[59]。高尔基体是一种细胞器，是细胞内膜系统的组成部分，作用是在蛋白质被运往目的地之前将其在细胞内包装好，对蛋白质的分泌过程尤其重要。

- **囊泡**（Vesicle）是细胞内的一种小细胞器，由脂双层膜包裹液体组成。囊泡可以自然形成，如在细胞质内运送材料的过程中形成，也可以人工制备，人造囊泡称为脂质体（图 3.8）。

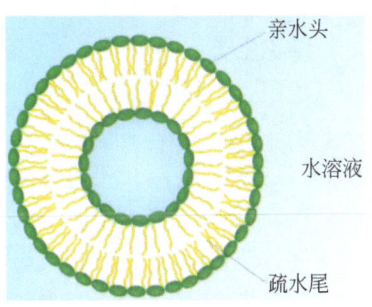

图 3.8　磷脂在水溶液中形成脂质体示意图

资料来源：维基百科

只有一个磷脂双分子层的称为单层脂质体囊泡，多于一层的称为多层脂质体囊泡。囊泡可与质膜融合，将其内含物释放到细胞外。囊泡也能与细胞内的其他细胞器融合。

原核生物的遗传物质排列在一个简单的环状 DNA 分子中（如细菌的染色体），细胞内所有水溶性成分（蛋白质、DNA 和代谢物）都在由细胞膜包裹的细胞质中，而不是位于分隔的细胞器中。

真核生物的遗传物质分布在不同的线型分子即染色体上，染色体位于独立的细胞核内，另外还有一些遗传物质位于其他的细胞器如线粒体或叶绿体内。

真核生物和原核生物最显著的区别在于真核生物具有膜包裹的分隔区来进行特定的代谢活动。这些区域中最重要的就是存储真核细胞 DNA 的细胞核。真核生物之名（eukaryote）便源于细胞核（nucleus），意思是真的核。真核生物的 DNA 排列在一个或多个线性分子即染色体上。染色体与组蛋白结合。所有染色体 DNA 都存储在细胞核内，通过核膜与细胞质隔开。某些真核细胞器，如线粒体，也包含一些 DNA。

- **线粒体**（Mitochondria）是可自我复制的细胞器，存在于所有真核细胞的细胞质中，在数量、形状和大小上有差异。线粒体在真核细胞能量代谢过程中起关键作用。细胞的能量由氧化磷酸化作用生成。氧化磷酸化利用氧气来释放储存在细胞营养物质（通常是葡萄糖）里的能量，从而生成 ATP。叶绿体只存在于植物和藻类中，通过光合作用吸收阳光的能量制造 ATP。

要理解细胞复制过程，就要理解 DNA、RNA 和蛋白质各自扮演的角色。DNA 的复制需要蛋白质的参与，因为蛋白质/酶起到催化作用。另一方面，蛋白质的存在离不开 DNA 分子，因为 DNA 包含制造蛋白质的配方，即遗传密码。进化史上最早出现的大概是 RNA，RNA 基本上是单链版的 DNA，只是用尿嘧啶替换了 DNA 上的胸腺嘧啶，并且在每个糖上多加了一个氧。作为信使的 RNA 是 mRNA，将细胞核里 DNA 上的遗传信息带到细胞质里的核糖体上。起转运作用的 RNA 是 tRNA，一种包含约 75 个核苷酸的折叠起来的小分子，将氨基酸从细胞质运输至核糖体。在核糖体内，tRNA 结合的氨基酸串连在一起形成蛋白质，根据 mRNA 的序列和遗传密码的规则按顺序连接。

细胞生长一词用于描述细胞发育（通常以模式生物如酵母为研究对象）和细胞分裂（增殖）过程中的变化。细胞分裂过程称为细胞周期，分为 4 个主要阶段，即 4 个期。第一阶段叫 G1 期，特征是合成 DNA 复制所需的各种酶。第二阶段叫 S 期，其间 DNA 复制并产生两套相同的染色体。第三阶段叫 G2 期，其间合成大量蛋白质，主要涉及微管的形成，微管在有丝分裂过程中必不可少。要避免将有丝分裂与减数分裂（上文所述的单倍体配子生成过程）混淆。在有丝分裂过程中，一个细胞在细胞核里复制每条染色体，然后将所有染色体分成相同的两套，再分别包裹进一个新的细胞核中（图 3.9）。第四阶段叫 M 期，包括细胞核的分离（核分裂）、细胞质的分离（胞质分裂）以及新细胞膜的的形成。

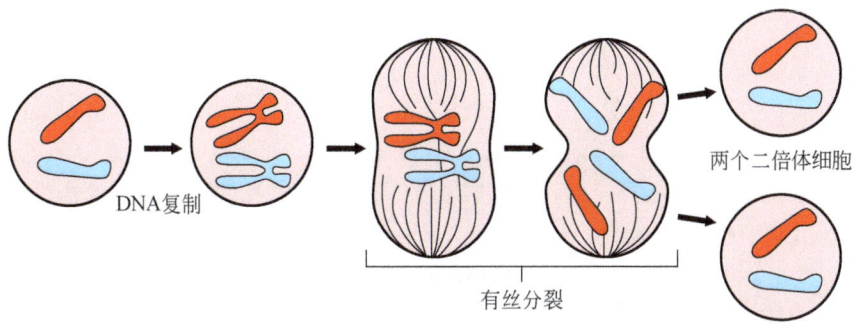

图 3.9　有丝分裂中细胞核里的染色体分离
资料来源：维基百科

细胞分化指的是非特化的细胞变成特化了的细胞类型的过程。随着有机体从一个简单的受精卵发育成一个拥有各种组织和细胞类型的复杂系统，细胞会经历无数次的分化。细胞分化不仅在胚胎向成体发育的过程中发生，也负责组织修复和正常细胞的更新。基于基因表达的不同，分化作用改变了细胞的大小、形状、膜电位、代谢活动和对信号的反应性。正常情况下，细胞分化不包括 DNA 序列本身的变化。不同的细胞尽管拥有相同的基因组，但可能具有完全不同的物理特征。

形态发生指的是使有机体发育成形的生物学过程。形态发生之所以产生，因为细胞结构改变或组织内的细胞相互作用，从而使组织延长、变薄、折叠或分离成不同层（也称为细胞分选）。在化学上，形态发生与形态发生素有关，这是一类可溶性分子，能根据浓度来扩散并传递信号以调节细胞分化，并通过与特定蛋白质受体结合来起作用。转录因子通过与 DNA 相互作用来决定细胞的命运，这类蛋白质通常由主控基因编码。它们能激活或关闭其他基因的转录，进而又能调节另外一些基因的表达，形成调控的级联反应。这种级联反应结束时，另一类分子参与到形态发生中来，从而控制细胞的行为（如细胞迁移），或者更笼统地说是控制细胞的属性，如细胞的黏附性。组织也可通过细胞收缩改变形状并分成不同的层。肌球蛋白是一类依赖 ATP 的运动蛋白，在肌肉收缩中扮演重要角色，能收缩组织的不同部分以改变组织的形状或结构。

在生物化学中，**代谢途径**是细胞内的一系列化学反应。在每个途径中，主要化合物都通过一系列化学反应得到修饰。酶催化这些反应，并且往往需要矿物质、维生素等养分和其他辅助因子才能发挥正常功能。因为参与其中的化合物（代谢物）非常多，所以代谢途径可能相当复杂。一个细胞里同时存在许多不同的途径。格哈德·迈克尔（Gerhard Michal）博士在德国宝灵曼诊断公司（Boehringer Mannheim Diagnostics，1997 年被罗氏收购）开始他的职业生涯，在 1968 年首次发表了一张"生化途径"详图[60]，此后这张图由世界各地的 100 多万科学家不断更新并传播。罗氏将这一传统延续至今[61]。

2013 年诺贝尔生理学或医学奖颁给了兰迪·谢克曼（Randy W. Schekman）、詹姆斯·罗斯曼（James E. Rothman）和托马斯·苏德霍夫（Thomas C. Sudhof），因为他们发现了囊泡运输调控机制并阐明了真核细胞中的分子运输系统[62]。在真核生物中，特定的细胞功能区被分隔在细胞核以及由内膜包围的细胞器中。这种分隔提高了细胞发挥功能的效率，并防止有害分子在细胞内自由移动。然而，当不同的分隔区需要交换特定分子时，或当某种分子需要被排出到细胞外部时，就需要一种运输机制来保护这些分子并将它们在正确的时间运送到正确的地方。下文摘录了这三位诺贝尔奖得主所做的发现，详细内容可参见 www.nobelprize.org 网站。之所以摘录在此是因为该发现与纳米医学息息相关，尤其是"集装箱"（host-cargo）的概念及其在药物运输方面的作用，第五章会详细论述。

兰迪·谢克曼（斯坦福大学和伯克利加州大学）通过研究酵母突变体来解析膜与囊泡的运输机制。他发现面包酵母分泌糖蛋白，并决定研究囊泡的运输和融合。他利用遗传学方法筛选鉴别出 23 个调节胞内运输的基因——分别命名为 sec1、sec2……sec23。他进一步将这些基因归类为内质网（ER）、高尔基体和细胞表面（基因 sec1）调控基因。他系统地揭示了囊泡运输过程以及囊泡与靶膜相互作用过程所涉及的分泌途径中发生的各个事件。

詹姆斯·罗斯曼（斯坦福大学和耶鲁大学）开发了一种体外重构试验来研究胞内囊泡运输机制。他首先重建水泡性口炎病毒（VSV）的胞内运输工具——高尔基体内的 G 蛋白，然后从细胞质中纯化运输所需的蛋白质。首先得到纯化的蛋白是 N-乙基马来酰亚胺敏感因子（N-ethylmaleimide-sensitive factor，NSF），为识别其他负责囊泡融合的蛋白如可溶性 NSF 附着蛋白（SNAP）铺平了道路。罗斯曼与谢克曼一起发现了酵母的一个突变型 sec 18 与 NSF 对应，而 sec 17 在功能上等同于 SNAP。他们进一步证实了囊泡融合机制在进化上是一种十分古老的机制：通过研究酵母细胞得出的结论也适用于人体细胞。

随后，罗斯曼转而研究脑组织，并从中纯化出可溶性 NSF 附着蛋白受体（SNARE）。他进而提出 SNARE 假说，认为靶膜 SNARE（t-SNARE）和囊泡 SNARE（v-SNARE）通过一系列有序进行的突触对接、激活和融合步骤，在囊泡与靶膜的融合过程中起着关键作用。

托马斯·苏德霍夫（德国哥廷根大学和位于美国达拉斯的德州大学）研究的是中枢神经系统（CNS）的神经元之间突触囊泡的融合如何受到调控。图 3.10 为神经元突触。

虽然谢克曼与罗斯曼发现了囊泡融合的根本机制，但它受到怎样的调控目前仍然未知：体内的囊泡融合一定受到严格调控且频繁发生，是对特定刺激的精确无误的反应。例如，大脑中神经递质的释放和胰腺中胰岛素的分泌就需要十分精确。苏德霍夫对胞吐作用很好奇，细胞通过这个快速的过程将分泌囊泡的内容物吐出细胞膜，释放到胞外空间。这个过程受到游离钙浓度变化的调控，通过研究钙离子（Ca^{2+}）如何调控神经递质的释放，他发现 complexin 和突触结合蛋白（synaptotagmin）这两种蛋白质起

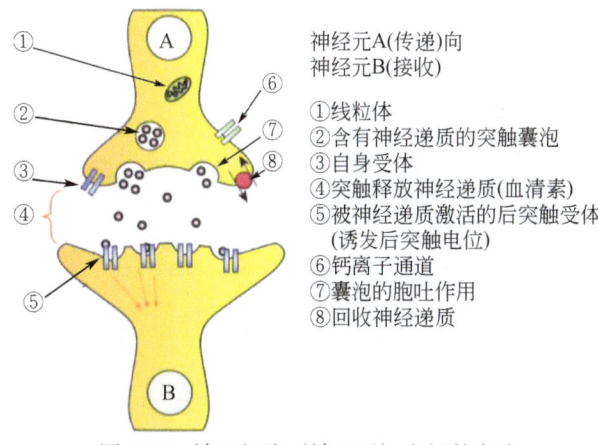

图 3.10 神经细胞（神经元）之间的交流

资料来源：维基百科

着关键作用。他用小鼠进行动物实验，他发现 complexin 在突触融合的收尾步骤中起着钳制作用，防止结构性（持续的）融合并允许受控的胞吐作用发生。他还发现突触结合蛋白-1 结合钙离子，与磷脂、突触融合蛋白-1（syntaxin-1）和 SNAREs 蛋白相互作用，导致神经递质释放。苏德霍夫将突触结合蛋白-1 确定为钙传感器，负责突触的快速融合，证实了钙与突触结合蛋白-1 的结合引发神经递质的释放。他进一步描述了 Munc18-1，与谢克曼的 sec 1 相对应，因此该基因表达的蛋白也被称为 Sec/Munc（SM）蛋白。敲除小鼠的 Munc18-1 基因会导致突触囊泡神经递质分泌的完全丧失。SM 蛋白和 SNARE 蛋白是目前已知囊泡融合蛋白质复合体的必要组成部分。

囊泡的运输和融合对各种生理过程如脑中突触对接、免疫反应和激素分泌都很重要。每当真核生物细胞内的这条货物运输线路发生阻断，生命体就有患病的风险，如代谢紊乱、免疫反应异常、癫痫及认知功能障碍。

发育生物学的目标不仅是了解生命体的发育过程，还要运用新知识实现机体的再生，或许终将延缓衰老。

研究基因功能的好方法是将基因型与表型联系起来。基因型是一个细胞或有机体的遗传组成，是其体内编码的遗传信息，通常与一个特定的特征相关联。表型则是有机体的外在表现，不仅包括外观，也包括新陈代谢、能量利用、组织、器官、反射/反应和行为。表型的定义涵盖一个生物体的可观察到的一切，包括结构、功能或行为。

个体的基因组序列完全由 DNA 碱基组成决定，基因型往往可以衡量一个个体在一群个体或一个物种中的独特性。对于人类而言，个体携带的等位基因组合尤其受到关注。纯合和杂合这两个术语描述的是二倍体（如植物或人类）生物在 DNA 某个位点上的基因型。纯合的基因型是指在某位点上有两个相同的等位基因，杂合的基因型是指在某位点上有两个不同的等位基因。

对于一个特定的基因，如果一个细胞里两条同源染色体上的等位基因相同，那么这个细胞就是纯合的。所述细胞或生物就被称为纯合子。在植物或动物育种时，纯合子的表型特征应保持不变。

如果二倍体生物细胞在某个基因位点上包含两个不同的等位基因，那么就所述基因位点而言该细胞或生物叫杂合子。

决定某个特定性状的基因可能存在两种等位形式，显性（用大写字母如 A、B 表示）或隐性（用小写字母如 a、b 表示）。对于给定的表型特征，可能存在 3 种基因型，即 AA（显性纯合子）、Aa（杂合子）和 aa（隐性纯合子）。

如果所述性状是完全显性的，那么杂合子只会表现出由显性等位基因编码的性状，而由隐性等位基因编码的性状则不会出现在表型中。

分子遗传学的一个重要目标就是发现和理解基因型与表型之间的联系，性状如何遗传，变异如何发生以及为什么发生。

在遗传学中，突变是有机体基因组核苷酸序列的（个别）变化。突变通常源于 DNA 或 RNA 链未被修复的损伤（最典型的是由辐射或化学诱变引起的损伤），或源于复制过程中的错误，或源于转位遗传因子在 DNA 片段中的插入或删除。薛定谔在其影响深远的系列演讲和《生命是什么》[63] 一书中提到，马克思·普朗克量子论的诞生[64] 和孟德尔遗传学的重新发现都是在同一年——1900 年。而后，薛定谔花费 25 年时间创立波动力学并由海特勒（Heitler）和伦敦（London）[65] 应用于分子化学，之后又过去 20 多年，人们才在分子水平上解释了突变的原理（详见卢里亚和德尔布吕克在 1943 年的实验）[66]，更加深入地理解了突变在达尔文进化论中的角色。

应该注意区分 DNA 损伤和突变——DNA 中两种主要的错误类型。DNA 损伤和突变有本质的差异。损伤是 DNA 实体的异常，如单链或双链的断裂。DNA 损伤通常能被酶识别，并且只要存在可供复制的冗余信息（如 DNA 互补链或同源染色体上未损坏的序列），损伤往往能得到正确的修复。如果一个细胞持续存在 DNA 损伤，那么基因转录和蛋白质翻译往往会受到阻止。复制过程也会被阻断，细胞很可能死亡。

与 DNA 损伤不同，突变是 DNA 序列上碱基的改变。如果 DNA 两条链上的碱基都发生了改变，那么这种突变是酶无法识别且无法修补的。在细胞层面上，突变可引起蛋白质功能和调控的变化。细胞复制的时候，突变也随之复制。然而，大多数突变对细胞的生存有负面影响。在由一群正在复制的细胞形成的组织中，突变细胞往往会被淘汰。如果罕见突变提供了生存优势，那么具有该突变的细胞会越来越多，而将组织中的其他相邻细胞淘汰。这种优势细胞可能会对整个有机体产生负面影响，因为这种突变的细胞会致癌。相比之下，在较少分裂的细胞中，DNA 损伤是老化的主要原因。

非致命突变会在基因池中积累并增加遗传多样性。基因池里某些遗传变异的丰度会经自然选择而降低，而其他更有利的突变则会累积并导致适应性改变。例如，一只蝴蝶可能会产生带有新突变的后代。其中的大多数突变都没有什么影响，但某个突变可能会改变一只蝴蝶后代的颜色，使其更易或更难被捕食者发现。如果颜色改变是有利的，那么这只蝴蝶生存和繁衍后代的机会则增加。随着时间的推移，拥有这种突变的蝴蝶就会在该种群中占多数。

下面以人类为例，列举几个或多或少有利的突变：

1）人类 C-C 趋化因子受体 5 型（CCR5 或 CD195）是白细胞表面的一种蛋白，在免疫系统中作为趋化因子，使 T 细胞被吸引到特定组织或靶器官。在人类中，编码该蛋白的基因存在一种特定的 32 个碱基对的缺失突变（CCR5-Δ32），具有该突变的纯合子（两条同源染色体具有相同的等位基因）能够抵抗人类免疫缺陷病毒（HIV），具有该突变的杂合子能够延迟获得性免疫缺陷综合征（艾滋病）的发病。在欧洲人群中，CCR5-Δ32 基因频率较高，病因学对这种现象的一个解释是，在 14 世纪中叶的欧洲，有这种突变的人对黑死病也具备抵抗力，受到感染却存活下来的可能性更大，所以该基因在人群中的频率增加了。然而，非洲南部从未遭受过黑死病的袭击，因此也没有发现这种变异的存在。另外一种理论认为对 CCR5-Δ32 变异的选择压力来自天花而不是黑死病[67]。

2）另一个例子是镰形细胞贫血症。这种血液病使身体产生一种异常的血红蛋白，使体内的红细胞变成镰刀形。镰形细胞的弹性降低，会导致各种危及生命的并发症，包括贫血。非洲撒哈拉以南地区三分之一的原住民都携带该基因突变，因为该突变的杂合子对疟疾有抵抗力。

3）第三个有趣的例子印证了达尔文的进化论[68]，反映出人类对高海拔地区低氧环境的适应[69]。全球有 3 处这样的地区：西藏，南美的安第斯山（特别是秘鲁）和非洲的埃塞俄比亚。事实证明，这 3 个地区的人适应环境的方式并不相同。其中藏族人对极高海拔的适应性可能最好。

有 400 多万藏族人生活在海拔超过 3 500 米的地区，其中 60 多万人生活在海拔超过 4 500 米的地区，那里空气的含氧量比海平面低 60%。经过 3 000 年对于缺氧环境的适应，藏族人比低海拔地区居民每次呼吸时吸入的空气更多，呼吸速度更快。藏族人在出生时就已具备更好的氧合作用能力，肺活量随着年龄不断增加，而且拥有更好的运动能力。他们的脑血流量持续增加，血红蛋白浓度更低，而且不易患上慢性高山病。虽然生活在缺氧环境中与血红蛋白浓度低似乎是矛盾的，但在极高海拔地区，血红蛋白含量高实际上对生命体是有害的：太多的血红蛋白妨碍血液循环，增加血栓和中风的危险。相反，藏族人血液中一氧化氮水平较高，是低海拔地区居民的 2 倍，这有助于血管扩张，从而增强血液循环。

秘鲁安第斯山民对高海拔的适应方式不同于藏族人。他们的体格发育延迟，而肺活量却加速增长。与藏族人相反，安第斯山民具有更高的血红蛋白浓度，与低海拔地区居民到了高原时的表现一样。此外，他们的血红蛋白氧含量更高，也就是说较之其他人，他们每升血中有更多的氧。他们的红细胞有更强的携氧能力，全身的氧传输系统也更有效率，虽然他们的呼吸速率与低海拔地区居民基本相等。这使得安第斯山民能克服缺氧症，可以正常生育，不会因为缺氧而导致母婴死亡。然而在极高海拔地区，安第斯山民却不能像藏族人那样抵御高山病。

最后来说埃塞俄比亚的阿姆哈拉人，他们同样居住在海拔很高的地区，海拔为3000～3500米。健康的阿姆哈拉人的血红蛋白平均浓度低于普通人，与藏族人相似，但血红蛋白的氧含量却高于普通人，与安第斯山民类似。阿姆哈拉人并没有表现出大脑血液循环的显著改变，因此他们比藏族人更易患高山病。然而，阿姆哈拉人似乎能免受高海拔环境造成的极端伤害。

最近的遗传学研究显示：藏族人、安第斯人和埃塞俄比亚人的基因存在显著差异[70]。

事实上，我们应该以最近的发现为基础重新审视上文所述的藏族人3 000年来对环境的适应。做出这个发现的是一支国际研究团队，包括伯克利加州大学人口遗传学家拉斯姆斯·尼尔森（Rasmus Nielsen）、他的博士后艾米利亚·韦尔塔-桑切斯（Emilia Huerta-Sanchez）以及华大基因的一大批科学家（见下文3.9部分详述华大基因）。他们发现藏族人体内的 EPAS1 基因有一种独特的变异，这种变异只在一个丹尼索瓦女孩的基因中出现过，丹尼索瓦人是在西伯利亚阿尔泰山脉的丹尼索瓦洞穴里发现的史前人类，在大约40 000年前就已消失。丹尼索瓦人和藏族人的基因片段如此匹配，似乎必然得出这样的结论：丹尼索瓦人与藏族人的祖先结合过，并将高原 EPAS1 基因型传递给了藏族人。还有许多人群（如中国的汉族人和巴布亚新几内亚的梅拉尼西亚人）也与丹尼索瓦人结合过，但他们都将丹尼索瓦人特有的 EPAS1 基因型丢失了，因为这种基因型在低海拔地区并没有特别的优势，而定居在青藏高原的藏族人却为了适应高海拔生活环境而保留了这种基因型[71]。

结论：帮助夏尔巴人和其他藏族人在高海拔地区呼吸更畅、体能更强的"超级运动基因" EPAS1 源自一种远古人类，但只有在高海拔地区、氧含量减少40%的环境中生活的人群还保留着此基因型。

基因分型是通过生物学检测来确定个体基因型的过程。基因分型通常用于寻找与遗传风险因素相关的特定的单核苷酸多态性（SNP）。

"单核苷酸多态性"指的是在同一物种的不同成员之间基因组序列（或其他共有序列）中单个核苷酸的差异。例如，来自不同个体的两个DNA片段，一个序列是AAGCCTA，另一个是AAGCTTA，其中有一个核苷酸的差异（粗体字母）。

基因型检测技术包括聚合酶链式反应、DNA片段分析、等位基因特异性寡核苷酸（ASO）探针、DNA测序、核酸分子与DNA微阵列或磁珠杂交。下面我们具体论述这些技术。

聚合酶链式反应（PCR）是凯利·穆利斯（Kary Mullis）在1983年发明的，当时他是生物技术公司CETUS的科学家。在1993年的诺贝尔奖获奖感言中[72]，穆利斯解释了该技术的原理以及发明的灵感来源：他每周五晚上都会从旧金山启程，沿海岸往北开车穿过加州的葡萄酒庄园，回到在美丽的小镇门多西诺（Mendocino）的住所。某个周五晚上，他一边开车一边思考寡核苷酸——短片段单链 DNA 或 RNA 分子的合成问题，这些分子可以在 CETUS 的化学实验室里合成。突然，他脑子里冒出了 PCR 原理，于是不由自主地欢呼："我的神啊！我瞬间解决了 DNA 化学里最让人头疼的问题：丰度和差异。只要有两条寡核苷酸，加上 DNA 聚合酶和 4 种核苷三磷酸，我就能制造出很多一模一样的 DNA 序列来，而且我能在特定大小的片段上制造，这样就很容易区分。"穆利斯因为这项发明从 CETUS 公司获得了 1 万美元奖金。几年后，CETUS 公司将 PCR 专利卖给罗氏，估价在 3.3 亿美元。事实证明，这家瑞士生命科学公司购买这项技术是个英明的商业决定。如今，PCR 是医学和生物学实验室里用到的一项十分普通却必不可少的技术，有很多重要的应用，如用于测序的 DNA 克隆、基因功能分析、遗传性疾病的诊断、基因指纹的识别（常用于法医学和亲子鉴定）以及传染病的检测和诊断。

PCR 技术依赖于热循环，通过反复加热和冷却使 DNA 解链并使聚合酶复制 DNA。包含目标区域互补序列的引物（DNA 短片段）和 DNA 聚合酶是实现选择性和重复扩增的关键组分。

DNA 聚合酶是一种源自细胞或病毒的聚合酶，利用核苷酸构件来合成 DNA 分子。1956 年，阿瑟·科恩伯格（Arthur Kornberg）[73] 及其同事在大肠杆菌——一种常见于温血动物大肠的杆状细菌中发现了 DNA 聚合酶 I。1959 年，塞韦罗·奥乔亚（Severo Ochoa）和阿瑟·科恩伯格因为发现 RNA 和 DNA 的生物合成机制而获得诺贝尔生理学或医学奖。

随着 PCR 反应的进行，新生成的 DNA 链本身也可用作复制模板，启动了产物成指数增长的链式反应。如今，几乎所有的 PCR 反应都使用一种热稳定的 DNA 聚合酶，如 Taq 酶，这种酶最早是从生活在温泉中的一种细菌——水生栖热菌（*Thermus aquaticus*）中提取的。Taq 酶能够经受 PCR 过程所需的高温条件，而这种高温却会使一般的蛋白质变性（图 3.11）。

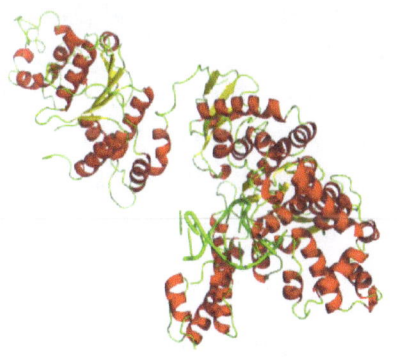

图 3.11　Taq 酶结合一个 DNA 八聚体
资料来源：维基百科

DNA 聚合酶利用 DNA 构件——核苷酸,以单链 DNA 为模板,用启动聚合反应所需的寡核苷酸为引物,催化合成新的 DNA 链。PCR 反应的关键是热循环,即通过一系列预设的温度变化步骤反复加热和冷却 PCR 反应物。第一步,在高温下将 DNA 解链,使 DNA 双螺旋的两条链分离。第二步,温度降低,DNA 聚合酶以这两条链为模板,选择性地扩增目标 DNA。

DNA 片段是由限制性内切酶切出来的。限制性内切酶是一种在限制性位点即识别特定核苷酸序列的位点或其附近切割 DNA 的酶。限制性内切酶会识别一个特定的核苷酸序列,并将 DNA 的双链切断。识别序列通常为 4~8 个核苷酸,很多识别序列是回文结构,意思是从正向或反向读取碱基序列顺序相同。切割 DNA 的时候,限制性内切酶会切两次,分别切开 DNA 两条链的糖-磷酸骨架。这些酶是从细菌和古菌(没有细胞核或被膜细胞器的微生物)中发现的,为这些菌提供了一种抗病毒的防御机制。人们已经详细研究了数千种限制性内切酶,可从商业渠道购买的有几百种。沃纳·亚伯(Werner Arber)、丹尼尔·那森斯(Daniel Nathans)和汉弥尔顿·史密斯(Hamilton O. Smith)因为发现并鉴定了限制性内切酶而获得 1978 年的诺贝尔生理学或医学奖[74]。他们的发现促进了 DNA 重组技术的发展,使得大规模生产重组蛋白成为可能,例如用大肠杆菌生产胰岛素治疗糖尿病。限制性内切酶也可通过识别 DNA 中的单碱基改变(SNP)来区分等位基因,不过只有当 SNP 改变的是等位基因上的限制性位点时才行得通。在这种方法中,限制性内切酶用于 DNA 样本的基因分型,而无需借助更加昂贵的基因测序。

限制性内切酶在实验室中通常用来进行 DNA 修饰,也是分子克隆的重要工具。克隆这个词用于描述一个 DNA 分子从一个活细胞开始复制生成含有相同 DNA 分子的大量细胞。分子克隆通常使用两种不同生物的 DNA 序列:一种作为被克隆的 DNA 来源,另一种作为重组 DNA 复制时的载体。

在生物技术中,克隆指生成 DNA 片段(分子克隆)、细胞(细胞克隆)或有机体的拷贝的过程。

克隆常用于扩增包含完整基因的 DNA 片段,广泛用于生物实验和实际应用中,如基因指纹分析、蛋白质大规模生产等。

扩增活体生物的任何一段 DNA 序列时,该序列都必须连着一个复制起点。复制起点是一段序列,能够指导自身扩增以及与其相连的任何序列的扩增。然而,扩增还需要很多条件,以及各种专门的克隆载体(外来 DNA 片段可插入其中的小段 DNA),从而实现蛋白质表达、标记、单链 DNA 与 RNA 的生产以及其他各式操控。

DNA 克隆分为四个步骤:

①打断——将一条 DNA 链片段化
②连接——将 DNA 片段按照所需顺序连接起来
③转染——将新生成的 DNA 片段转入细胞

④筛选——将转染成功的包含新 DNA 的细胞筛选出来

细胞克隆指的是从单个细胞生成一群细胞。对于单细胞生物如细菌或酵母来说，这个过程只需要接种到适当的培养基上。然而，对于多细胞生物来说，细胞克隆是一项艰巨的任务。

体细胞核移植（SCNT）可用于产生以研究或治疗为目的的胚。这种技术最有可能用于生产干细胞研究所用的胚。这个过程也被称为研究性克隆或治疗性克隆。其目标并不是创造克隆人（生殖克隆），而是收集干细胞以用来研究人体发育和开发治病方法。治疗性克隆通过产生胚干细胞来治疗疾病，如阿尔兹海默病与糖尿病。

使用体细胞核移植技术克隆动物的过程大致相同。

多莉羊就是核移植克隆的好例子，这只著名的羊于 1996 年在苏格兰爱丁堡的罗斯林研究所通过克隆问世。如图 3.12 所示，多莉由一只 6 岁的芬兰多赛特（Finn-Dorset）母羊的冷冻乳腺细胞克隆而来，那只母羊在多莉出生时已经去世 3 年了。

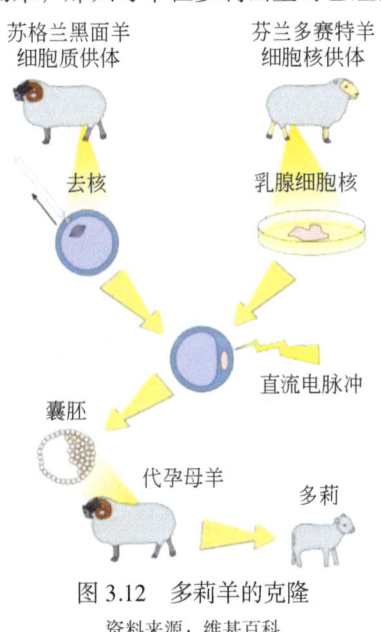

图 3.12　多莉羊的克隆

资料来源：维基百科

这只母羊的乳腺细胞核被移植到一个已除去细胞核的卵细胞中。这个卵细胞被植入到相同物种的子宫中，于是形成多莉的胚胎，进而发育成一只完整的活体克隆羊。克隆多莉羊的过程中，成功率非常低：总共用了 277 个卵子，生成 29 个胚胎，出生 3 只小羊，最后只有一只活了下来。然而，多莉羊与那只被克隆的已死母羊的基因相差无几。

自从多莉羊克隆成功，科学家使用体细胞核移植技术已经克隆出小鼠、猪、狗和很多其他动物。然而，克隆人类细胞是最困难的。2007 年，美国俄勒冈国家灵长类动物研究中心（ONPRC）成功克隆了猴子的胚并从中提取了干细胞。2013 年，该研究中心的一位哈萨克斯坦裔研究员舒克拉特·米塔利波夫（Shoukrat Mitalipov）克隆出第一批人胚干细胞。然而这一活动却在伦理方面颇受争议。米塔利波夫用细胞操作仪从一个卵子中取出细胞核，然后将来自一个皮肤细胞的 DNA 放入卵子。他的团队用化合物、电流和咖啡因激活该细胞，得到了生物学家所称的早期胚，这是用克隆技术形成的，没有经过受精。然后，他们将这一早期胚中的干细胞提取出来，使之大量增殖。成千上万的干细胞被放入半透明的塑料瓶中，用液态氮冷冻保存。这样产生的干细胞与供体的皮肤细胞完全一样，使其成为移植和个性化治疗的理想材料，我们会在 5.6 部分详述。

大多数生物学家认为人类克隆是禁忌。然而，美国虽然禁止联邦政府资助胚干细胞研究，但联邦法律并没有禁止这类研究，这是与英国等一些国家不同之处。

3.5 DNA 测序和人类基因组计划

> 人类基因组计划与巴赫的音乐、莎士比亚的十四行诗和阿波罗太空计划一样，都是人类完成的壮举，使我身为人类感到骄傲。
> ——理查德·道金斯（Richard Dawkins，1941～，《自私的基因》作者）

DNA 测序技术用来确定 DNA 分子中碱基 A、G、C、和 T 的顺序。了解所有生物而不仅限于人类的 DNA 序列对于基础生物学研究以及医学、生物技术、植物学和动物学的各个应用领域都极其重要。1990 年，美国两大政府机构——美国能源部（DOE）和美国国家卫生研究院（NIH）共同启动人类基因组计划（HGP），不仅加快了测序技术的发展，而且大大推动了生物学研究，催生了生命科学的众多发现。在美国 NIH，遗传密码的共同发现者之一詹姆斯·沃森是该项目的第一任负责人。1993 年，弗朗西斯·柯林斯（Francis Collins）继任美国 NIH 国家人类基因组研究所（NHGRI）负责人。在 DOE，此项目由查尔斯·德利西（Charles DeLisi）于几年前启动，其后成立了生物和环境研究办公室，先由大卫·加拉斯（David Galas）领导，后由阿里斯蒂德·帕特纳斯（Aristides Patrinos）负责。人类基因组计划诞生的详细年表参见罗伯特·库克－迪根（Robert Cook-Deegan）的优秀著作[75]，书中的记载始于 1985 年 5 月由罗伯特·辛西默（Robert Sinsheimer）召集的在圣克鲁斯加州大学召开的第一次会议[76]。1998 年，塞莱拉公司（Celera）启动了一项私人的基因组计划，由克雷格·文特尔（Craig Venter）[77] 领导。2000 年，公共的和私人的基因组计划双双提供了人类基因组草图，并于 2003 年宣布计划完成，仅仅用时 13 年。

大部分美国政府资助的研究由美国各大学执行，其他参与国包括英国、日本、法国、德国和中国[78]。国际人类基因组测序协作组包括以下 20 个成员：

- 怀海德研究所/麻省理工学院基因组研究中心，美国马萨诸塞州剑桥（The Whitehead Institute/MIT Center for Genome Research, Cambridge, MA, USA）

- 威康基金会桑格研究所，威康基金会基因组园区，英国剑桥郡辛克斯顿（The Wellcome Trust Sanger Institute, The Wellcome Trust Genome Campus, Hinxton, Cambridgeshire, UK）
- 华盛顿大学医学院基因组测序中心，美国密苏里州圣路易斯（The Washington University School of Medicine Genome Sequencing Center, St. Louis, MO, USA）
- 美国能源部联合基因组研究所，美国加州核桃溪（The United States DOE Joint Genome Institute, Walnut Creek, CA, USA）
- 贝勒医学院人类基因组测序中心，分子和人类遗传学系，美国德州休斯敦（Baylor College of Medicine Human Genome Sequencing Center, Department of Molecular and Human Genetics, Houston, TX, USA）
- 日本理化研究所基因组科学中心，日本横滨（The RIKEN Genomic Sciences Center, Yokohama, Japan）
- 法国国家基因组测序中心和法国国家科学研究中心，法国埃夫里（Genoscope and CNRS UMR-8030, Evry, France）
- GTC测序中心，基因治疗公司，美国马萨诸塞州沃尔瑟姆（The GTC Sequencing Center, Genome Therapeutics Corporation, Waltham, MA, USA）
- 基因组分析部，分子生物技术研究所，德国耶拿（The Department of Genome Analysis, Institute of Molecular Biotechnology, Jena, Germany）
- 华大基因/人类基因组中心，中国科学院遗传发育研究所，中国北京（The Beijing Genomics Institute/Human Genome Center, Institute of Genetics, Chinese Academy of Sciences, Beijing, China）
- Multimegabase测序中心，系统生物研究所，美国华盛顿州西雅图（The Multimegabase Sequencing Center, The Institute for Systems Biology, Seattle, Wash.）
- 斯坦福大学基因组技术中心，美国加州斯坦福（The Stanford Genome Technology Center, Stanford, CA, USA）
- 斯坦福大学人类基因组中心和遗传学系，斯坦福大学医学院，美国加州斯坦福（The Stanford Human Genome Center and Department of Genetics, Stanford University School of Medicine, Stanford, CA, USA）
- 华盛顿大学基因组中心，美国华盛顿州西雅图（The University of Washington Genome Center, Seattle, WA, USA）
- 分子生物学系，日本庆应大学医学院，日本东京（The Department of Molecular Biology, Keio University School of Medicine, Tokyo, Japan）
- 德州大学西南医学中心，美国德州达拉斯（The University of Texas Southwestern Medical Center at Dallas, Dallas, TX, USA）
- 俄克拉荷马大学先进基因组技术中心，化学和生物化学系，俄克拉荷马大学，美国俄克拉荷马州诺曼（The University of Oklahoma's Advanced Center for Genome Technology, Dept. of Chemistry and Biochemistry, University of Oklahoma, Norman, OK, USA）

- 马普分子遗传学研究院，德国柏林（The Max Planck Institute for Molecular Genetics, Berlin, Germany）
- 冷泉港实验室，Lita Annenberg Hazen 基因组中心，美国纽约州冷泉港（The Cold Spring Harbor Laboratory, Lita Annenberg Hazen Genome Center, Cold Spring Harbor, NY, USA）
- 德国生物技术研究中心，德国不伦瑞克（GBF, German Research Centre for Biotechnology, Braun-schweig, Germany）

该计划的主要目标虽然是人类基因组完成图，但其间也测序了几种非人类生物，如大肠杆菌、果蝇和小鼠。这是一项极其艰辛的任务，是现代科学发展史中最大的一个单项科研项目，却比预期的 15 年提前了 2 年完成。至于人类基因组计划的预算，因为是全球合作，所以难以准确估计。各个参与国的贡献大概是美国 64%，英国 33%，日本 7%，法国 2.8%，德国 2.2%，中国 1%。美国的两个政府机构在此项目上预计花费了约 38 亿美元：美国能源部花费 10.15 亿美元，美国 NIH 花费 27.86 亿美元[80]。

人类基因组计划的目标声明如下：

- 识别人类 DNA 中所有编码蛋白质的基因。预估数目过高——大约 100 000 个基因。到 2014 年，预估基因数降至不到 20 000 个。
- 确定人类基因组序列。
- 将获得的所有信息存入数据库。
- 改善数据分析工具。
- 向私营/产业部门转移技术。
- 研究伦理、法律和社会问题。

该项目成功的主要原因，一是测序技术的进步，二是资助机构的明智决定——从总预算中拨出相当一部分用于解决伦理、法律和社会问题。如此一来，媒体、政治和宗教团体的反对声音就能被控制住。

3.6 测序技术

> 今天的科学是明天的技术。
>
> ——爱德华·泰勒（Edward Teller, 1908~2003 年）

20 世纪 70 年代早期，科研人员第一次获得了 DNA 序列。核苷酸测序的雏形基于色谱分析法，是米哈依尔·茨卫特（Michail Tsvet）[81] 在 1900 年发明的实验室技术，用于混合物的分离，他最早使用这种技术来提取植物色素如叶绿素和胡萝卜素。首先进行的是 RNA 测序，因为单链螺旋分子比完整的双螺旋更容易处理。在 1972～1976 年，沃尔特·菲尔斯（Walter Fiers）及其同事在比利时根特首次完整测序了一种病毒的基因组，噬菌体 MS2[82]。

20 世纪 70 年代，英国剑桥医学研究会的弗雷德里克·桑格发明了一种 DNA 测序法——链终止法[83]，与此同时在美国马萨诸塞州的剑桥，哈佛大学的沃尔特·吉尔伯特（Walter Gilbert）和艾伦·马克萨姆（Allan Maxam）发明了另一种 DNA 测序法——化学降解法[84]。

1980 年，桑格和吉尔伯特因对核酸碱基序列测定所做的贡献而分享了诺贝尔奖金的一半[85]，斯坦福大学的保罗·伯格（Paul Berg）因对核酸生物化学的基础研究，尤其是对核糖体 DNA 的研究，获得了当年诺贝尔奖金的另一半。

3.6.1 化学测序法

马克萨姆-吉尔伯特的测序法又称化学测序法，原理是对 DNA 进行化学修饰和随后切除特定碱基。吉尔伯特在诺贝尔获奖感言[86]中描述了发现该方法的有趣经历。他们最初的想法是寻找一种阻遏蛋白，用来保护小片段 DNA 不被消化酶降解。后来他们发现该蛋白结合上 DNA 之后，不仅会阻止酶降解，还会阻碍 DNA 甲基化。他们比较了有阻遏蛋白和无阻遏蛋白存在下的 DNA 片段，发现有一段 DNA 在无阻遏蛋白时会被甲基化，而受阻遏蛋白保护时则不被甲基化。他们找到 4 种不同的化学途径，选择性地断裂 DNA 于 A、G、C 或 T 这 4 种碱基位点，由此便能推出 DNA 序列。然而，这个方法使用放射性标记而且操作复杂，因此未得到广泛使用。

3.6.2 桑格测序法、二代测序和 1000 美元基因组

阿瑟·科恩伯格在 1959 年的诺贝尔获奖感言[87]中表示"桑格对蛋白质测序所做的贡献有待其在核酸测序中继续。核酸测序更加困难，但并非不可解决。"令人惊讶的是，弗雷德里克·桑格接受了挑战并取得了成功。1977 年，桑格及其同事发明了链终止法[88]，这种方法因为相对简便可靠而很快成为首选的测序法。

桑格的 DNA 测序法基于他对 DNA 化学的深刻理解：DNA 的外骨架是一种单调的重复结构——糖-磷酸-糖-磷酸……，唯一变化的是哪一种碱基（A、C、T、G）插入 DNA 螺旋梯的梯级中。桑格最初的想法是提供产生 DNA 序列的所有组件，但对合成 DNA 所需的 4 种碱基中的一种限量供应，从而限制反应进行。例如，在序列 ACGTCGGTGC[89] 中，对 T 限量会生成 ACGTCGG 和 ACG 片段。根据长度分离生成的分子便可以知道 ACGTCGGTGC 中第 4 位和第 8 位应为 T。同样的，对 G 限量会形成 AC、ACGTC、ACGTCG 和 ACGTCGGT 片段，意味着 G 在第 3、6、7 和 9 位。先分

别限制 4 种核苷酸前体的量进行反应，再依照长度分离各个片段，整个序列的顺序就能直接得出。

桑格的突破性想法[90]是找到插入 A、C、T 和 G 位点并导致 DNA 链合成终止的化合物。回到上文的例子，如果加入与 C 对应的终止子，获得的片段就是 A*、ACGT* 和 ACGTCGGT*。每一种碱基都有其对应的终止子，因此整个序列便可通过测量各个片段的长度而获得。

他将待测序的 DNA 样本分为 4 个不同的测序反应，包括 4 种标准的脱氧核苷酸（dATP、dGTP、dCTP and dTTP）和 DNA 聚合酶，但只给每个反应提供 4 种双脱氧核苷酸——ddATP、ddGTP、ddCTP 或 ddTTP 中的一种。双脱氧核苷酸是导致链终止的关键。双脱氧核苷酸没有 3'羟基，所以一旦加入到 DNA 链上，DNA 链就无法继续延伸，因为无法形成磷酸二酯键（图 2.24）。

桑格测序法从 20 世纪 80 年代盛行至 21 世纪。巨大的技术进步在那段时期诞生，实现了桑格测序的自动化。加州理工大学的莱诺伊·胡德（Leroy Hood）教授带领的团队和初创的应用生物系统公司（ABI）做出了重要的贡献。ABI 由两位惠普工程师于 1981 年创立，目的是为新兴的生物技术制造设备。ABI 因为与胡德教授在加州理工大学的分子生物学团队密切合作，很快成为了蛋白质和 DNA 测序仪的主要制造商。胡德教授不仅创造了吸引顶尖人才的学术环境，还具有筹款和创业的天赋。他的仪器开发团队的主要成员有亨利·黄（Henry Huang）、劳埃德·史密斯（Lloyd Smith）、提姆（Tim）和迈克·汉卡皮勒（Mike Hunkapiller）[91]。迈克·汉卡皮勒于 1983 年加入 ABI，从入职时的技术领导岗一路升至总裁的位置，从 1995 年起任 ABI 总裁直至 2004 年退休。2005 年，他回归 DNA 与 RNA 测序领域，先是作太平洋生物科学公司（Pacific Biosciences，简称 PacBio）[92]董事会成员，后于 2012 年开始担任该公司的首席执行官。PacBio 是下文即将讨论的第三代测序公司之一。

ABI 销售的自动化 DNA 测序仪仍基于桑格提出的原理，但包括了几项重要改进，下文描述了工作流程（图 3.13）：

- 基于 PCR 的克隆用于产生给定 DNA 序列所需的拷贝数。
- 首先加热分离双链 DNA，然后在不同位点切断所产生的单链 DNA，形成片段。
- DNA 片段被加入到荧光染料的混合物中，以某一种碱基（A，C，G 或 T）为末端的链将由同一种荧光染料标记。
- 混合物通过琼脂糖凝胶电泳。琼脂糖（常从海藻中提取）是一种线性聚合物，通常用于电泳分离大分子，尤其是 DNA。电泳是一种分离技术，可根据大小和电性分离 DNA 或 RNA 片段。在电场中，核酸向阳极迁移，因为核酸链的糖-磷酸骨架带有净负电荷。
- 琼脂糖凝胶通过激光束扫描识别片段的长度和荧光颜色。激光发射器不同于其他光源，其发出的光高度一致，使荧光检测具有很高的准确性和重复性。

- DNA 序列可以从凝胶中片段通过激光束时所发出的荧光颜色推断出来。该仪器的重要部分由计算机执行，运用算法对信号进行分析，比人类操作员的视觉检测更可靠。

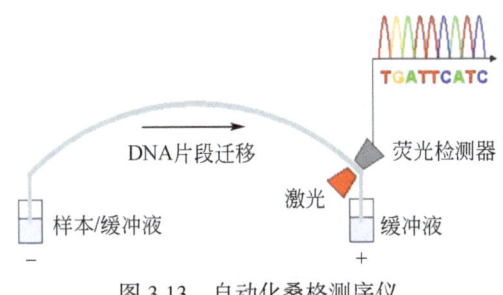

图 3.13　自动化桑格测序仪

资料来源：维基百科

自动化桑格测序仪测序的 DNA 片段必须通过组装才能重建有待分析的原始序列。桑格测序片段的大小限制在 800～1000 个碱基对之间，必须与包含 30 亿个碱基对的完整人类基因组进行比对。因此，组装一个完整的基因组是一项高难度任务，需要复杂的计算机软件和专门的生物信息技术。3.8 部分将有更多论述。

ABI 主导 DNA 测序市场直到人类基因组计划完成。

虽然日本的理化学研究所和日立公司、德国海德堡的欧洲分子生物实验室和瑞典的法玛西亚公司（Pharmacia）都研发过其他的测序技术，但是只有 ABI 获得了商业成功，因而能够继续满足全球市场对于 DNA 测序仪的需求。

经过 30 年的逐步改进，桑格测序法的单碱基准确率能高达 99.999%，比下文提到的各种二代测序（NGS）技术的准确率都高。二代测序的共同目标是大幅提高测序速度，同时降低成本，最终实现"1000 美元测人类基因组"的目标。

2003 年 9 月，克雷格·文特尔科学基金会承诺提供 500000 美元资助实现"1000 美元基因组"的目标[93]。为了吸引更多的资源，文特尔后来与 X 奖基金会联合，将他的竞赛和奖金并入奖金 1000 万美元的 Archon 基因组学 X 奖，于 2006 年 10 月宣布，第一个在 30 天内用少于每个基因组 1000 美元的价格测序 100 个百岁老人基因组的团队将赢得这项奖金[94]。

但是美国国家卫生院在 2004 年就已拨出 7000 万美元用于资助研究人员用各种方法测序一个完整的哺乳动物基因组，最初的目标是花费 10 万美元，最终目标是 1000 美元。

这个项目大大促进了技术进步，激励研究者寻求各种各样的新想法，催生出一大批创业公司，每个公司都从自己的角度进行技术研发。

事实上，技术进步如此之快，以至于 Archon 基因组学 X 奖挑战赛在 2013 年 8 月 22 日被取消。取消的原因是只有两位参赛者报名参与了比赛：哈佛大学的乔治·切奇（George Church）和离子激流公司（Ion Torrent）。而且 10 万美元对于测序公司已不再具有足够的吸引力。换言之，赞助商认为实际的创新已远远超出比赛的预期。

让我们来回顾这段历史。

3.6.3 二代测序

自动化桑格测序或一代测序的特点是通量低、准确率高，依靠荧光标记、电脉和激光光学检测。DNA 测序的下一个目标是大幅提高通量，在保持足够准确的情况下适当牺牲准确率。

边合成边测序是以待测序的单链 DNA 为模板合成其互补链。

焦磷酸测序法由瑞典斯德哥尔摩皇家理工学院的莫斯塔法·罗纳吉（Mostafa Ronaghi）、波尔·里仁（Pål Nyrén）、马蒂亚斯·乌伦（Mathias Uhlén）[95]等发明，检测的是 DNA 聚合酶与化学发光酶的活性。基本原理是以单链 DNA 为模板合成其互补链，一次合成一个碱基对，并检测每一步反应添加的是哪种碱基。包含 4 种碱基 A、C、G 或 T 之一的反应液按顺序依次加入到含有单链 DNA 的缓冲液中，反应完成后再除去反应液。只有当反应液中的核苷酸与模板末端未配对的碱基互补配对时才会产生光信号，也就是说，这时候发生了化学反应，释放的能量导致发出可被探测到的信号。如图 3.14 所示，当添加了互补的核苷酸时，焦磷酸和氢离子都得到释放。这种焦磷酸测序法依赖于对焦磷酸的检测，首先将其商业化的是 454 生命科学公司，由乔纳森·罗斯伯格（Jonathan Rothberg）在美国康涅狄格州布兰福德创立。[96]

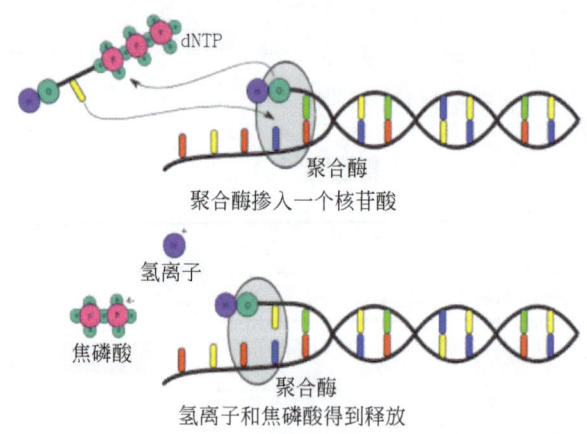

图 3.14　焦磷酸测序释放焦磷酸（P_2O_7）$^+$和氢离子 H^+

资料来源：维基百科

ATP 硫酸化酶在腺苷-5'-磷酰硫酸存在时可将焦磷酸转化为 ATP。这个 ATP 作为能量源，促使萤光素酶催化萤光素向氧化荧光素转化，氧化荧光素发出与 ATP 量成正相关的可见光信号。荧光素酶催化反应产生的光信号由相机的感光器——电荷耦合元件（CCD）捕捉并分析。未掺入的核苷酸和 ATP 被其他化学物质降解，然后加入另一种核苷酸，开始下一轮反应。

焦磷酸测序法的局限是每次测得的 DNA 序列片段的长度略短于桑格测序法的 800bp，这会让基因组组装过程变得更加困难。

瑞典发明人在乌普萨拉创建了一家叫焦磷酸测序 AB（Pyrosequencing AB）的公司，将这项技术商业化，同时将这项技术的使用权许可给 454 生命科学公司。454 生命科学公司最初是乔纳森·罗森伯格于 1993 年创立的生物技术公司 Curagen 的一部分，后于 2009 年被 Celldex[97] 收购。

1999 年，焦磷酸测序 AB 公司在斯德哥尔摩证券交易所上市，后于 2003 年改名为 Biotage，2008 年被凯杰（Qiagen 一家德国 - 荷兰生命科学公司）收购。

454 生命科学公司随后开发出一种阵列式焦磷酸测序技术，成为大规模 DNA 测序平台。2005 年，454 生命科学公司成为第一家上市的二代测序公司。

为提高通量，454 生命科学公司做出了许多创新，使基础的焦磷酸测序变成一种大规模并行测序系统。该系统将雾化和连有接头的 DNA 片段固定到 DNA 捕获磁珠上，形成油包水的乳液。对固定在这些磁珠上的 DNA 进行 PCR 扩增。每一个结合了 DNA 的磁珠都被放入直径约 29 微米的微孔中，这些微孔位于一种叫做 PicoTiter Plate 的测序芯片上。各种酶如 DNA 聚合酶、ATP 硫酸化酶和荧光素酶也被加入孔中。微流控系统将含有缓冲液和核苷酸的测序试剂分配到各个微孔中。测序过程中，4 种核苷酸按照固定顺序加入到测序芯片上。

随着反应液的流动，结合在磁珠上的数百万 DNA 拷贝被并行测序。与模板链互补的核苷酸进入微孔之后，聚合酶便会在互补链的末端掺入核苷酸，延伸现有的 DNA 链。核苷酸的掺入会产生光信号，由 CCD 相机捕获，数据被储存下来以便下游分析。

虽然 454 生命科学公司是第一个二代测序仪制造商，并于 2007 年被领先的诊断公司罗氏收购，但是 454 研发的技术没有能够抢占足够的市场份额，因而被又一波创新浪潮所吞没。2013 年中，罗氏决定在 2016 年之前停止 454 生命科学公司的业务[98]。

胜出的二代测序技术同样基于边合成边测序原理，由 Solexa 公司研发。Solexa 后于 2007 年被总部位于加州圣地亚哥的 Illumina 公司收购，Illumina 便成为了测序市场的领导者[99]。

尚卡·巴拉苏布拉曼尼（Shankar Balasubramanian）和大卫·克林尔曼（David Klenerman）于 1998 年成立了 Solexa 公司，开发了一种测序方法，依赖于可逆终止子技术[100]和改造的聚合酶。可逆终止子的化学方案是在 Solexa 内部研发的，基于两位创始人在剑桥大学化学系时做出的设想。2004 年，Solexa 收购了 Manteia 预测医学公司，获得了基于 DNA 簇的大规模并行测序技术，涉及 DNA 在平板上的扩增。

样本制备是非常重要的第一步：首先将 DNA 分子和引物结合到芯片上，用聚合酶扩增，形成一簇簇的 DNA 克隆群。这种体外克隆 DNA 的扩增方法也被称为桥式 PCR。下一步是序列测定：同时加入四种可逆终止子，然后洗掉未掺入的核苷酸，对荧光标记的核苷酸拍照之后，用化学试剂除去 DNA 上的染料，便于下一轮反应进行。每一轮反应让 DNA 片段延长一个核苷酸，使图像采集能够随后进行。相对于 454 的焦磷酸测序，Solexa 的关键优势在于图像捕捉与酶促反应的分离，因而能实现极高的通量和理论上无限的测序能力。

下面详解 Solexa/Illumina 测序仪工作流程的 12 个步骤，前 6 个步骤与样本制备和扩增相关，第 7-11 步是核心的可逆终止化学反应和图像采集，最后的第 12 步可归类为数据分析。

1）样本制备：随机打断待测序的双链 DNA 样本，在 DNA 片段两端加接头。
2）芯片连接：将单链 DNA 片段随机连接到测序芯片流动池通道的内表面。
3）桥式扩增：加入未标记的核苷酸和聚合酶，启动固相桥式扩增。
4）双链生成：聚合酶在固相芯片上合成桥式的双链 DNA。
5）单链生成：双链 DNA 变性解链，使单链模板固定在芯片上。
6）充分扩增：每个流动池通道中生成几百万个密集的双链 DNA 簇。
7）第一碱基合成：添加 4 种可逆终止子、引物和 DNA 聚合酶，开始第一轮测序反应。
8）第一碱基成像：受到激光激发后，每一簇发出的荧光被相机捕捉，第一个合成的碱基被确定。
9）第二碱基合成：重复第 7 步。
10）第二碱基成像：激光激发后，荧光被捕捉，第二个合成的碱基被识别并记录。
11）多轮测序：测序反应重复进行，一次一个碱基地确定 DNA 片段的碱基序列。
12）数据比对：将数据与参考序列比对，识别序列差异。

第三种二代测序技术是寡核苷酸连接测序法（SOLiD），由 ABI 研发，于 2006 年投入市场。连接测序法使用 DNA 连接酶识别出现在 DNA 序列特定位置上的核苷酸。SOLiD 测序法源于哈佛大学乔治·切奇实验室研发的 Polony 测序技术[101]。Agencourt 生物科学公司获得了此项技术的使用许可，该公司随后更名为 Agencourt Personal Genomics，最终并入 ABI 的 SOLiD 平台。

待测序的目标分子是一段未知序列的单链 DNA，其两端中至少有一端与已知序列相连。一段短序列的锚与已知序列结合。

然后加入包含 8 个或 9 个碱基的寡核苷酸探针混合物，探针根据待测序的位置用荧光染料标记。这些探针会紧挨着锚序列与目标 DNA 杂交，当探针的碱基与未知 DNA 序列相匹配时，DNA 连接酶就会将探针与锚连接起来。根据探针发出的荧光，就能推断出未知序列对应位置上的核苷酸。更多技术细节详见 ABI 网站。[102]

ABI 的 SOLiD 测序技术与罗氏 454 生命科学公司的焦磷酸测序平台有着相似的命运：都因为 Illumina 的市场主导地位而败下阵来。其实，美国生命技术公司（Life Technologies）自从 2008 年便接管了 ABI 的遗留资产，该公司在 2010 年收购了 Ion Torrent 之后，SOLiD 就已经让位给 Ion Torrent 的测序平台。2013 年，赛默飞世尔公司收购了美国生命技术公司,并将公司重新命名为赛默飞世尔科技公司(Thermo Fisher Scientific)。[103]

最后,介绍一下 Complete Genomics 公司(简称 CG)研发的二代测序技术。2006 年,克利福德·雷德(Clifford Reid)和拉多杰·德马纳克(Radoje Drmanac)创立了 CG[104]。CG 从未销售过测序仪,而是通过测序技术研发来提供测序服务。CG 的杂交测序技术包括几个有趣的特点:

1)DNA 纳米球阵列:在文库制备过程中,基因组 DNA 被打断,每个片段被连续复制(也被称为"滚环复制")形成一条长链单分子,包含数百个相同片段的拷贝。然后,每个长链单分子被压缩成一个直径约 200 纳米的 DNA 纳米球(DNB)。这些 DNB 紧密地排列在硅片上。采用半导体工业已有的光刻蚀技术处理硅片,在其上形成高密度的网格,也被称为"粘点"。CG 的工艺保证 90%以上的粘点正好包含一个 DNB,而粘点之间的区域不会附着 DNB。这种载满了 DNB 的硅片被称为 DNB 列阵。每个加载完成等待成像的 DNB 列阵包含的基因组 DNA 量多达 1800 亿个碱基对。

2)联合探针锚定连接测序法(cPAL):DNB 既包含基因组 DNA 序列,也包含接头序列。在测序过程中,一段锚定探针(锚)与接头序列结合。然后,连接酶根据片段中被读取的序列,将 4 种荧光标记探针中的一种与锚相连。联合探针锚定连接测序过程如图 3.15 所示,通过给每轮连接反应发出的荧光成像,可以按顺序确定每个 DNB 的核苷酸序列。

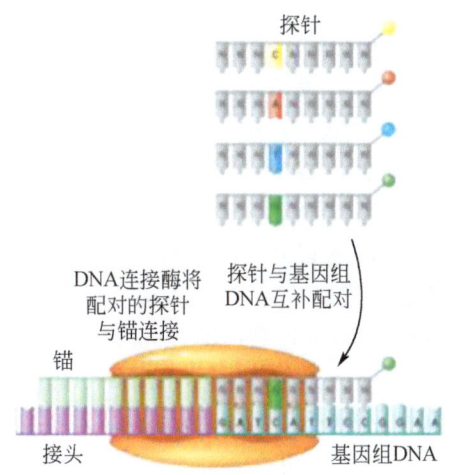

图 3.15　CG 开发的联合探针锚定连接测序法(cPAL)[105]

CG 专注于高通量技术的开法和工作流程的自动化,实现了很强的人类基因组测序服务能力。CG 没有制造仪器供外部客户使用,而是把所有的资源用于改善内部操作。CG 技术的发展一直依靠半导体技术(光刻蚀)和数码相机技术(图像处理)的进步。CG 技术的目标是小型化、并行化,而且高度重视先进的数据分析能力(包括图像处理)

和信息技术（IT）基础设施建设。

2009 年，CG 联合创始人兼首席执行官雷德宣布，他的公司测序一个人类基因组价格是 2 万美元。他进而提出要在 2012 年之前测序 10 万个人类基因组。CG 没有实现这个宏大的目标，但在前进的道路上取得了很大的进步。CG 的人类全基因组测序通量逐年增加。

2010 年：　　每季度约 300 个基因组；
2011 年：　　每季度约 500 个基因组；
2012 年：　　每季度约 2000 个基因组。

为抢占 DNA 测序服务市场份额，CG 在 2012 年将每个基因组的测序成本降低到 5000 美元，而且已于 2010 年将化学试剂成本降低到 1000 美元以下。

然而，CG 直到 2012 年仍未盈利并且现金即将耗尽。于是在 2012 年 12 月，CG 同意[106]华大基因[107]的收购协议。华大基因是全球领先的测序服务供应商，总部在中国深圳。更多详情请见后文对于基因测序产业方面的论述。

3.6.4　三代测序

二代测序技术依赖于片段扩增和光学检测，而三代测序技术则只需要其中的一个特征。

我们会详细讨论两种三代测序技术，即 PacBio 和 Ion Torrent 的技术。

HeliScope 单分子测序也是一种三代测序技术，由 Helicos 生物科学公司开发。2003 年，该公司由斯坦福大学的斯蒂芬·奎克（Stephen Quake）、斯坦利·拉皮德斯（Stanley Lapidus）和诺巴·艾费扬（Noubar Afeyan）创立于美国马塞诸萨州的剑桥。Helicos 遗传分析平台是第一个为 DNA 单分子成像的 DNA 测序仪。Helicos 技术利用连接于流动池表面的 DNA 片段。后续步骤包括在流动池里加入荧光标记的核苷酸（一次加一种核苷酸，类似桑格法）、延伸反应、洗涤，依次循环。虽然该技术是成功的，尤其适用于 RNA 测序，但仪器过于昂贵，在瞬息万变的市场中失去了竞争力，输给了能够快速调整仪器价格和性能的竞争对手如 Illumina 和 Ion Torrent。2012 年 11 月 15 日，Helicos 生物科学公司申请破产。

PacBio 由斯蒂芬·特纳（Stephen Turner）在 2004 年创立[108]，目标是开发核酸的单分子实时测序技术（Single-Molecule Real-Time，SMRT）。"紧随单个 DNA 聚合酶分子实时合成天然 DNA 链"[109]的概念最初是特纳及其同事乔纳斯·哥拉奇（Jonas Kolach）在康奈尔大学的沃特·韦伯（Watt Webb）和哈罗德·克雷格黑德（Harold Craighead）实验室里萌生的。2005 年，PacBio 获得美国 NIH 国家人类基因组研究所提供的 660 万美元资助，用于开发实现"1000 美元基因组"的测序技术，即完成一个人类全基因组测序仅仅花费 1000 美元。

PacBio 的方案是单分子测序（无需二代测序技术所需的样本扩增步骤）和光学检测。

DNA 在零模式波导孔（Zero-Mode Wave guides，ZMWs）中合成。ZMW 是一种微小的孔状容器，底部有捕获工具。置于硅片上的一层铝薄膜上蚀刻了一排排容量 20 仄升（20×10^{-21} 升）的小孔，即 ZMW，每个小孔可容纳单个 DNA 聚合酶分子。随着荧光标记的核苷酸在 ZMW 内外扩散，荧光信号被相机记录下来。相机需要在几毫秒的时间内，在 DNA 聚合酶沿着 DNA 链移动至下一个合成位点之前，检测到荧光染料。ZMW 的结构保证只有在孔底部发出的荧光才会被检测到。带有荧光标记的核苷酸掺入 DNA 链之后，其上的荧光标记就会与核苷酸分离，生成未经修饰的 DNA 链。

SMRT 的原理是实时监视 DNA 聚合酶（3.4 部分详述的 DNA 聚合酶使斯坦福大学的亚瑟·科恩伯格获得 1959 年诺贝尔奖）进行 DNA 合成，这种构想的确极有吸引力。PacBio 在初创时期获得硅谷投资人[110]的青睐，2008 年，特纳在佛罗里达州马可岛上举办的基因组生物学技术进展年会（AGBT）[111]上的演说是整个大会最大的亮点。PacBio 从此艰难前行以期不负众望，却发现 SMRT 原理在某些应用领域相比主流测序仪如 Illumina 更具优势。2013 年 9 月，罗氏和 PacBio 签署了 7500 万美元的合作协议[112]，共同开发诊断产品，包括测序系统及耗材。在 DNA 测序先锋迈克·汉卡皮勒的领导下，PacBio 将与罗氏合作研发和生产用于人体外诊断的临床产品，并继续进军体外诊断产品之外的各领域，使现有的及未来的产品广泛用于科研、植物、动物和其他应用市场。

Ion Torrent 的概念基于 DNA 片段扩增和电子检测的结合，将焦磷酸测序中的光学检测焦磷酸替换为氢离子（质子）的电信号检测（图 3.15），因为核苷酸掺入 DNA 链时会释放氢离子。

2007 年 3 月 29 日，乔纳森·罗森伯格将位于康涅迪格州布兰福德的 454 生命科学公司卖给了罗氏，随后在附近的吉尔福德创立 Ion Torrent 公司。他从 DNA Electronics——伦敦帝国理工学院附属的一家公司，由克里斯·图马佐（Chris Toumazou）创建——获得电检测的专利，又以自己在 2001 年发明的通过离子感应场效应晶体管（ISFET）[113]检测 DNA 合成时释放的质子为基础。ISFET 在传统的晶体管上整合了微流控系统——在微型基片上操控微量（$10^{-9}\sim10^{-18}$ 升）液体的系统。

罗森伯格再一次展示了与创立 454 时同样的才能，召集并领导一支强大的团队，能够将概念和想法转化为有用的雏形并很快变为成功的产品。罗森伯格意识到半导体技术的进步能帮助他快速推动 Ion Torrent 的检测朝着更快、更便宜的方向发展，并在减小测序仪体积的同时大大提高测序通量。[114]

2010 年 8 月 10 日，美国生命技术公司宣布以高达 7.25 亿美元的价格收购 Ion Torrent。[115]在新闻发布会上，有人提到"Ion Torrent 与现有的二代测序仪不同，不需要激光、相机和荧光标签"。

2013 年赛默飞世尔收购美国生命技术公司后，罗森伯格离职去追求别的兴趣点。

最后来介绍美国加州圣地亚哥的 Bionano Geonomics 公司开发的单分子测序技术和

桌面平台——IRYS。该公司共同创始人、发明人和首席科学官曹涵（Han Cao）在普林斯顿大学研发的纳米通道技术是 IRYS 的基础。

Bionano 原名 BioNanomatrix，于 2003 年在费城成立。截至 2010 年，Bionano 共获得 2200 万美元的投资[116]。2011 年，Bionano 又获得 2330 万美元投资并迁至加州圣地亚哥，在那里开始发售第一款商品。早在 2007 年，BioNano 和 CG 就获得美国国家标准与技术研究院（NIST）的拨款，用于将 BioNano 的测序平台与 CG 的化学方法相结合。2013 年 10 月，BioNano Genomics 又获得一轮 1000 万美元的融资。

未扩增的原始 DNA 分子被加载到 Irys 芯片的纳米通道上，每个分子长达百万个碱基。

带有荧光标记的 DNA 在芯片纳米通道中被激光照亮。标记 DNA 的方法多种多样，可以用 IrysPrep 试剂或采用用户自选的方法。DNA 分子在 40 纳米宽的通道中被均匀地拉伸，在视野中分离，以便 CCD 相机进行高分辨率单分子成像。该相机有自动调焦功能和控制软件，可快速扫描芯片并检测荧光标签。IRYS 技术的一大优势是通过拼接标记的短片段 DNA 实现有效的长读长。

Irys 芯片保留了基因组的真实结构。基因组序列图产生自大规模并行的可视化测序，针对极长的单分子 DNA，无需扩增，可保证长片段的连续性，消除 PCR 偏差。

IRYS 能够产生基因序列图：用 IrysPrep 试剂标记的 DNA 分子有足够的序列特异性，确保唯一地比对至参考序列，也可以从头组装。IRYS 的结果是一幅全面准确的图景，使其能够检测"基因组的暗物质"——未被常规的短读长测序方法充分探索的区域。无论是否结合测序，IRYS 技术都提供了观察基因组结构的独特视角，开启了无数应用领域的大门。

图 3.16 展示了 IRYS 从头组装基因组序列图。

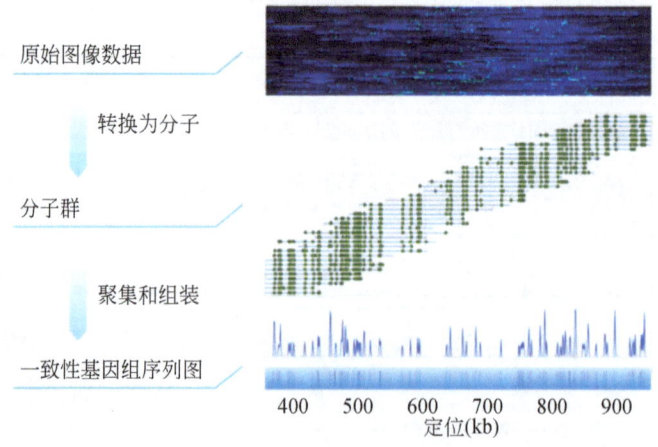

图 3.16　BioNano Genomics 的 IRYS 从头组装基因组序列图[117]

3.6.5 四代测序

根据罗氏诊断公司的分类[118]，我们将第四代测序技术定义为单分子电检测测序法。

目前市面上只有一种四代测序仪，也就是由牛津纳米孔公司（Oxford Nanopore）开发的产品。

上文提到的基因组生物学技术进展年会从 2000 年开始每年都在佛罗里达州马可岛上召开，是 DNA 测序界最重要的会议。[119]2008 年，PacBio 在会上展示了自己的技术，成为当年的最大亮点；2009 年，CG 宣布测序一个人类全基因组仅需 5000 美元；2010 年，Ion Torrent 的乔纳森·罗森伯格介绍其开发的第一款产品，成为了全场焦点；2012 年，牛津纳米孔公司演示了可运行的纳米孔测序原型机，让与会者大开眼界。

圣克鲁斯加州大学的大卫·迪莫（David Deamer）和哈佛大学的乔治·切奇各自独立地提出了纳米孔测序原理[120]。早在 1996 年，迪莫等人便证明单链 DNA 和单链 RNA 分子可以被驱动穿过一个成孔蛋白，分子穿过纳米孔对离子流的影响可以被检测到。该系统使用了金黄色葡萄球菌的毒素——α-溶血素，最早使用 α-溶血素作为生物传感器的是哈根·贝利（Hagan Bayley）领导的研究小组[121]。贝利毕业于牛津大学，但长期供职于美国的顶尖学术机构，如哈佛大学、麻省理工大学和德州农工大学，2003 年他作为牛津大学的化学教授返回英国。贝利及其同事证实 α-溶血素孔相当稳定，在接近水沸点的高温下仍保持功能。α-溶血素孔的内径是 2 ~ 5 纳米，与核酸单链直径差不多，因此迪莫等人证实单链 DNA 和 RNA 分子可在离子流的引导下移动，排成单列按顺序通过孔隙。通过纳米孔的离子流由于被正在移动的分子部分阻挡，相对于流经开放、畅通的纳米孔的离子流，会有一定幅度的下降。假设每个核苷酸通过纳米孔时都会引起离子流下降一个特定的幅度，那么这种特征顺序即可反映相应的碱基序列，有望实现纳米孔测序。

牛津纳米孔公司总部位于英国牛津，在美国马萨诸塞州剑桥有办公室。这家公司由戈登·桑赫拉（Gordon Sanghera）、斯派克·威尔考克斯（Spike Willcocks）和哈根·贝利于 2005 年共同创立，目的是将纳米孔的学术研究转化为一种商业化的电子传感技术。

纳米孔就是尺寸为纳米级的孔隙，可以是：

- 生物孔：由膜（如脂双层）上的成孔蛋白形成；
- 固态孔：由合成材料形成，如氧化硅或石墨烯；
- 复合孔：由嵌在合成材料中的成孔蛋白形成。

牛津纳米孔公司的技术顾问包括牛津大学、哈佛大学、波士顿大学和圣克鲁斯加州大学的代表。此外，该公司还从卓有成就的 Solexa 团队吸纳了两名骨干成员：约翰·弥尔顿（John Milton）和克莱夫·布朗（Clive Brown），分别担任牛津纳米孔的首席科学家和首席技术官。

纳米孔测序提出了许多挑战，包括半导体加工技术、DNA/RNA 移动的控制和核苷酸的检测。当单链 DNA 分子通过纳米孔时，多个碱基同时占据纳米孔内腔。所以，无论使用什么传感机制，检测到的都是一条链上数个碱基造成的信号，因此必须进一步解析才能将特定的电信号翻译为 DNA 序列数据。

显而易见，读取 3 个或以上的碱基组合给数据分析带来了巨大挑战。

如果一次能够读取单个碱基，那么只需要区分 4 种信号，对应于 DNA 的 4 种碱基 A、C、T 和 G。如果一次读取两个碱基的组合，即一个信号对应两个碱基，那么就会有 2^4=16 种不同的模式，即 AA、CC、TT、GG、AC、AT、AG、CA、CT、CG、TA、TC、TG、GA、GC、GT。

如果一次读取 3 个碱基的组合，那么就会有 4×4×4=64 种不同的模式，需要被一一解析并识别，才有可能解决核苷酸检测的问题。

链测序的另一个要求是精确控制穿过纳米孔的单链的移动。事实上，上述的数据分析必须以 DNA 链有控制地穿过纳米孔为先决条件。

纳米孔测序也可用于蛋白质分析。将一个蛋白质与一个"适配体"结合，适配体是能与目标蛋白质特定位点结合的寡核苷酸。这个蛋白质-适配体复合物通过纳米孔时产生特定的阻断电流，发出相应特征的电信号。

牛津纳米孔公司能在商业上取得多大成功要等时间来检验。它的确是纳米技术应用于重要的生物诊断问题的绝佳案例。

另一项四代测序技术是 Genia 公司研发的，Genia 于 2009 年 3 月在美国加州山景城创立。Genia 技术的核心是生物纳米孔———种嵌入脂双层膜的蛋白孔。电子传感技术实现了纳米孔-膜的高效组装和精准的电流读数。Genia 的纳米标签测序方法是纽约哥伦比亚大学的鞠景月（Jingyue Ju）和哈佛大学的乔治·切奇合作研发的，使用 DNA 聚合酶以单链 DNA 为模板边合成边测序，掺入核苷酸的同时切下碱基特异性标签，标签随之被纳米孔捕获，实现单碱基的精确度。Genia 对 DNA 序列的识别不是通过检测纳米孔里的核苷酸本身，而是检测聚合酶掺入核苷酸时释放的 4 种标签之一通过纳米孔时引起的电流变化。被切下的标签依次过孔，根据碱基序列引起跨膜电流不同幅度的下降。Genia 的碱基识别技术测量的是电流变化。

2013 年，Genia 在中国深圳举办的第八届国际基因组学大会（8th International Conference on Genomics，ICG-8）上展示了内测版纳米孔芯片产出的数据，并承诺会很快开发出测试版。测试版芯片是一个整合了 128 000 个传感器的电路，于 2014 年问世，并很快引起了罗氏的兴趣。2014 年 6 月 2 日，罗氏收购了 Genia。

另一项值得一提的四代测序技术是 IBM 的 DNA 晶体管，由施塔斯·波隆斯基（Stas Polonsky）、史蒂夫·罗斯纳格尔（Steve Rossnagel）和古斯塔沃·施托洛维斯基（Gustavo Stolovitzky）[123] 在美国纽约约克镇的 IBM 沃森研究所的实验室里开发。IBM 的科学家提出了制造纳米电化学器件的构想，该器件能以单核苷酸的精确度控制 DNA 在纳米孔中的位置。类似于固态晶体管中微弱的电压就能控制两个电极之间的电流，在纳米孔内部有策略地施加电压就能控制单个 DNA 分子的移动。研究人员直接将此概念用于

DNA 测序，获得了来自美国 NIH 的资助，又在 2010 年 7 月成为罗氏/454 生命科学公司重要的合作伙伴。[124]

图 3.17 显示计算机模拟的结果。该器件包括嵌入膜内的多层（金属/介质/金属/介质/金属）纳米结构，膜上具有纳米孔。可定位的金属层之间的电势差会调整纳米孔内的电场。此器件利用沿 DNA 分子骨架分布的离散电荷与调制的电场之间的相互作用来捕捉纳米孔里的 DNA，实现单碱基分辨率。通过循环开闭这些门电压，从理论上可证明 DNA 能以每循环一个碱基的速率穿过纳米孔（甚至作往复运动）。该器件之所以叫 DNA 晶体管，是因为会产生一种 DNA 电流以响应对器件中门电压的调制。

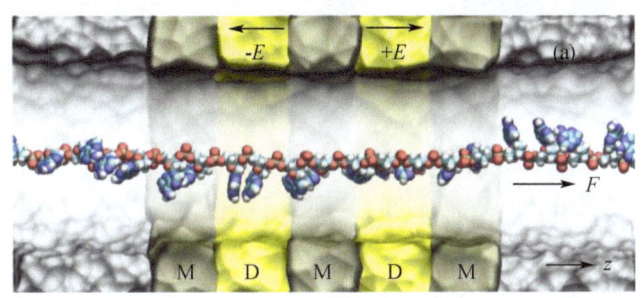

图 3.17　IBM 研究所构想的金属–介质交叠的多层纳米孔控制 DNA 移动 [125]

IBM 和罗氏在生命科学研究、计算生物学、半导体加工和纳米技术方面强强联手，以期实现测序技术的突破，使 DNA 测序速度大大加快，成本大大降低。

IBM 和罗氏努力实现这种构想，却在实验中遇到了困难，因为这种器件尺寸太小，超出了现有加工技术的极限。这些困难并没有推翻原构想，但造成了计划的延迟，当初预计从提出构想（2007 年）到概念验证只需 6 年也许是过于乐观了。2013 年 4 月，罗氏决定放弃该项目，因为技术风险太高。[126]

是否有人接手这个有前景的项目，继续攻克技术上难关，我们拭目以待。

纳米孔/纳米通道测序的另一种有趣构想是利用隧穿电流区分核苷酸。亚利桑那州立大学的斯图尔特·琳赛（Stuart Lindsay）及其同事提出在生物聚合物与功能化电极之间的识别隧道 [127] 可以解决单分子核苷酸的传感问题。量子化学计算和实验似乎都证明该方法具有可行性。

最后，我们来回顾一下四代测序技术的前景和挑战。

纳米孔测序最吸引人的一个优势就是样本制备成本低，只需极少的化学试剂，几乎无需酶催化的扩增步骤。一个以电流测量为原理的理想的商业化测序系统应包括一个可更换的检测芯片，其上具有纳米孔阵列，并整合微流控系统与电子探针。

然而，移动控制与核苷酸传感仍是亟待攻克的难关。如何才能在深 20 纳米的孔内准确检测间距仅 0.4 纳米的一个个碱基？

由于合成纳米孔在加工上的困难，用纳米通道取而代之也许更加简单。制造一个小于 10 纳米的洞极其困难，但加工制造一个通道肯定就容易多了。

全世界有大量的顶尖人才在潜心研发单分子纳米孔/纳米通道测序技术，我们有望看到更多的四代测序技术涌现，最终实现使用廉价手持设备测序人类全基因组的梦想。

3.7 测序数据分析

> 事实令人触目惊心：人类的技术已经超越了人性。
> ——阿尔伯特·爱因斯坦（Albert Einstein, 1879～1955 年）

21 世纪初伊始，"大数据分析"这一术语就被运用于分析零售和金融等各行各业所产生的海量数据，以期理解客户行为的趋势并策划成功的营销活动。在生命科学领域，"大数据"的曙光在 1953 年就已降临，当时沃森和克里克发现了 DNA 结构及其储存生命数据的功能。从那以后，加之人类基因组计划的推波助澜，人们一直在开发针对测序数据的大数据分析方法。

一个典型 DNA 或 RNA 测序项目可被分解成 4 个主要步骤。

1）样本制备和实验设计

2）测序

3）数据压缩和处理

4）下游分析

在讨论步骤 3）和步骤 4）——计算机在 DNA 测序中的作用之前，我们来定义二代测序常用的几个术语。

霰弹法：目前，没有一种测序技术能把 DNA 当成穿孔带一样连续读取。待测 DNA 分子必须被打断成小片段才能进行测序实验。测序之后，这些片段必须被重新组装起来，这个工作需要极大的计算量。

读长：某种测序技术在无需更新所有试剂和/或装置之前能够读取的 DNA 片段长度。值得注意的是，桑格测序法虽然慢且贵，但比二代测序法的读长更长，准确率更高。

测序深度：为减少统计上的错误率，一个基因组需要被测序的次数。一般二代测序需要至少 5-30 倍的测序深度。

数据分析必须适应各种测序技术的优缺点。

2012 年有人发文比较了上文所述的几种测序技术，结果如下：[128]

读长：PacBio 的读长能达到 10 000 bp；据 2014 年基因组生物学技术进展年会上的报道[129]，牛津纳米孔的读长能达到 9000 bp；所有二代测序仪的读长都低于桑格测序法的 1000 bp 的极限，罗氏 454 可读 700bp。准确率：PacBio 的准确率最低，桑格法仍然最高。而二代测序技术必须增加测序深度以弥补准确率的不足。

百万碱基测序成本：桑格测序 2400 美元，PacBio 和 IonTorrent 不到 1 美元，罗氏 454 约 10 美元，Illumina 在 0.05 美元到 1 美元之间。

提高读长和准确率很困难，因为它们是某种技术的固有特征。一些公司如 Ilumina 和 Ion Torrent（通过改变 ISFET 芯片密度）主要专注于提高测序通量，并且每出一代新机器都能进一步降低百万碱基测序成本。所以 Illumina 和 Ion Torrent 的测序仪性价比最高。

2014 年 1 月，Illumina 宣布推出一款新测序仪，能在一天内测出 5 个人的基因组，每个基因组的测序成本约 1000 美元，不包括仪器的摊销。

人类基因组计划完成以来，测序技术已经取得了长足的进步！

随着测序技术的发展，测序流程的 4 个步骤所占的比重也在变化。耶鲁大学马克·格斯坦（Mark Gerstein）带领的团队做了一项分析[130]，如图 3.18 所示，当 2020 年基因组测序成本小于 1000 美元时，数据处理和下游分析预计将会占用越来越多的资源。

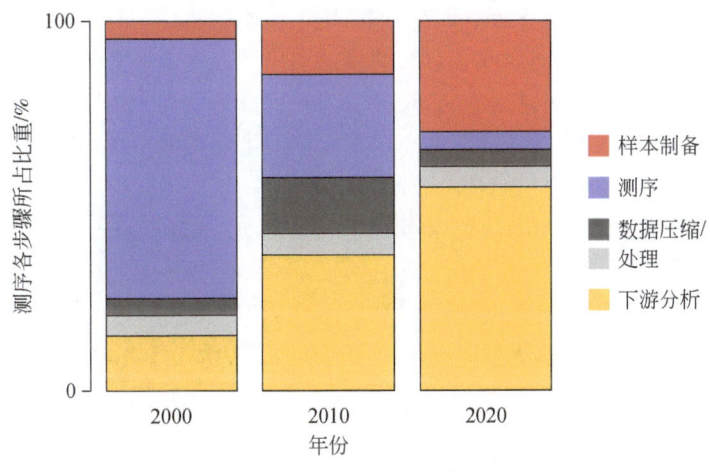

图 3.18　测序各步骤所占比重

我们来简述一下计算机的工作。

3.7.1　数据压缩和处理

虽然人类基因组包含约 30 亿对核苷酸，但使用测序巨头 Illumina 的二代测序技术测一个人的全基因组会因为测序深度的要求而产生大约 5000 ~ 6000 亿 bp 的数据，并以低效的 FASTQ 文件储存文本格式的核苷酸序列以及相应的碱基质量值。为了减少数据量，研究人员会使用一些压缩工具如二进制序列比对 / 图（binary sequence alignment/map，BAM）[131] 来减少文件体量。基于参考序列的压缩算法如 CRAM[132] 可减少 10 倍的储存空间。如果将视频压缩工具成功运用于压缩测序数据，存储效率一定还会进一步提升。

从头测序时，一个物种的基因组尚属未知，所以没有可用的参考基因组。

从头组装基因组是一项艰巨的任务，处理这种任务的软件要求庞大的计算量。现代算法通常借助图论来应对这项挑战。欧洲生物信息研究所（EBI）的丹尼尔·泽比诺（Daniel Zerbino）和伊万·伯尼（Ewan Birney）开发的 VELVET 算法基于 de Brujn 图，可以处理二代测序仪产生的短序列，也能应对为减小二代测序错误率而进行的深度测序带来的复杂性。VELVET 可以从 EBI 网站下载，也被许可给商业平台使用，如应用数学公司（Applied Maths）开发的 BioNumerics，应用数学公司是一家成立于 1992 年的比利时软件公司，专攻生物信息。该公司网站对测序数据分析所需的步骤进行了很好的介绍和概述。

如果一个生物有参考基因组，那么数据分析软件的任务就是将测序片段比对至参考序列。虽然没有从头测序的数据分析那么复杂，序列比对仍是一项艰巨的任务。一款流行的软件是 BOWTIE，由约翰霍普金斯大学的本·郎米德（Ben Langmead）等人开发，约翰霍普金斯大学的 SourceForge 网站可下载该软件。

随后的数据压缩目的是生成有意义的高层次概括。例如，变异识别格式（variant call format，VCF）文件描述基因组变异，包括单核苷酸多态性（SNP）以及序列的缺失、重复、插入和易位等结构变异。这种高层次概括的生成类似于 2.4 部分所述的蛋白质数据库（PDB）文件对蛋白质结构的破译。

此外，测序仪生产商 Illumina、赛默飞、生命科技、Ion Torrent 都提供软件以检验测序质量和准确率。

随着二代测序仪器的加速发展和改进，分析测序数据的软件也正在紧追猛赶。如果测序技术的发展仍保持自人类基因组计划完成之后的势头，数据处理和分析很可能成为未来的瓶颈。

3.7.2 下游分析

所有下游分析的目的都在于揭示藏在序列中的生物机制的奥妙。随着测序成本的下降，测序结果变得越来越可靠可信，数据分析技术日趋完善，全基因组测序有望成为医疗保健的主流。在人类基因组计划完成后的第一个十年，测序主要服务于科研，由一小群科学家实践，他们供职于专门的测序中心工作，或专门研究某些疾病如癌症的医学研究中心。

到 2020 年有望实现的是：

- 基于全基因组测序的医学研究成果向疾病的诊断、预防和治疗转化。首先关注的是癌症，其次是代谢性疾病（如糖尿病等），还有认知障碍如阿尔兹海默病（AD）、帕金森病（PD）等。
- 提供给患者的基于全基因组测序的临床护理将包括个体化诊断、预防建议和最有效的治疗方案。

此外，植物和动物基因组学也会有重要的应用，因为全球人口将继续依赖稳定和可持续的食物供应。我们需要更好地理解与自身健康相关的营养物的作用。我们期待看到由食品公司主导的研究与生物制药行业已开展了上百年的工作形成一种共同的趋势。第 6 章将会进一步讨论这个话题。

3.8 生命伦理学

在我行医的过程中，凡我所见所闻，偶然获得的信息，如果不宜讲述，我都将作为秘密谨守在心。

——希波克拉底（Hippocrates，公元前 460～371 年）

生命伦理学研究的是由生物医学进步引发的伦理问题，时常存在争议。

生命伦理学领域的争论各式各样：生命的界定（包括堕胎和安乐死）、代孕、稀缺医疗资源的分配（如器官捐献和医疗配给）、因宗教或文化原因拒医的权利。

随着近年来遗传学和生物技术的发展，尤其是克隆、基因治疗、生命延续、人类遗传工程以及改变 DNA、RNA 和蛋白质来操纵基本的生命物质，生命伦理学的范畴得到了极大的扩展。

生命伦理学史上一个重要的里程碑是美国政府于 1979 年发布《贝尔盟报告：保护人体研究对象的基本伦理原则和指南》[134]。

该报告首次定义了行医与生物医学或行为学研究的界限。

"行医"指的是干预，其目的仅仅是增进患者个体的健康，有合理的成功预期（按照标准的做法）。相比之下，"研究"指的是一种活动，旨在检验一种新的假说，以便得出结论和获取新知识。总的原则是，如果一项活动包含任何研究的成分，这项活动就应接受审查以保护人体研究对象。

下面论述 3 条基本的伦理原则：

1) 尊重原则：尊重个人，包含至少两个伦理信念：第一，个人应被视为自主的个体。第二，自主能力缺失的人有权得到保护。尊重个人的原则因而分为两项道德上的要求：要求承认自主权，要求保护自主能力缺失的人。在大多数涉及人体对象的研究中，尊重原则要求对象参与研究出于自愿并且获得了足够的信息。实现和维护自主的关键是获得信息和咨询，运用自主权是以知情同意为基础的。保密也是必须的，以保护个人隐私。

2) 有利原则：有利被理解为一项责任，以确保政策和实践：①不伤害；②最大限度地增大益处并减小害处。有利原则是保护他人免遭伤害以及确保他人健康的一种责任。希波克拉底誓言中的"不伤害"长期以来一直是医疗伦理的基本原则。伟大的法国生理学家克劳德·伯纳德曾提出使用盲试验以确保科学观察的客观性并阐明了胰腺和肝脏的作用。他把"不伤害"原则延伸到研究领域，认为一项研究不应伤害一个人，无论对其他人会带来多大好处。然而，为避免伤害就必须懂得什么是有害的，在获取这一信息的过程中，人有可能暴露在受伤害的风险中。另外，希波克拉底誓言要求医生"根据自己的最佳判断"为患者造福，懂得本质上有益的事物可能需要将人暴露于风险之中。这些要求给人提出的问题是：要决定什么时候不顾风险去寻求某些益处是合理的；什么时候应该因为风险而放弃益处。继伯纳德之后，人体试验和动物试验才有了明确的区分。伯纳德相信"减轻人类痛苦证明了动物受苦的合理性"，这种理念仍被医学研究所实践。

3）公正原则：在医疗保健的语境中，公正解决两个主要问题。①享受最低医护标准的权利，包括与公众利益和社会正义相关的价值；一个人或一群人的利益不应损害其他人的利益。这个理念暗含对残疾人的尊重。②平等地获得服务和信息的权利，无论住所、种族、性别、宗教、年龄的差异或有无残障。

直到最近，这些问题才与科学研究普遍联系起来。然而，涉及人体试验的伦理问题正在获得越来越多的重视。在19世纪和20世纪初，作为人体研究对象的负担大都落在了穷人和弱势群体的身上，而医疗进步带来的好处却主要惠及富人。纳粹集中营里对囚犯强制进行的试验是另一个恶名昭著的伤天害理的例子。

有人将无害原则、人格尊严和生命的神圣性也列入核心价值观中。

人类基因组计划和相关机构纷纷大力推进基因研究的新方法。基因组学为诊断和治疗人类疾病的新途径奠定了基础，并为生育选择提供了新的可能。这种发展伴随着重要的伦理和社会问题。虽然许多问题并不是基因组学所特有的（如保密、知情同意、歧视和侮辱），但需要在基因组学的语境下给予关注。基因组学的特殊性在于，基于基因的方法给医疗带来了概率和易感性的新语汇，也提供了有关疾病的信息。这些信息往往是第三方——家庭、政府、保险公司、执法者或科研人员很感兴趣的。

伦理、法律和社会问题（ELSI）研究计划成立于1990年，是人类基因组计划的一个组成部分。ELSI计划的使命是识别并解决由基因组研究带来的影响个人、家庭和社会的各种问题。ELSI计划关注基因组研究在4个主要方面的可能后果：

- 遗传信息在使用过程中的隐私和公平性，包括在就业和保险上潜在的基因歧视；
- 新的基因技术（如基因检测）与临床医疗实践的整合；
- 对人的遗传学研究的设计和实施过程中的伦理问题，包括知情同意；
- 对医护专业人士、政策制定者、学生和公众就遗传学和由基因组研究引发的复杂问题进行教育。

基因检测给患者家庭成员带来了新的伦理问题，遗传倾向的检测结果对其他家庭成员（血亲）也有影响。因此，在病历中记录个人信息也可能反映出亲属的健康状况和患病风险。因此，医生有责任尊重患者隐私并保密，也有义务告知患者家族内部的遗传信息具有共性。因此，在检测前进行咨询辅导是很有必要的。

预测性／症状前检测引发了另一套伦理问题：需要探讨检测的局限性，包括考虑到给定检测的准确性。此外，患病的倾向不能保证实际发病：患者可能永远不会发病。

产前检查引出了另一套伦理问题。当发现胎儿异常时，父母无论做出什么困难的决定，获得支持至关重要。无论是继续还是终止妊娠的决定都将依赖于道德、宗教、文化信仰和价值观。

2002年，世界卫生组织（WHO）对其成员国提出了以下3项主要建议：

1) 各成员国需要制定详细的伦理框架，根据各国独特的社会、经济、文化和宗教背景，指导基因研究及其医学应用的开展。伦理准则的协调应该以达成国际共识的基本原则为基础。中低收入国家在能力建设时可以向高收入国家取经，应该鼓励高收入和低收入国家之间进行信息交流和知识传递。能力建设还将包括人力资源基础设施的发展，提供获得基因组学进展的准确信息的便利条件。

2) 各成员国必须建立监管机制去监督和管理基因组学研究在商业和医疗上的应用，因为对公共安全和环境会造成大量的风险和危害。

3) 基因组学研究引发的伦理和社会问题需要公开和全面的国际讨论以达成基本共识并提出问题。以讨论为契机，鼓励成员国开展该领域能力建设的协作途径。

建立国家级或特种疾病的生物库和生物数据库储存用于研究的生物样本（通常是人的样本）是最近的又一种趋势，同时引发了新的伦理问题。为避免引发媒体的负面反应，对于负责任的生物库的一个重要要求是建立学术界和公众之间的信任链。对人体研究参与者的关心和保护必须始终给予首要地位。保护他们远离伤害（人身伤害）和侵犯（自尊和尊严受损）至关重要。获取同意应该确保持续匿名，重新联系受试者要有清晰的政策，对商业问题有清楚的解释，甚至给受试者退出的权利。

生物库在知情同意方面的主要问题是，生物库往往是为未来的多种研究项目收集样本和数据，因此让它为未来的每个单独的项目获得知情同意并不可行。泛泛地同意未来的各种研究目的也许不符合严格的伦理和法律要求，但是如果信任链已经建立，管理流程透明，其中没有隐秘的商业利益，在这种环境中也许可行。

基因专利是生命伦理方面的另一个有争议的问题。对于基因专利，存在3种主要的反对声音：

1) 对遗传物质寻求专利保护不符合伦理，因为这等于视生命为商品；

2) 活体物质是自然产生的，因此不能被专利；

3) 还有人担心允许遗传物质成为专利有损人和其他动物的尊严，这样一来他们的基因就被别人所拥有。

塞莱拉是文特尔在1998年创立的私人公司。塞莱拉介入人类基因组计划，与弗朗西斯·柯林斯领导的公共财政资助的项目展开竞争。起初，塞莱拉宣称要对200～300个基因寻求专利保护，但随后改为寻求对"完全鉴定的重要结构"寻求知识产权保护，总共涉及100～300个有价值的药物靶点。最后，塞莱拉针对6500个完整的或部分的人类基因提出初步的专利申请。塞莱拉也承诺将根据1996年《百慕大宣言》发表测序结果，每季度发布新的数据（公共计划为每天发布新数据）。不同于公共计划的是，塞莱拉不允许他人对数据自由转发或用于科研。出于这个原因，公共资助的圣克鲁斯加州大学被迫于2000年7月7日抢在塞莱拉之前发布第一个人类基因组草图。在最初24小时里，学术界从圣克鲁斯加州大学基因组服务器上下载了约500GB的数据，免费且不受限制地接触到有史以来第一个组装好的人类基因组草图。

2000年3月，美国总统克林顿宣布基因组序列不能被专利，并且应该自由地提供给所有研究者。该声明重挫塞莱拉的股价，也带动生物技术板块下跌，在两天内损失了50亿美元市值。

2013年6月，美国最高法院做出里程碑式裁决，宣布自然产生的DNA序列不能被专利化，震动了生物技术界。美国最高法院裁定一家位于犹他州的公司Myraid Genetics拥有的人类乳腺癌基因BRCA1和BRCA2专利无效。结果就是，Myriad的竞争对手也可以提供乳腺癌基因检测了。

2011年，欧盟调和了欧洲专利组织（EPO）成员国对生物专利立法的分歧，允许专利天然生物产品，包括基因序列，只要它们是"从天然环境中分离的或通过技术手段产生的"。

这方面的争论肯定仍将继续，因为法官需要解释清楚法律是如何定义天然产品的。

鉴于这场辩论如火如荼，世界卫生组织（WHO）的第三条建议就显得很有必要——生命伦理和有关知识产权问题的国际协调对纳米医学领域的持续进步至关重要。

另一个重要的伦理问题是医学研究中动物的使用。每年全球大约有50万~100万只动物用于医学研究，约有85%的动物实验是在小鼠和大鼠身上进行的。

对人类大脑认知功能障碍（帕金森病、阿尔兹海默病和痴呆、精神分裂、抑郁症、自闭症、多动症等）的研究如火如荼，研究人员越来越喜欢用非人灵长类做动物实验。美国每年约用65 000只非人灵长类，欧盟约用7 000只。据纳菲尔德生命伦理委员会——由纳菲尔德基金会、英国医学研究理事会和威康信托基金会资助的权威组织——报告，非人灵长类之所以常被用于实验是因为它们的大脑与人类大脑在结构和功能上有共同点，但是"虽然这种相似性带来了科研的便利，但也提出了复杂的伦理问题，因为这种相似性很可能让灵长类感受到与人类相似的痛苦和折磨。"

人类个体在法律上受联合国人权宣言的保护[137]。非人灵长类不属于人，所以它们的个体权利不受任何正式的承认或保护。非人灵长类动物的地位引发了无数争议，尤其是大猿计划（GAP），该组织认为大猩猩、红毛猩猩、黑猩猩和倭黑猩猩应被给予有限的法律地位和三项基本权益的保护：①生存权；②个体自由；③禁止酷刑。2008年，西班牙成为第一个宣布要按照大猿计划的倡议给猿类赋予权利的国家。

欧盟对非人灵长类的使用受限于2013年生效的指令[139]。该指令允许在没有其他替代方法可用时使用非人灵长类，允许在非人灵长类身上进行基础和应用研究，进行药物、食品和其他制品的质量和安全性试验，进行旨在保护该物种的研究。一般不允许使用类人猿，除非这类措施对于该物种的保护必不可少，或是意外爆发危及人类生命的疾病。

但愿计算机模拟能减少对动物实验的需求，我们将在 5.1 部分讨论。

3.9　测序技术和人类基因组计划的商业价值

> 企业家是这样一种人，他们认为障碍和机会没什么区别，并且能将二者都转化为优势。
>
> ——尼可罗·马基亚维利（Nicolo Machiavelli，1469～1527 年）

从有前途的新想法到市场销售的商品，这个过程困难重重，失败的例子绝不比成功的例子少，我们在讨论二代测序的时候就提到过。

454 生命科学公司是一个很好的例子：2005 年，《华尔街日报》对 454 的创新授予金奖，它是第一个将产品推向市场的二代测序公司。与桑格测序法相比，454 的测序法快了 500 倍，价格仅为原来的五十分之一。2007 年，454 的 3 台仪器用 2 个月测序了詹姆斯·沃森的基因组，成本低于 100 万美元，准确率足够高，仅需 7 倍深度，与桑格测序差不多。尼安德特人基因组的测序从 2006 年开始，2009 年完成。这个项目与著名瑞典人类学家斯万特·帕博（Svante Pääbo）合作，他在德国莱比锡领导马普进化人类学研究所，出版过《尼安德特人：找寻丢失的基因组》一书。

2007 年 3 月，瑞士生命科学巨头罗氏出资约 1.5 亿美元收购 454 生命科学公司。罗氏 454 测序技术与 Illunima 的 Solexa 技术和 Life Technologies/ABI 的 SOLiD 技术在竞争激烈的二代测序市场上争抢份额。

与此同时，454 的创始人与推动者乔纳森·罗森伯格正在研究 454 二代测序理念的升级换代，也就是 Ion Torrent 的突破性测序法，将磷酸盐的图像捕获替换成氢离子（质子）的电子捕获，这是从 DNA Electronics 获得授权的方法。

当 454 发展迟滞时，Ion Torrent 却震惊了市场，这种新技术显然比 454 的下一款产品能够更快地向着 1000 美元基因组的目标迈进。2010 年，Ion Torrent 推出它的第一款测序仪，具有快速、小型、经济的特点，可在很多实验室里作为台式测序仪使用。

罗氏 454 也寻求与 DNA Electronics 的合作关系，但落后于 Ion Torrent，而其焦磷酸测序仪相对于 Illumina 激进的产品更新已失去竞争优势。

2013 年，罗氏尝试收购 Illumina，以失败告终，之后决定在 2016 年之前停止 454 的业务，对于康涅狄格州布兰福德的 454 员工来说，这是令人失望的发展战略。

反观 Ion Torrent，2010 年 8 月被 Life Technologies 以 7.25 亿美元收购，并且很快取代了 ABI 的 SOLiD 平台，成为 Life Technologies 主推的二代测序平台。

2013 年 11 月，一家市值超过 450 亿美元（2014 年第二季度）的科学仪器巨头——

赛默飞世尔宣布已与欧盟委员会达成协议，获得批准收购 Life Technologies，因而也得到了 Ion Torrent。

与此同时，在关注度很高但以失败告终的 Illumina 收购案和更为低调的 Life Technologies 收购案之后，罗氏诊断与 PacBio 达成了一小笔交易，出资 7500 万美元让 PacBio"开发和生产 DNA 测序仪和其他产品用于临床诊断。"

虽然意识到 DNA 测序对癌症的诊断和临床护理是战略性方向，是罗氏诊断和罗氏制药的当务之急，然而在罗氏瑞士总部的那些高度自律的决策者并不愿意在 Illumina 和 Ion Torrent 的测序资源上花费过多。时间会告诉我们，罗氏的决定是否正确。截至 2014 年 9 月，Illumina 的市值为 250 亿美元，大概 3 倍于罗氏在 2013 年 1 月向 Illumina 管理层提出但被拒绝的恶意收购价。2014 年 6 月，如上文所述，罗氏以 1.25 亿美元获得了 Genia 公司未成熟的纳米孔测序技术，外加 2.25 亿美元的阶段性付款。

另一个有趣的故事值得讲一讲，是测序服务业内的事，以华大基因和 CG 为主角，还涉及基因组测序巨头 Illumina 和几个（至少目前仅有几个）小角色。

克利福德·雷德和拉多杰·德马纳克在 2005 年创立 CG 时做了 3 项重要决定：

1) CG 会以纯服务模式经营，即不打算出售测序仪；

2) CG 会 100%专注于人类基因组测序，并力争成为全基因组测序的领导者，在通量和准确率上出类拔萃；

3) CG 会专注于自主研发的测序技术和测序数据分析，投入大量资金建设 IT 基础设施（一个谷歌风格的数据中心，位于加州圣克拉拉的一座仓库里）并网罗高级人才。例如，CG 聘用了布鲁斯·马丁（Bruce Martin）来带领 IT 基础设施建设和软件开发工作，他是 SUN 的 JAVA 开发团队的早期成员之一。

雷德的商业背景很有意思。1988 年，他与人共同创立了一家文字搜索引擎公司 Verity，并于 1988～1992 年担任负责工程技术的副总裁，又于 1992～1993 年担任公司的执行副总裁。在谷歌和雅虎诞生之前的那些日子里，Verity 是新兴的搜索引擎的领头羊。[140]

拉多杰·德马纳克因为坚持不懈地追求实现杂交测序（SBH）技术的潜力而被许多人尊为一位了不起的人物。他获得了该领域杰出的开拓者——哈佛大学遗传学教授乔治·切奇的尊敬。切奇教授一直与 CG 保持良好关系，是 CG 科学顾问委员会的成员。另一位测序领域的开拓者莱诺伊·胡德教授现在领导美国华盛顿州西雅图的系统生物学研究所（ISB）[141]。切奇教授和胡德教授一直以来都盛赞 CG 的技术和商业模式。胡德教授的系统生物学研究所优选 CG 作为服务商。切奇教授在哈佛大学的遗传学实验室同拉多杰·德马纳克和 CG 团队联合发表过好几篇文章。

CG 科学顾问委员会的另一名成员是 23 andMe 的医学主任犹他·弗兰克（Uta Francke）博士。23andMe 是著名的个人基因组学公司，由安妮·沃西基（Anne Wojcicki）和琳达·埃维（Linda Avey）创办。切奇教授也创办了一家个人基因组公司——

KNOME，总部位于美国马萨诸塞州剑桥。他提倡获得个人遗传学信息，也是新领域合成生物学的领导者。

在讨论 CG 的技术时，我们已经提到 CG 的经营模式和 CG 对全基因组服务的超低定价。这是一项冒险的决定，导致了 2012 年的一系列事件，受到商业媒体（福布斯、彭博社等）密切关注。

2012 年 2 月，梅奥医学中心决定让 CG 作为其测序服务的供应商，梅奥医学中心位于美国明尼苏达州罗切斯特，是一家很有影响力的医院。2012 年 3 月，《纽约时报》的科学版对 CG 进行了特别报道。[142]

虽然有很多正面消息，可是也有报道称华大基因打算收购 CG。

2012 年 9 月 30 日 CG 在该季度的经营和财务状况公布如下：
- 共测序 2 200 个基因组，其中 1 900 个是盈利的。
- 季度收入总额 730 万美元（对比一年前 420 万美元）。
- 季度总成本 2 460 万美元（对比 2011 年 2 500 万美元）。
- 季度净亏损 1 800 万美元（对比 2011 年 2 160 万美元）。
- 现金 3 470 万美元。
- 积压的 3 800 个基因组订单预计产生 1 800 万美元的收入。

2012 年 12 月，《彭博商业周刊》[143] 报道了以下内容：
- 2012 年 6 月，挣扎求生的测序服务公司 CG 决定将自己挂牌出售。
- 2012 年 12 月，领先的中国测序公司华大基因开价 1.18 亿美元收购 CG（股票代码 GNOM），Illumina 紧随其后，出价 1.235 亿美元。
- 哈佛大学遗传学教授的乔治·切奇称："华大基因和 CG 加起来将拥有 30 000 个人类基因组的数据，是任何能与之比肩的竞争对手数据量的 10 倍。"
- 因为 Illumina 占有市场主导地位，Illumina 的出价被 CG 董事会拒绝。
- 随后，Illumina 提出 CG 的服务涉及国家安全和个人隐私问题，均被 CG 否认。

2013 年 3 月 25 日，《生物技术商业周刊》[144] 宣布深圳华大基因完成对 CG 的收购：深圳华大基因科技有限公司和 Complete Genomics 公司宣布，双方已获得中华人民共和国国家外汇管理局批准……并已得到与此次拟议收购相关的监管部门的各项批准。

华大基因通过收购 CG 而获得市场主导地位，成为世界上最大的基因组测序服务供应商。

华大基因成立于 1999 年，由杨焕明教授和华大基因现任董事长汪建以及另外两位遗传学家共同创建。华大基因成立之初代表中国参加了人类基因组计划，贡献了测序数据总量的 1%。人类基因组计划完成后，华大基因在当地政府的资助下在杭州成立了第一个分支机构。2002 年，华大基因完成水稻基因组测序，并作为封面故事发表于《科学》杂志。2003 年，华大基因完成 SARS 病毒测序并迅速开发出检测试剂盒。而后，华大基因又测序了第一个亚洲人基因组。2007 年，华大基因迁至深圳，并成立了中国第一个"民办非盈利性研究机构"。自 2008 年以来，华大基因显著提高了测序能力。

2003 年 10 月，华大基因杭州分公司和浙江大学联合成立了新的研究所——詹姆斯·沃森基因组学研究院，位于浙江大学内。这个研究所以纽约的冷泉港实验室为样板，旨在成为一座位于东亚的教育和研究中心。

2010 年，华大基因美洲部成立，并在美国波士顿开设办公室。华大基因欧洲部设在丹麦的哥本哈根。

2011 年，华大基因有 4000 名科学家和技术人员，该数字预计在未来将持续增加。

收购 CG 之前，华大基因的测序平台是以 Illumina 的测序仪为标准打造的。

成功收购 CG 之后，华大基因可以在多个平台上提供测序服务。虽然 Illumina 在测序速度和通量上具有优势，但是 CG 的技术（一些测评者认为）能产生更准确的结果。此外，华大基因也在密切关注 Ion Torrent 平台的发展。事实上，华大基因在 2013 年 10 月宣布购买了 50 台 Ion Torrent 的新测序仪。[145]

华大基因既有私营企业也有公立单位的性质，既接收私人投资也接收中国政府资助。华大基因研究院设在国家基因库内。最后来讲一讲华大基因的管理层和员工。

杨焕明博士是中国一流的遗传学家。在中国毕业之后，他于 1988 年在丹麦哥本哈根大学医学遗传学研究所获得博士学位。此后，他在欧洲（法国国家健康与医学研究院/法国国家科学研究中心，INSERM/CNRS）和美国（哈佛大学医学院和洛杉矶加州大学）完成了 6 年的博士后研究。他的研究方向包括人类基因的定位和克隆、人类基因组的测序和分析、人类基因组的多样性和进化、以及基因组研究相关的伦理、法律和社会问题。

杨焕明与华大基因同仁对水稻基因组的研究荣登《科学》杂志封面（2002 年 4 月）。以杨焕明为首的科学家代表中国参加了国际合作项目——人类基因组计划。杨焕明是中国科学院院士、欧洲分子生物组织（EMBO）成员[146]、第三世界科学院（TWAS）院士[147]、德国国家科学院外籍院士[148]和美国国家科学院外籍院士[149]。他还是国际单体型图（HapMap）协作组的中国协调人和中国杂交水稻基因组学会的主要协调人。

华大基因在理事长杨焕明和董事长汪建的领导下屡创佳绩，追求广博的科学研究领域，包括：
- 基因组学、细胞生物学、蛋白质组学、转录组学等；
- 植物基因组学与育种（水稻、抗旱杂交谷子、轻木）；
- 动物基因组学、育种和克隆（疾病模型、转基因猪）；
- 植物和动物的克隆；
- 医学研究；
- 合成生物学。

华大基因的管理团队包括许多年轻有为的科学家。公司试图吸引最好的、最有前途的人才，甚至致力于教育模式的创新。例如，华大基因研究院年仅 19 岁的赵柏闻已在顶尖杂志《自然》或《科学》上发表过 17 篇文章。华大基因的科学"思想库"包括诺贝尔奖得主詹姆斯·沃森、约翰·萨尔斯顿（John Sulston）、哈罗德·瓦尔姆斯（Harold Varmus）和理查德·罗伯茨（Richard Roberts），还有杰出的遗传学家弗朗西斯·柯林斯、埃里克·兰德（Eric Lander）、乔治·切奇、弗莱德·杜比（Fred Dubee）和拉斯·博伦（Lars Bolund）。

华大基因的团队建设活动甚至包括了登山活动，不少人攀登过喜马拉雅山脉 8000 米以上的高峰。2010 年，56 岁的华大基因董事长汪建登顶珠峰。

收购 CG 之前，华大基因就是全球领先的测序服务供应商，测序项目不仅有人类基因组，也包括熊猫和水稻等动植物基因组。

2011 年，华大基因的营利性业务就已收支平衡，年收入 1.92 亿美元，大概是 CG 当年收入的 10 倍。大约 90% 的业务来自私企客户，海外与国内的业务量相当。其中最赚钱的业务来自长期合同，华大基因与世界前 20 强制药公司中的 17 家签订了为期 2~3 年的合同。

华大基因收购 CG 产生了一种可喜的结果：华大基因基于其自主研发软件和 CG 测序平台的 NIFTY 产前检测，已经通过中国国家食品药品监督管理总局审批，并有望取得巨大的商业成功。华大基因对 CG 的并购可能成为高科技领域美中两国合作研究（不只是制造！）的第一个范例。[150]

华大基因正深入参与深圳建设的宏伟计划，要把这个区域建设成为中国领先的"生物科技谷"。

人类基因组计划迄今为止对宏观经济产生的影响也是个有意思的话题。根据巴特尔纪念研究所（Battelle Memorial Institute）的崔普（S. Tripp）和格鲁博（M. Grueber）撰写并已被引用的报告显示[151]，1988~2010 年，人类基因组计划对美国经济的总体影响如下：

- 从 1988 到 2010 年的 23 年间在美国 50 个州创造了超过 380 万个工作岗位；
- 产生 7 963 亿美元的经济总量；
- 产生 783 亿美元的总税收，其中联邦税占 489 亿美元。

美国 NIH 和美国能源部从 1988 年到 2003 年直接投入 38 亿美元（或持续投入 56 亿美元），每 1 美元的投入帮助美国经济产生 141 美元的回报。

测序的各种应用及其对社会和经济各领域的影响如图 3.19 所示（引自上述巴特尔报告）：

说到对经济的影响，仅 2010 年一年美国经济总量就达到 670 亿美元，美国国民收入 200 亿美元，工作岗位 31 万个。

目前为止，我们只论述了 1988~2003 年的投入及其影响。在人类基因组计划的专项投入之外，美国 NIH 和美国能源部（以及其他政府和研究机构）持续投入资金，发展需要建立在人类基因组计划奠定的基础之上的科学、工具和各种应用。2004~

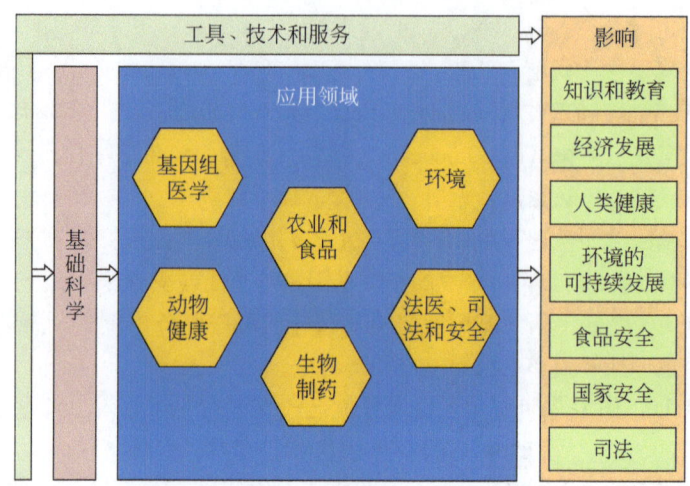

图 3.19　测序的应用和人类基因组计划的影响

2010年，美国政府每年预算投入 72.14 亿美元（经通货膨胀调整），每年产生 173 000 个工作岗位，在上述人类基因组计划之外产生的经济总量超过 215 亿美元。

人类基因组计划对全球经济的影响更加深远。如果有机构做出一份类似巴特尔研究所为美国政府所做的调查报告，结果肯定很有意思。粗略的估算是截至 2010 年，对全球经济的影响大约是对美国经济影响的 2 倍，而且随着美国对全球经济贡献比例下滑，未来对全球经济的影响应该越来越大。

公共资助的人类基因组计划有力地证明了政府在促进科学和技术进步从而刺激经济增长并创造就业机会上的重要作用。

3.10　人类基因组计划的后续"组学"计划

人类基因组计划的完成是生命科学的重要里程碑，但在很多方面，才只是人类探索生命的开始。人类基因组计划的完成非但没有解答生物学的所有问题，反而奠定了一个提出新问题的基础，比如怎样在完整的基因组与生物体内细胞和器官之间建立联系。

人类基因组计划对生物学的影响是揭示了生物的复杂性，在未来的几十年里将挑战科学家为之探索。现在已知的是：
- 相同的基因可编码不同的蛋白质；
- 基因的表达并没有人们在人类基因组计划之前设想的那么简单直接，而表达的结果就是 100 多万种不同的蛋白质；
- 基因相互作用并编码多种 RNA；
- 虽然生物的基因组结构变异相对较小，但是不同生物之间的巨大差异是调控的结果，而调控过程有待更加深入的研究和理解；
- 人类的 2 万（或少于 2 万）个基因之间的区域以前被称为"垃圾 DNA"，现在发现这些区域在转录、翻译和蛋白质折叠的调控中扮演着重要的角色；
- 最常见的疾病，包括癌症、心脏病和认知功能障碍，不能简单归结为几个有缺陷的基因，不同患者之间的个人基因组差异巨大。

人类基因组计划的另一个重要成果是让人们意识到生物学是信息科学，衍生出多个新的学科，如生物信息学、计算生物学和系统生物学。

美国 NIH 国家医学图书馆所属的国家生物技术信息中心[152]曾将基因组学划分为：
- 结构基因组学——包括作图和测序
- 比较基因组学——包括遗传多样性和进化研究
- 功能基因组学——研究基因在生物系统中的作用

而现在，基因组学被进一步分解成为更细更专的多个学科。

下面对这一块通常被称为"组学"的新兴研究领域做一番极简的概述。

基因组学（Genomics）是一门遗传科学，专注于基因组的测序、组装和结构功能分析。基因组是生物体的单个细胞内的全套 DNA。基因组学的发展在基于发现的研究领域中引发了巨变，有助于人们理解更复杂的生物系统如大脑。该领域包括确定生物的全基因组序列和精细的遗传图谱。

转录组学（Transcriptomics）研究的是转录组，即一个或一群细胞中产生的所有 RNA 分子，包括 mRNA、rRNA、tRNA 和其他非编码 RNA。因为包括细胞内所有的 mRNA 转录本，转录组反映出基因在特定时间内的表达。转录组研究也被称为基因表达谱，考察的是特定细胞群的 mRNA 的表达水平，往往用基于 DNA 微阵列技术的高通量测序进行研究。干细胞和癌细胞的转录组尤其引人关注：研究这些细胞的转录组有助于理解细胞的分化和癌变机制。

蛋白质组学（Proteomics）研究的是基因组编码的蛋白质。蛋白质组学不同于专注于蛋白质三维结构和功能的蛋白质科学。蛋白质组学通常指大规模的蛋白质实验分析，常常用到蛋白质纯化和质谱。质谱是一种分析化学技术，通过测量气相离子的质荷比和丰度来确定样本所含化学物质的含量和种类。蛋白质组包括一个生物体或系统产生或修饰的所有蛋白质。在对生物系统的研究中，蛋白质组学是基因组学和转录组学之后的一个步骤。虽然一个生物体的基因组通常是稳定的，但蛋白质组会因细胞和时间的不同而有差异。不同类型的细胞有不同的基因表达，这意味着一个细胞产生的基本蛋白质类型都需要识别。

代谢组学（Metabolomics）是研究代谢物化学过程的学科，是对特定细胞活动留下的特异性化学印迹的系统研究。代谢组学代表生物细胞、组织、器官或机体中所有代谢产物的总和，是细胞过程的终产物。mRNA 基因表达数据和蛋白质组学分析并不能全面描绘出细胞内正在发生的一切，而代谢谱分析则能给出细胞生理过程的瞬时图景。

毒理学中经常使用而且十分重要的一个相关术语是 Metabonomics[①]。Metabonomics 扩展了代谢谱分析，包括了由环境因素（包括饮食和毒素）、疾病和自身基因组之外的影响（如肠道菌群）造成的代谢扰动。从研究工具上区分，Metabolomics 通常使用质谱，而 Metabonomics 使用核磁共振谱。

META 基因组学（Metagenomics，也称宏基因组学、环境基因组学、生态基因组学或群体基因组学），研究的是从环境样本中直接回收的遗传物质。近期的研究使用桑格测序或焦磷酸测序从取样群落的所有成员的所有基因获得了大量无偏差的样本。META 基因组学提供了十分有用的视角来观察微生物世界。然而，人类微生物组研究存在的一个巨大挑战：如何避免混入宿主 DNA？

外饰遗传学（Epigenetics，也称表观遗传学）研究的遗传改变并非由 DNA 序列改变引起，而是不涉及核苷酸序列改变的基因组功能上的相关改变。外饰遗传学要解决的问题是：为什么身体各种类型的细胞拥有相同的 DNA 却具有显著不同的基因表达模式？

外饰遗传机制的一个例子是 DNA 中胞嘧啶的甲基化（参考图 2.23），如图 3.20 所示。甲基化不用改变 DNA 序列就能改变基因的表达。在细胞通过分裂和分化从胚干细胞变成特定组织的过程中，DNA 甲基化可以稳定地改变细胞的基因表达，其造成的改变通常是永久且不可逆的，防止细胞变回干细胞或转变成不同类型的细胞。5.6 部分会介绍更多的干细胞知识。

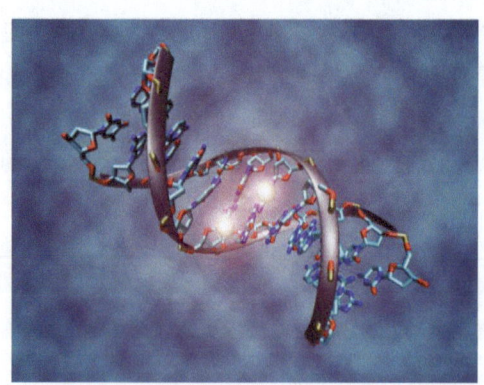

图 3.20　DNA 中间两个胞嘧啶的甲基化
资料来源：维基百科

下面列举人类基因组计划之后生物学领域的一些大型计划：

国际人类基因组单体型图计划（International HapMap Project）：始于 2002 年，提供了人类常见遗传变异的公共资源目录，描述了这些变异是什么，发生在人类 DNA 的那些位置，在不同地区中的人群如何分布。

网站地址：http://hapmap.ncbi.nlm.nih.gov/

[①] 译注：中文也译为代谢组学。

千人基因组计划（1000 Genomes Project）：始于 2008 年，目标是找出人群中发生频率大于 1% 的遗传变异。2012 年 10 月，1092 个基因组的测序结果在《自然》杂志发表[153]。

网站地址：http://www.1000genomes.org/about

ENCODE 计划：ENCODE 全称是 DNA 元件的百科全书（The Encyclopedia of DNA Elements），是由美国国家人类基因组研究所于 2003 年 9 月发起的一项公共研究计划。据估计，人类约有 20 000 个编码蛋白质的基因（统称外显子），只占人类基因组 DNA 的大约 1.5%。ENCODE 计划的主要目标是确定基因组剩余部分的功能，这些区域传统上被认为是垃圾（不被转录的 DNA）。人类基因组中大约 90% 的 SNP（通过遍基因组关联分析证明与多种疾病相关）都出现在蛋白质编码区之外。

网站地址：https://www.encodeproject.org/

微生物基因组计划（Microbial Genome Project）：始于 1994 年，是人类基因组计划的附属计划，对非致病性微生物基因组进行测序，用于解决美国能源部在环境废物处理、能源生产、碳循环和生物技术上面临的挑战。

网站地址：http://www.genome.gov/25520338

http://www.ncbi.nlm.nih.gov/genomes/MICROBES/microbial_taxtree.html

癌症基因组剖析计划（Cancer Genome Anatomy Project，CGAP）：始于 1996 年，由美国国家癌症研究所发起，目标是破解癌细胞的分子组成，确定正常细胞、癌前细胞和癌细胞的基因表达谱，最终让患者得到更好的检测、诊断和治疗服务。

网站地址：http://cgap.nci.nih.gov/

癌症基因组图谱（Cancer Genome Atlas）：始于 1996 年，详见 6.3 部分。

网站地址：http://cancergenome.nih.gov/

癌症基因组计划（Cancer Genome Project）：始于 2004 年，详见 6.3 部分。

网站地址：https://www.sanger.ac.uk/research/projects/cancergenome/

人类微生物组计划（Human Microbiome Project，HMP）：始于 2007 年，详见 6.1 部分。

网站地址：http://commonfund.nih.gov/hmp/index

第四章 生物制药

> 很多人认为炼金术是为了制造金银。然而这不是我的目标，我只关注药物可能存在的美德和力量。
>
> ——帕拉切尔苏斯（Paracelsus，1493～1541年）

帕拉切尔苏斯，原名特奥弗拉斯特斯·博姆巴斯特·冯·荷恩海姆（Philippus Aureolus Theophrastus Bombastus），出生于瑞士的艾因西德伦（Einsiedeln），卒于奥地利的萨尔茨堡。他在瑞士巴塞尔学习医学，并在意大利的费拉拉大学（University of Ferrara）获取博士学位。他一生命运多舛，去过德国、法国、西班牙、匈牙利、荷兰、丹麦、瑞典、波兰和俄罗斯。帕拉切尔苏斯是在医学中使用矿物的先驱。他在1526年前后首次命名了元素锌，名字源于旧日耳曼语词"zinke"，表示该元素晶体冶炼后尖锐的外形。作为当代的哥白尼和达芬奇，他通过实验学习人体结构。据说帕拉切尔苏斯还造出了鸦片酒，是一种直到19世纪都非常常见的阿片酊。作为当时具有威望的内科医生和药物学家，他严厉批评了药剂师不注意药物用量的行为。他的名言是"Dosis facit venenum"——"剂量致毒"。帕拉切尔苏斯在同代人中很有争议，不仅因为他是时代的先行者，还因为他时常"夸夸其谈"而且有时过于傲慢。下面便是个例子："我告诉你，我脖子上的汗毛都比你和你的秘书懂得多，我的鞋扣都比盖伦和阿维森纳更富有学识，我的络腮胡经历的东西都比你在高校学到的多。"[154]

佩加蒙的盖伦（Galen of Pergamon，公元129～200年）是罗马帝国时期杰出的内科医生、外科医生和哲学家，也是古代最有影响力的医学研究者。盖伦对很多学科的发展都有影响，包括解剖学、生理学、病理学、药理学、神经学、哲学和逻辑学。他的理论遵循古希腊医生希波克拉底的教义，并影响了西方医学长达1300年。他解剖猴子得出的分析报告直到1543年都无异议。他的生理循环系统理论直至1628年以前一直占据医学的主导地位，尽管之后被威廉·哈维（William Harvery）提出的以心脏为泵的血液循环系统理论所替代。然而，盖伦提出的大脑通过中枢和周围神经系统控制肌肉运动至今都被广泛承认与接受。

伊本·塞恩（Ibn Sine，公元980～1037年），他的拉丁名阿维森纳（Avicenna）更为人所知。他是波斯的圣人、哲学家和医生，写过《愈合之书》，一本大部头的哲学和科学百科全书。他还写过《医药圣经》，在中世纪作为很多大学的标准医学教程。他的书根据盖伦和希波克拉底的理论提供了医药学各方面的要点。

帕拉塞尔苏斯通过他挑衅的方式想要表达的观点，与其说是出自盖伦和阿维森纳用拉丁文写的古书，不如说是基于自己的实验、归纳与观察。那时，他在瑞士巴塞尔大学讲授医学，使用德语而不是拉丁语授课，结果导致大量树敌，并在一年后被迫离职。关于帕拉塞尔苏斯的故事很多，但可以明确的一点是：他对已有的医学惯例进行了革新，比如质疑放血疗法等既定医学程序，倡导伤口清洁，研究梅毒的遗传特性，认识脓毒症并试图寻找抗菌措施。他甚至创新性地发现一些疾病的根源在于心理问题。

如今药物发明的过程与帕拉塞尔苏斯倡导的方法有一点是相同的，即利用最先进的化学和生物知识来深入了解疾病的机制，从而尝试找到最理想的有效的物质。如果一家生物制药公司成功地开发了一种新的药物，这不仅让全人类受益，其公司的商业回报也是巨大的。然而，虽然现在的药物开发很少出于偶然，更多是基于科学与技术的最新突破，但其过程仍然十分漫长、昂贵、困难、低效。

4.1 生物医药研发的阶段和临床研发

> 成功的人往往不知道失败是不可避免的。
> ——加布里埃·香奈儿（Gabrielle Bonheur "Coco" Chanel，1983～1971年）

随着人类基因组测序与大量分子生物学出版物的出现，生命科学领域见证了爆炸般产生的大数据，生物制药行业和政府或学术界的药物开发人员都能接触到这些数据。人们盼望这种数据革命会导致新发现药物数量大幅增加。然而，事实与之相反。美国政府责问局（US Government Accountability Office，GAO）对药物发现过程的最新评述是："公司的研究人员仍不确定通过大数据是否会得到可用的候选药物。"[155]

美国政府责问局一项报告的第8页（图4.1）显示了新药发现和开发的步骤，新药必须获得美国食品药品管理局（FDA）批准后才能上市销售：

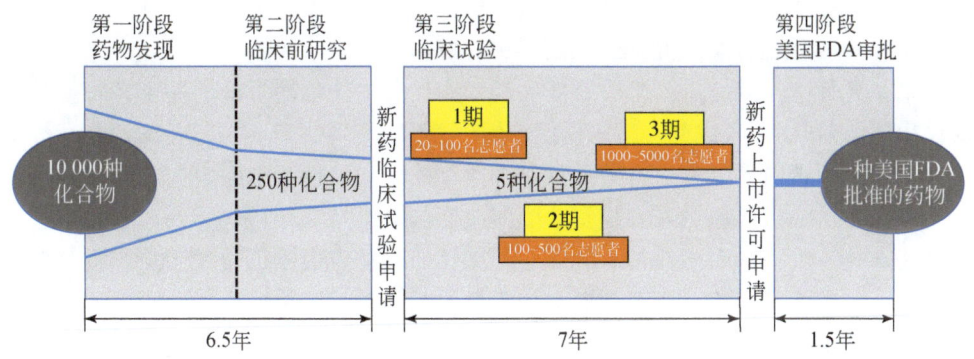

图 4.1　药物发现、开发和美国 FDA 审批流程

几个独立研究表明，全球生物医学研发机构每年花费约 1000 亿美元，超过 60% 的项目都被迫终止。[156] 大多数项目的失败发生在"药物发现"和"临床前研究"阶段。

4.2 第一阶段：药物发现

4.2.1 靶标识别与验证

药物发现关键的第一步是药物靶标的识别与验证，药物靶标是一种蛋白质（酶、离子通道、受体等）、DNA 或 RNA，其活性受到药物影响从而达到理想的治疗效果。换句话说，靶标是一种与病变相关的分子结构，是候选药物作用的目标。目前市售药品的常见蛋白质药物靶标包括以下 6 种。

（1）G 蛋白偶联受体（GPCR）

G 蛋白偶联受体属于蛋白质受体大家族，通过感受细胞外分子从而激活内部的信号传导通路，最终激活细胞反应。G 蛋白偶联受体因为穿过细胞膜，也被称为跨膜受体。结合并激活这些受体的配体包括光敏化合物、气味分子、激素和神经递质，大小不等，有小分子，有多肽，也有大的蛋白质。G 蛋白偶联受体与许多疾病相关，现代药物中有 40%以其为靶标[157]。2012 年诺贝尔化学奖授予杜克大学的罗伯特·莱福科维茨（Robert J. Lefkowitz）和斯坦福大学的布莱恩·卡比尔卡（Brian K. Kobilka），因为他们突破性地揭示了 G 蛋白偶联受体的内部构造。[158]莱福科维茨从 1968 年开始利用放射性追踪细胞受体。他将一种碘同位素附着于多种激素上，利用碘同位素的放射性识别出几种受体，其中就有肾上腺素受体——β-肾上腺素受体。20 世纪 80 年代，初来乍到的卡比尔卡接受挑战，要找出人类基因组中为 β-肾上腺素受体编码的基因。但研究人员分析基因时发现，该受体与眼睛捕捉光线的受体——视紫红质相似。于是他们意识到存在一个受体家族——G 蛋白偶联受体家族，这些家族成员看起来相似并有相同的功能。时至今日，我们知道有上千个基因为这些受体编码，包括感受光、味道、气体、肾上腺素、组胺、多巴胺和 5-羟色胺的受体。

（2）酶（蛋白激酶、蛋白酶、酯酶和磷酸酶）

如上文所述，酶是高选择性的催化剂，能显著加快代谢反应的速度和特异性，从食物消化到 DNA 合成都有酶的作用。蛋白激酶是一种激酶，通过化学添加磷酸基团来改变目标蛋白。这种"磷酸化"通常通过改变酶活性、细胞定位以及与其他蛋白质的联系造成目标蛋白（底物）功能的改变。人类基因组包含大约 500 个蛋白激酶基因（约占人类基因总数 2%）。多达 30%的人类蛋白质可通过激酶修饰。激酶还调节大多数细胞通路，特别是参与细胞传导的通路。蛋白酶是一种水解酶，可将蛋白质分解成小的多肽或氨基酸。一般情况下，这一过程是通过肽键的水解发生的。生物体中的蛋白水解有许多作用：消化酶分解食物中的蛋白质，为生物体提供氨基酸；酯酶通过水解反应将酯分解为酸和醇，磷酸酶从底物上去除磷酸基团，最后产生一个磷酸根离子和带有自由羟基的分子，这个过程（也称为"脱磷酸作用"）与磷酸化酶和激酶的作用正相反，后二者利用 ATP 等高能分子给底物加上磷酸基团。碱性磷酸酶是许多生物体中常见的一种磷酸酶。另一大组蛋白质与 DNA 和 RNA 磷酸酶或焦磷酸酶的活性有关。

（3）离子通道

1）配体门控离子通道（LGIC）。配体门控离子通道是一组跨膜离子通道蛋白，能对化学信号（即配体，如神经递质）的结合起反应，让 Na^+、K^+、Ca^{2+}、Cl^- 等离子穿过膜。神经递质是内源性（源于生物体、组织或细胞内部）的化学物质，从一个神经元经由突触传递信号到目标细胞。突触是神经系统中的一种结构，允许神经细胞（神经元）向另一个细胞（神经细胞或其他细胞）传递电信号或化学信号。神经递质被包进突触囊泡，聚集在前突触轴突末端的细胞膜下面。配体门控离子通道蛋白通常由至少两个不同的结构域组成：一个包含离子孔的跨膜结构域和一个包含配体结合位点的胞外结构域（变构结合位点）。这种受体的功能是将前突触释放的神经递质的化学信号直接且快速地转化为后突触的电信号。

2）电压门控离子通道（VGIC）。电压门控离子通道是一类跨膜离子通道，由离子通道附近的电位差激活。这种离子通道常见于多种类型的细胞，在易兴奋的神经和肌肉组织中起到重要作用。例如，神经和肌肉的电压门控钠钾离子通道、电压门控钙离子（Ca^{2+}）通道，在神经末梢释放神经递质过程中发挥重要作用。电压门控离子通道定向传递电信号。

（4）核激素受体

这是一类存在于细胞内的蛋白质，负责感受类固醇、甲状腺素和某些分子，然后与其他蛋白质协同作用，通过调节特定基因的表达，从而控制生物的生长发育、内稳态和新陈代谢。有些受体，如法尼醇 X 受体（farnesoid X receptor，FXR）在肝和小肠有很高的表达量、肝 X 受体（liver X receptor，LXR）是一种重要的调节物，调节体内胆固醇、脂肪酸和葡萄糖的平衡）和过氧化物酶体增殖激活受体（peroxisome proliferator-activated receptor，PPAR）作为转录因子调节基因的表达，作为代谢传感器调节细胞的分化和发育，碳水化合物、脂肪和蛋白质的代谢以及肿瘤的发生。

（5）结构蛋白（如微管蛋白）

这类蛋白赋予生物分子以刚度和硬度。大多数结构蛋白是纤维蛋白，例如，胶原蛋白和弹性蛋白是软骨等结缔组织的重要组成部分，角蛋白形成硬质或丝状结构，如头发、指甲、羽毛、蹄和一些动物的甲壳。一些球状蛋白质也发挥着结构功能，例如，肌动蛋白和微管蛋白是球形，单体存在时易溶，但聚合在一起则可形成长而硬的纤维，构成细胞骨架，使细胞能够维持形状和大小。

（6）膜转运蛋白（简称转运蛋白）

这是一类膜蛋白，参与离子、小分子或大分子的运动，例如可以让其他蛋白分子穿过生物膜。转运蛋白通过易化扩散或主动运输协助物质的运动。这种作用机制被称为载体介导的转运。

另一类潜在的药物靶标是由霍普金斯（Hopkins）和格鲁姆（Groom）[159]定义的"药物靶基因"。药物靶基因影响疾病表型，可被小分子药物修饰。

在确定或选定靶标之后，只有当靶标被验证为有效时，生物制药公司才会继续药物发现的后续步骤。如果一个靶标的抑制剂在疾病模型中逆转了疾病表型，则该靶标被验证为有效。也有引起（与抑制相反）反应的靶标的"激动剂"。

因此，靶标验证一般是指研究靶标抑制所致的表型改变。这类研究通常用动物模型来模拟人类疾病的病理生理学。动物模型应能进一步测量药效并揭示毒性作用机制。最后，应有一个对人类临床环境作出反应的动物模型的转化途径。

一个领先的研究型制药公司在挑选和验证靶标时要考虑以下几点：[160]
- 更好的药物学特性；
- 深入理解作用机制；
- 用作用于同一机制的失败药物进行比较验证；
- 从人类基因上得到验证；
- 用蛋白质作为治疗药物进行验证；
- 对作用于同一通路不同位点上的药物进行验证；
- 与人类病理生理相关的动物模型；
- 转基因动物。

转基因动物的概念始于 20 世纪 80 年代末，是一种更有效地使用动物模型（多为小鼠）的方法，有助于更好地理解和验证靶标作用机制。转基因技术是将外源基因引入活体生物的过程，从而使该生物表现出新的性状并遗传至后代。

转基因动物的一个特例是"基因敲除小鼠"，研究者通过基因工程改造小鼠，抑制或"敲除"小鼠体内一个已存在的基因，用一段人造 DNA 将其替换或打断。基因活动的丢失通常会导致小鼠表型的改变，从而改变其外观，行为和其他可观察的物理和生化特性。基因敲除小鼠是用来研究已被测序但该基因功能还未确定的重要动物模型。通过抑制特定基因并将其与具有正常行为或生理的动物相比较，研究者可以推测其功能。小鼠是目前与人类最接近的可使用基因敲除技术的实验室物种。大鼠的基因敲除比小鼠难得多，直至 2003 年才开始实现。第一只基因敲除小鼠由马里奥·卡佩奇（Mario R. Capecchi）、马丁·埃文斯（Martin Evans）和奥利弗·史密斯（Oliver Smithies）于 1989 年成功育成。他们因提出"使用胚干细胞在小鼠体内进行特定基因修饰"而获得 2007 年诺贝尔生理学或医学奖。[161]

早在 20 世纪 80 年代，马丁·埃文斯和奥利弗·史密斯就发现了一种实验性修改基因的方式。他们各自独立地发现了与正常基因部分类似但在关键部分却不相同的 DNA 分子，可以插入到基因组中与正常基因相同的位置。他们的发现使得对细胞群中单个细胞进行目标基因修饰成为可能，但仍然有一个问题待解决。我们体内的每一个细胞都包含我们的完整基因组，所以如果我们要全面了解某个基因在真实环境中的功能，我们就必须对体内所有细胞都进行相同的基因改变。马丁·埃文斯发现了胚干细胞——来自早期胚胎的细胞，可在试管中培养、生长并进行基因改造，从而使这个问题迎刃而解。这些胚干细胞像受精卵一样可以产生身体的所有细胞，因此可以将自身的基因（包括被修改的部分）传递给下一代。

对人类基因进行可遗传的、有针对性的改变在伦理上是不可接受的（除非将来出于重要的医学考虑）。然而，对小鼠做这种改变，争议就少很多。因为人类与小鼠共享很多基因，所以基因敲除小鼠模型非常有用。

基因敲除小鼠在医学研究多个领域都发挥其作用，包括各种癌症、肥胖、心脏病、糖尿病、关节炎、药物滥用、焦虑、衰老和帕金森病。基因敲除小鼠为药物和其他治疗方法的开发和测试提供了生物背景。

生物医药产业中的靶标识别和验证活动主要是由基础生物医学研究驱动的，目的是了解疾病的机制。这种研究很多是由学术和政府研究团队进行的，因此药物发现得益于私人和公共部门之间的紧密联系和相互支持。全球公共部门对基础生物医学研究的投资加起来每年超过 600 亿美元，美国 NIH 占总投资的近 50%。

公私伙伴关系正在支持这种互动，生物制药公司之间在竞争前的合作正在成为一种新趋势，有可能应对上述生命科学产业研发中产生的危机。

此外，在专注开发新靶标与继续研究已被验证有效的药物受体之间做出权衡也很重要。药物开发是一项高风险活动，决策者必须选择适宜的风险水平。

对于科学家来说，开发新的受体亚型和未验证的动物模型显然更有趣，更富挑战性。然而，为了降低风险，研究管理者却有可能着重于改进现有的疗法。

4.2.2 导向化合物识别与优化

目标确认后，药物公司试图找到一种新分子实体（new molecular entity，NME），抑制或阻断某条不利的生化通路，从而对患有某种疾病的患者产生积极效果。

虽然医学研究者和生物学家主导了靶标识别和验证活动，但是到了寻找合适的新分子实体的时候，就由化学家——特别是有机合成和药物化学家接手了。如果说信息技术能够支持药物发现活动的话，我们现在正在从生物信息学过渡到化学信息学。化学信息学的核心工具是化学数据库及其相关的数据管理和分析工具。为了给研究人员提供有用的信息，化学数据库必须可以根据化学结构进行检索。研究型制药公司都积累了大量的化学结构作为潜在的新分子实体候选，可针对选定靶标进行测试。这些化学数据库是十分宝贵的知识资产，受到严密的监管和保护，因为有药物潜力的化合物可以受到专利保护，一旦获得监管机构如美国 FDA 的批准，就能产生可观的经济效益。

生成大量化合物的常规途径是组合化学，该方法先合成大量化合物，然后在库中识别有用的化合物，目标就是找出针对给定的药物靶标具有最佳化学特性的化合物。一个好的药物会特异性地、选择性地结合于其对应的药物靶标，从而抑制相关的生物分子通路。从一个核心结构或骨架开始，各种化学基团（通常称为"R基"）被添加到骨架上。虽然在传统的药物开发过程中这种方法应用于有机小分子，但是大量化合物的实验合成得益于布鲁斯·梅里菲尔德（Bruce Merrifield）的开创性工作，他因为开发固相载体上的化学合成方法而获得1984年诺贝尔化学奖。[162] 通过梅里菲尔德的方法可以简单而巧妙地获得肽和蛋白质，给肽和蛋白质化学以及核酸化学领域创造了全新的可能性。梅里菲尔德的方法包括将组成蛋白质的多个氨基酸残基的第一个与一种聚合物相连。在每一个后续的合成步骤之后，副产物和剩余的起始原料可以用过滤和洗涤聚合物的方法除去。只有当所需的肽链全部合成完毕，聚合物才会被最终洗脱。这种方法的优势非常明显。用简单的清洗程序代替分离各个中间产物的繁琐程序，大量的时间被节省下来。此外，该方法已被证明有可能使每个步骤的产量提高到99.5%或更高，这是传统合成方法无法达到的。最后，该方法也适合自动化生产和现在市面上销售的自动肽合成器。

药物开发团队在合成出一种已被识别的导向化合物的大量变异体之后，仍然需要采取一系列必要且耗时的步骤。导向化合物识别过程的下一个重要的实验活动是高通量筛选（high-throughput screening，HTS）。高通量筛选用到机器人、灵敏的探测器、控制软件和定制的数据处理器，使研究人员能够很快进行数十万甚至百万的实验测试。超高通量筛选（ultrahigh-throughput screening，uHTS）指的是每天筛选100 000种以上的化合物。目标是快速识别与靶标反应并调节特定分子通路的活性化合物，以此作为药物设计的起点。与此同时，计算化学家与实验化学家合作，模拟导向化合物与靶蛋白的相互作用。"对接"这个词用来描述导向化合物和目标蛋白质（酶）的活性部位之间的相互作用。运用基于经典力学和量子化学相结合的柔性对接算法来进行药物靶标的计算机筛选，是高通量筛选实验的补充。所需的计算量相当大，但越来越可行、准确并可预测，因为自20世纪80年代分子模拟首次被医药行业引入并接受以来，计算机性能和软件的发展十分迅猛。另一种没那么严格但十分有用的筛选药物分子的实证方法是使用定量结构-活性关系（quantitative structure–activity relationships，QSAR）。QSAR模型通过分析化合物数据库，总结出一种化学结构和生物活性之间的假定关系，进而根据分子量、氢键等化学性质的描述预测新化合物的活性，正如利平斯基（Lipinski）针对口服活性（小分子）药物提出的"五原则"里总结的那样。[163]

经过几十年成功的药物开发之后，合成化学家们掌握了找出"成药"化合物的几个基本"原则"：可溶于水的分子，对健康组织无毒性作用，能口服，经过胃的时候能保持完整直至进入血流。

组合化学和高通量筛选引入了自动化过程，无疑转变了原先药物开发的"工匠"特征。布洛芬（ibuprofen）和萘普生钠（naproxen sodium）的故事可以说明合成化学如何加速畅销止痛药的发现。

布洛芬，化学式$C_{13}H_{18}O_2$, [164] 1969年在英国作为新型止痛药问世，随后由美国家用产品（American Home Products，现已并入惠氏 Wyeth）以商品名雅维（Advil）在美国销售。7 年之后的 1976 年，萘普生（Naproxen，化学式 $C_{14}H_{14}O_3$）由先达制药（Syntex，现已并入罗氏 Roche）推向市场，作为布洛芬的替代品在治疗炎症方面有些许优势。布洛芬和萘普生这两种药的靶标都是环氧酶（COX）受体。环氧酶是生物合成通路的主要酶，促进生成保护胃壁的天然黏膜。环氧酶有两种同工酶，由完全不同的基因编码：COX-1 和 COX-2。二者在表达调控和组织分布上存在差异。COX-1 的抑制剂是非甾体类抗炎药，如阿司匹林（乙酰水杨酸，$C_9H_8O_4$，柳树皮中含有的止痛成分，希波克拉底时代已为人所知）。血小板中的 COX-1 主要产物是 TXA2，诱导血小板聚集。研究表明，COX-1 的抑制足以解释为什么阿司匹林可有效减少心血管发病。布洛芬和萘普生都是非选择性环氧酶抑制剂，同时抑制 COX-1 和 COX-2（图 4.2）。

如今的合成化学家会说，如果组合化学当时被用于开发布洛芬，那么竞争化合物萘普生可能会在同一天被发现！

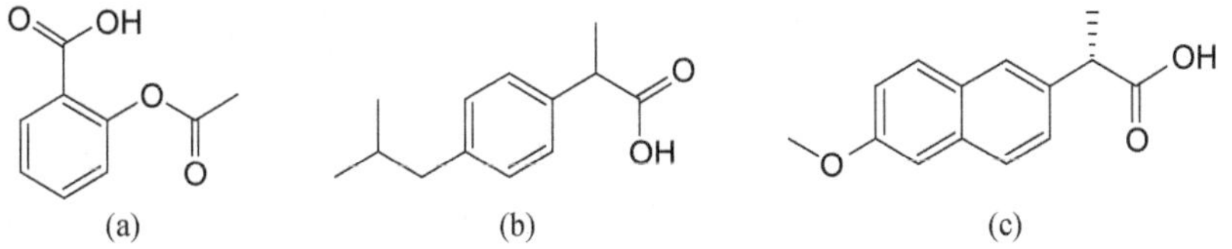

图 4.2 阿司匹林（a）、布洛芬（b）、萘普生（c）的化学结构
资料来源：维基百科

请注意，另一种常用的退烧止痛药，对乙酰氨基酚或扑热息痛（$C_8H_9NO_2$，也称泰诺 Tylenol）一般不被归类为非甾体类抗炎药，因为其只表现出较弱的抗炎活性。虽然扑热息痛 1887 年就已问世，但直到 1950 年才流行起来，因为新的实验室研究成果提高了合成化合物的纯度，从而降低了副作用，确定了其退烧并止痛的性质。与阿司匹林相比，扑热息痛对胃的刺激小得多，但没有阿司匹林、布洛芬和萘普生的抗炎作用。扑热息痛可缓解轻度关节炎产生的疼痛，但对关节的根本性炎症、发红肿胀则无效。人们对其作用机制的了解不如非甾体类抗炎药，但认为它对 COX-2 的作用远远超过对 COX-1。因为 COX-1 常存在于人体的各个部位，尤其是胃，所以扑热息痛对 COX-1 的相对不敏感使它成为保护胃肠功能的安全药物。然而，高剂量的扑热息痛能造成肝损伤，尤其是在饮酒的情况下。

简单介绍了全世界广泛使用的止痛药之后，还值得一提的是，开发选择性靶向 COX-2 的药物的后续试验产生了非常不同的结果，我们用万络（Vioxx）的故事来说明：默沙东[①]于 1999 年推出止痛药万络，尤其针对关节炎患者。不幸的是，万络具有诱发心脏病和中风等副作用，不得不于 2004 年被召回。而另一种 COX-2 抑制剂，辉

---

① 译注：美国的 Merck&Co., Inc. 在美国与加拿大称为默克 Merck，在其他地区包括中国称为默沙东 MSD。本书以"默沙东"指称美国 Merck&Co., Inc.，以"默克"指称德国默克 Merck KGaA。

瑞（Pfizer）生产的西乐葆仍在市场上作为关节炎疼痛的处方药销售。

4.3 第二阶段：临床前研究

在临床前研究阶段，已发现对所选靶标控制的生化通路有调节作用的导向化合物（或候选药物）在实验室里进行动物试验，以确定用于人类时是否安全有效。

ADME 是一个常用的首字母缩写词，用于描述成功通过临床前阶段的候选药物所需的性质。

"A"表示**吸收**（Absorption）。一个典型的口服活性化合物要到达组织，通常必须被消化道黏膜吸收，然后才能进入血液并被靶细胞吸收。化合物溶解度低、胃排空时间短、肠转运时间短、化合物在胃中不稳定、不能渗透肠壁等等，这些因素都会降低口服药的吸收率。吸收率在很大程度上决定了化合物的生物利用度，即药物到达体循环的剂量百分比。口服吸收差的药物只能通过令人不太舒服的方式给药（静脉注射、吸入等）。

"D"表示**分散**（Distribution）。指的是药物到其作用部位的转移，一般通过血流扩散。化合物可扩散进入肌肉或器官。影响药物扩散的因素包括局部血流速率和分子大小。化合物也可能与血清蛋白结合，形成一个复合物。对于预定到达大脑的药物，扩散可能是一个难题，因为必须通过"血脑屏障"。血脑屏障是一种高选择性通透屏障，将循环血与中枢神经系统中的脑细胞外液分隔开来。血脑屏障允许水、某些气体和脂溶性分子通过，并选择性转运某些对神经功能重要的分子如葡萄糖和氨基酸。另一方面，血脑屏障能防止亲脂性的潜在神经毒素进入大脑。血脑屏障的概念于 1900 年首次提出。直到 20 世纪 60 年代医学研究领域引进了扫描电子显微镜，真实的膜才被人们观察到并证明其存在。

"M"表示**代谢**（Metabolism）。化合物一旦进入体内就开始分解。对于小分子药物，肝起到关键作用：药物代谢在肝脏中进行，由氧化还原酶——细胞色素 P450 酶负责。初始化合物通常被转化为代谢产物。当代谢产物无药理活性时，代谢作用会使母体药失活，从而降低对机体的药效。然而，代谢产物也可能具有药理活性，有时甚至比母体药的活性更强。

"E"表示**排出**（Excretion）。药物分子及其代谢产物通过排泄作用被排出体外，通常经由肾脏（尿）或肝脏和肠道（粪便）排出。完全排出非常重要，以防外来物质在体内积累。除了肾脏（通过尿排出）和肝脏肠道（通过胆汁或粪便排出），肺在排出过程中也起着一定作用。

无论何时进行临床前研究，研究人员都必须深入研究并理解候选药物对患者的肾脏和肝脏的影响，以评估重要的毒性风险。

药物动力学是药理学的研究范畴，研究的是从外部进入有机体的物质在体内随时间的变化。药物动力学试图揭示药物的命运，从被吸收的时刻开始，直到完全被排出体外。

药效学研究药物对人体的生化和生理作用。

药物动力学可简单定义为"身体对药物产生的作用"，而药效学则可定义为"药物对身体产生的作用"。

在临床前阶段，我们通过体外实验和动物实验来决定候选药物的可行性，以确保它值得进入临床开发阶段。如果研发团队决定进一步开发该药物，就必须确保药物合成能够达到大规模制造的水平，并且制定出候选药物的临床开发计划。

药物开发的前两个阶段通常耗时六至七年。大多数化合物在这两个阶段就失败了：据美国药品研究与制造商协会（Pharmaceutical Research and Manufacturers of America，PhRMA）统计，平均 10 000 个化合物中只有 5 个会从临床前阶段进入临床开发阶段。

在临床试验之前，制药公司必须向美国 FDA 提交新药临床试验（IND）申请，需要总结目前为止收集到的数据，说明药物的可制造性，并概述临床试验计划。临床试验可以在新药临床试验申请提交 30 天后开始，除非美国 FDA 下令推迟试验。美国 FDA 不会下发新药临床试验申请的正式批文，但如果认为志愿者会受到的不合理且严重的疾病或受伤风险时，就可能叫停临床试验。

美国 FDA 在新药物开发中的作用始于药物开发者筛选出对动物体有药效活性和急性毒性作用的新分子之后，希望测试其对人类治疗潜力之时。从这一刻开始，该分子的法律状态发生变化，变成了必须受制于药品监管系统的具体要求的新药。

新药临床试验申请必须包含 3 方面的信息：

1）动物药理学与毒理学研究——通过临床前数据评估药物在人体初试时的安全性。

2）制造信息——确保新药临床试验申请人能批量生产并供应质量均一的药物。

3）临床协议和研究者信息——临床研究的详细流程以评估初期试验是否会让受试者暴露于不必要的风险。新药临床试验申请人必须获得临床受试者的知情同意，并获得伦理委员会对试验的评审。

4.4 第三阶段和第四阶段：临床试验和美国 FDA 审查

如图 4.1 所示，药物临床试验阶段分为 3 期，称为 1 期、2 期、3 期临床试验。

1 期临床试验中，开发者招募 20~100 个健康志愿者对药物进行安全性试验，以识别潜在副作用并确定剂量水平。

2 期临床试验中，招募 100~500 个志愿者——都是药物所针对疾病的患者——进行试验。2 期的目标是确定药效。

2 期临床试验通常又分为 2A 期和 2B 期，2A 期试验是对有待治疗的患者群体进行评估疗效（和安全性）的初步研究，2B 期临床试验则是严格评价药物疗效的对照研究。

2B 期临床试验有时被称为关键性试验。

3 期临床试验中，招募 1000～5000 名志愿者进行试验，充分收集药物安全性和有效性的数据以说服美国 FDA 批准。正式的审批流程由申请人提交新药上市许可申请（NDA）启动。平均而言，三期临床试验总共需要 7 年时间才能圆满完成。

第四阶段即最后阶段是美国 FDA 审批阶段，包括美国 FDA 审查和对新药上市许可申请的正式批准。

新药上市许可申请包括申请人提交的科学和临床数据，应该充分说明药物安全有效并满足医疗需求。完成审查程序并获得美国 FDA 批准需要大约 1.5 年。

美国 FDA 根据化学类型和治疗潜力将新药上市许可申请分类。7 种化学类型分别为：

1）以前从未获批过的新分子实体，因而被认为是创新
2）以前获批过的药物的新型盐剂
3）以前获批过的药物的新剂型
4）以前获批过的两种或两种以上的药物的新混合体
5）新生产商对已上市药品的复制
6）已上市药品的新适应症（包括将处方药变为非处方药）
7）未获新药上市许可申请批准的已上市药品（例如，在 1906 年美国 FDA 创立之前已上市的阿司匹林等[165]）

但美国 FDA 根据治疗潜力将新药上市许可申请分类时，会将新药和已上市药品做比较。美国 FDA 会优先考虑有显著的治疗、诊断和防病效果的新药。其余的都将被归为标准新药。

美国政府已对美国 FDA 设定绩效目标，包括所有优先级新药上市许可申请中的 90% 必须在 6 个月之内完成初步审查，所有标准新药上市许可申请中的 90% 必须在 10 个月之内完成初审。

有时，在新药上市许可申请提交之后会进行 3B 期临床试验，生成更多的数据以满足美国 FDA 最终审批的要求。

如图 4.1 所示，一般在 10 000 个最初被认为具有药物潜力的化合物中，只有一个最终能被美国 FDA 批准。

经过批准和上市之后，也许会有更多的临床研究，被称为 4 期临床试验，提供药物安全性和有效性的补充数据。评估不同的剂型、剂量、疗程、药物相互作用和对比其他药物，研究新的年龄组、种族和其他患者类型。特别是检测之前未知的不良反应和相关危险因素，这是 4 期临床试验的重点。

自 1971 年起，世界卫生组织（WHO）通过国际药物监测合作中心，即位于瑞典乌普萨拉的普萨拉监测中心（Uppsala Monitoring Centre）收集获批药物的不良反应数据并将结果储存在公开的数据库 VIGIBASE[166] 中。药物警戒是生物医药行业和各国政

府实行的风险管理,每当有新证据表明一种药物(或相互作用的多种药物的组合)可能产生严重副作用时,用以保护患者并采取措施。

生物医药研发是一项资本密集型的高风险事业,需要经验丰富、财力雄厚、持久力强的投资人。将一个新分子实体推向市场平均需要 10 亿美元。因此,生物医药行业已经历全球大规模并购形成少数几家独大的局面。

虽然并购浪潮从 20 世纪 80 年代就开始了,但即使最大的生物制药公司,在其内部转化生物医学新知以成功识别并验证新的药物靶标时也是困难重重,在更多创新型新分子实体获得批准的过程中进展缓慢。

上述美国政府责问局报道指出,目前需要强大科学背景的技术人才来加速药物研发的速度,并建议政府/学术研究机构与生物医药行业之间建立公私合作伙伴关系,还鼓励行业内的竞争前合作。

4.5 "生物制品"的重要性

生物医药产品或"生物制品"[167] 包括:
- 疫苗;
- 血液和血液制品,用于输血或制造成其他产品的;
- 过敏原提取物,用于诊断和治疗(如脱敏针);
- 人体细胞和组织,用于移植(如腱、韧带、骨);
- 基因治疗;
- 细胞疗法;
- 对潜在献血者筛查感染原如 HIV 病毒的试验。

生物制品由生物过程产生,而不像小分子药物经由化学合成。

生物制品是生物制药产品的一个子类。然而,生物制药产品通常指大分子药物,如基于蛋白质和核酸的药物,而"生物制品"更常指由细胞或组织的产物组成的药品(如袋装红细胞)。与小分子药物制造过程不同,生物制品通常借助生物技术并且要求先进的(有时难以控制)开发和制造方法。生物制品通常是前沿的生物医学研究的产物,在没有其他疗法时才用于治疗各种疾病。

以前,生物制品通常从动物体(包括人体)提取。重要的传统生物制品包括全血与其他血液成分、器官和组织移植物。由于 20 世纪 70 年代生物技术产业的兴起,开发生物制品的主要途径是利用重组 DNA 技术和单克隆抗体。

重组 DNA 分子是在实验室内进行遗传重组(如分子克隆),将多个来源的遗传物质整合,创造出生物体内原本没有的人工序列。

用于构建重组 DNA 分子的 DNA 序列可来自植物、细菌、真菌等,也可使用人类 DNA。即使是自然界中不存在的 DNA 序列也可通过 DNA 的化学合成制造出来并整合进重组分子。利用 DNA 重组技术，任何一条 DNA 序列都能被制造出来并引入任何一种生物体内。

活细胞内的重组 DNA 表达生成的蛋白质被称为"重组蛋白"。

重组 DNA 主要通过两种方法产生：聚合酶链式反应和克隆技术。PCR 在试管中复制 DNA，分子克隆需要利用活细胞复制 DNA。

PCR 和克隆的概念都在本书第三章介绍过。

在大多数情况下，包含重组 DNA 的生物体都有明显正常的表型，他们的外表、行为和代谢通常是不被改变的。然而，当选出的重组基因在宿主体内进行生物活动时，表型就会改变。例如，重组基因如果在不合适的细胞或组织中表达或过表达，重组基因产物就会诱发对宿主的毒性。重组 DNA 也能产生有害作用：利用插入失活可以敲除宿主细胞的基因，以确定基因的生物功能和重要性。

重组 DNA 技术被广泛用于生物技术、医学和研究领域。

1）重组人胰岛素几乎完全取代了从其他动物（如猪和牛）提取的胰岛素，用于治疗糖尿病。重组胰岛素一般通过将人类胰岛素转入大肠杆菌而获得人用的胰岛素。

2）重组人生长激素用于垂体功能低下不能产生足量激素供正常生长发育的患者。在重组人生长激素问世之前，用于治疗的生长激素只能从尸体的脑垂体中提取，这种不安全的做法有使患者染上克雅病（Creutzfeldt–Jacob disease）的风险。

3）重组乙肝疫苗：重组乙肝疫苗的使用有效地控制了乙肝病毒的感染。疫苗包括一种在酵母细胞中产生的乙肝病毒表面抗原。重组亚单位疫苗的开发是一个重要和必要的开发过程，因为乙肝病毒不像脊髓灰质炎等常见病毒，不能在体外培养。

4）重组人红细胞生成素（安进 Amgen 的药品 Epogen，1989 年获美国 FDA 批准）：是运用重组 DNA 技术细胞培养产生人促红细胞生成素。促红细胞生成素刺激红细胞生成（增加血红细胞含量），常用于治疗慢性肾衰竭和癌症化疗引起的贫血。

重组 DNA 技术引发了生物技术革命。美国第一个重组 DNA 专利是斯坦福大学于 1974 年申请的，发明人是斯坦利·科恩（Stanley N. Cohen）和赫伯特·波耶（Herbert W. Boyer），这项专利于 1980 年获批。科恩博士决定继续学术研究，而波耶博士则与人共同创立了位于旧金山南部的基因泰克公司（Genetech）。第一个获得许可的 DNA 重组技术药物是由基因泰克研发的人胰岛素。1982 年，美国 FDA 批准了合成的"人"胰岛素，这要归功于与基因泰克合作的胰岛素制造商礼来制药（Lilly），礼来引领该药物通过了美国 FDA 的审批。随后，礼来获得授权制造药品优泌林（Humulin），成为第一个获得批准的用于人的基因工程药品。

另一波生物技术突破的巨浪基于单克隆抗体。为解释这个概念，我们先回顾一下保罗·埃尔利希（Paul Ehrlich）的工作。埃尔利希因为免疫学研究而获 1908 年诺贝尔生理学或医学奖。[168] 埃尔利希不仅开发了化学疗法，还以"神奇子弹"的理念举世闻名，这种物质可以选择性地靶向引起昏睡症、伤寒和梅毒等疾病的微生物。我们知道，身体的免疫系统制造抗体，抗体是一类蛋白质，能识别入侵的微生物和其他攻击人体的生物体，然后奋力消灭这种危险目标。

单克隆抗体是指"由源于一个独特的母细胞克隆的一群相同的免疫细胞制造的特异性单一的抗体"。延续保罗·埃尔利希的"神奇子弹"理念，研究的目标是产生特异性结合于某种物质的单克隆抗体，然后能用来检测甚至纯化这种物质。

1882年，结核杆菌的发现者罗伯特·科赫（Robert Koch，1843～1910年）在柏林组建了一个团队来攻克免疫疗法这一新兴领域。柏林传染病研究所的团队成员包括保罗·埃尔利希、埃米尔·冯·贝林（Emil von Behring）、埃里希·韦尼克（Erich Wernicke）和北里柴三郎（Shibasaburo Kitasato）。在贝林的带领下，团队开发了第一批有效的抗血清，能抗白喉、破伤风、脑膜炎和肺炎。

1984年，乔治·科勒（Georges Köhler）、塞萨·米尔斯坦（César Milstein）和尼尔斯·杰尼（Niels Kaj Jerne）因免疫系统发育与调控中的特异性理论及单克隆抗体制备原理的探索而获得诺贝尔生理学或医学奖。[169]

米尔斯坦和科勒能够将肿瘤细胞通常有害的特性——不断增殖的能力——转化为极其有益的特性。在1975～1976年这忙忙碌碌的两年间，他们开发了一种技术，让他们能随心所欲地从数量庞大的细胞中精确地挑出他们需要的那些稀有的抗体生成细胞。随后，这些细胞与其他物种（如小鼠）的癌细胞融合，生成永生的并能大量生产同一种抗体的杂交细胞。科勒和米尔斯坦将这些杂交细胞称为杂交瘤，因为一个特定的杂交瘤中的所有细胞都来自一个单一的杂交细胞，它们制造的抗体是单克隆抗体。杂交瘤技术的首次应用是利用一个失去分泌抗体能力的骨髓瘤细胞系，并将这些细胞与产生抗体的健康B细胞融合。单克隆抗体技术能让科学家获得大量靶向特定目标的纯抗体，从而设计出新的诊断检测和治疗方法。将适当剂量的单克隆抗体注射入血液，抗体就能直接作用于与疾病靶标。

基于单克隆抗体技术的药物统称为"某某单抗"。第一个获得美国FDA批准的药物是1998年上市的用于治疗非霍奇金淋巴瘤的利妥昔单抗（rituximab）。它是由艾迪克（IDEC）制药公司开发的，艾迪克后来与百健（Biogen）合并成立百健艾迪（Biogen IDEC）。利妥昔单抗是一种抗CD20蛋白的单克隆抗体，CD20蛋白主要存在于免疫系统的B细胞表面。利妥昔单抗破坏B细胞，因此用于治疗以B细胞数量过多、活性过强或功能紊乱为特征的疾病。这类疾病包括多种淋巴瘤、白血病、移植排异反应和自身免疫性疾病。艾迪克与基因泰克联手获得美国FDA准许并共同推销利妥昔单抗。与此同时，基因泰克开发了另一种单克隆抗体药物赫赛汀（Herceptin，曲妥珠单抗trastuzumab），用于治疗人类表皮生长因子受体-2（human epidermal growth factor receptor-2，HER2）阳性的乳腺癌。赫赛汀在1998年获得美国FDA批准，并成为第一个需要诊断检测来确保疗效的药物，是个体化医疗的一个典范：乳腺癌组织中有Her2基因表达的那些患者才有可能从赫赛汀治疗中受益。

类克（Remicade，英夫利西单抗 infliximab）被美国 FDA 批准用于治疗银屑病、克罗恩病和强直性脊柱炎（一种炎症疾病，可导致脊柱中的椎骨融合在一起，造成驼背的姿势）、银屑病关节炎、类风湿关节炎、溃疡性结肠炎。英夫利西单抗由纽约大学医学院的乐俊明（Junming Le）和珍·维尔切克（Jan Vilcek）发明，由 Centocor（已并入强生 Johnson & Johnson）生产。

修美乐（Humira，阿达木单抗 adalimumab）已被批准用于类风湿关节炎、银屑病关节炎、强直性脊柱炎、克罗恩病、溃疡性结肠炎、中度至重度慢性银屑病和幼年特发性关节炎。阿达木单抗是首个获得美国 FDA 批准的完全人源单克隆抗体药物，是由巴斯夫生物科技有限公司（BASF Bioresearch Corporation）和剑桥抗体技术公司（Cambridge Antibody Technology）合作研发的。修美乐现在由雅培生产。

阿瓦斯汀（Avastin，贝伐单抗 bevacizumab）是一种重组人源单克隆抗体，通过靶向血管内皮生长因子 A（vascular endothelial growth factor A，VEGF-A）抑制血管生成。血管生成是新血管从已存在的血管发生的生理过程，是生长发育中的一种正常且重要的过程，也是伤口愈合、肉芽组织形成中的重要过程。然而，它也是肿瘤从良性转化为恶性的根本步骤。VEGF-A 在多种疾病，尤其是癌症中刺激血管生成。贝伐单抗是美国第一个用于临床的血管生成抑制剂，（结合化疗）用于治疗多种癌症。它也用于治疗眼科疾病，如年龄相关性黄斑变性和糖尿病性视网膜病变，这些疾病造成视网膜周围血管生长异常并出现渗液，造成视网膜层间分离。贝伐单抗基于哈佛大学的犹大·福克曼（Judah Folkman）对血管的研究，他开发了能治疗小鼠肿瘤的药物。基因泰克科学家纳波莱奥内·费拉拉（Napoleone Ferrara）的本职工作是研发用于分娩的药物，但药物研发没有成功。费拉拉同时也利用业余时间研究血管生成蛋白，因此有了贝伐单抗的成功。

从获得诺贝尔奖的科学研究到首次将单克隆抗体用于治疗并获得商业成功历时 20 多年，但如今单克隆抗体已被大量生产并批准用于治疗癌症、心血管疾病、炎症性疾病、黄斑变性、移植排异反应、多发性硬化症、病毒感染等。2006 年 8 月美国药品研究与制造商协会（PhRMA）报告显示：美国公司共有 160 种不同的单克隆抗体正处于临床试验或等待美国 FDA 批准的阶段。2013 年，该数字增长至 238 种。

很明显，生物制品所需的生产过程和制造技术非常不同于传统的小分子药物。这些技术不容易完全掌握和控制。因此，生产生物制品的仿制品（生物仿制药）更是难上加难。

生物制品通常在制造过程中对变化相当敏感。后续生产商无法获取原生产商的分子克隆和原始细胞库，也无法得知确切的发酵和纯化工艺，更无法获得活性药物。但他们确实能获得已进入市场的产品。杂质和/或分解产物的差异可能造成严重的健康隐患。这让人们担心生物制品的仿制品可能与原版制品药效不同。

生物制品的一个主要缺点是需要通过胃肠外途径给药，即不能通过消化道（口服）或局部施用。胃肠外给药途径有好几种，通常需要注射。因此，大多数蛋白质药物都限于治疗可接受注射药物的疾病。在大多数情况下，生物制品用于重症疾病，通常是救命药。

4.6 生物标记和个体化医学

一种"生物标记"，或生物标志物，通常指一种可测量的特征，可作为某种生理状况的指标。这个术语有时也指指示生物存在的一种物质。[170]

我们可以通过经常测量和评价生物标记以检查正常的生物过程、致病过程或对治疗干预的药理反应。

生物标记被美国 FDA[171] 定义为"一种客观测量和评价正常生物过程、致病过程或对治疗干的预药理反应的指标。"

美国 FDA 对生物标记的投入反映在其 2004 年推出的"关键路径计划"（critical path initiative）中[172]，该计划旨在将最新的科学进展，如基因组学和先进的影像技术等整合到药物研发的过程中，如伍德科克（Woodcock）和伍斯利（Woosley）[173] 所阐释的，如图 4.3 中所示。

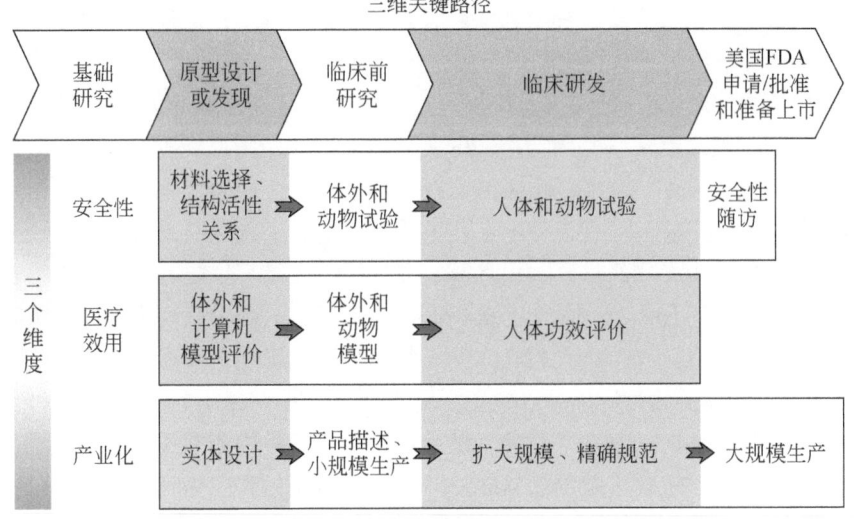

图 4.3　伍德科克和伍斯利所阐释的药物研发关键路径

生物标记的相关测量可以为药物候选提供安全性和有效性（或医疗效用）信息，被认为有望提高生物医药研发生产力。人们期待以生物标记为基础的药物开发能促成更好更早的决策，（基因组的）生物标记将为靶向疗法和终将实现的分层与个体化医疗铺平道路。

让我们跟随麻省理工生物医学创新中心的精彩综述，近距离看一看以生物标记为基础的生物医药研究机构的药物发现和药物研发流程。[174] 综述第三作者弗兰克·道格拉斯（Frank L. Douglas）在制药行业从业多年，做过安万特（Aventis）研发的全球总监，后来选择加入麻省理工生物医学创新中心。综述作者指出，对患者的治疗是一个连续的过程，一头是依据经验的传统医疗，另一头是个体化医疗，其间是分层医疗，由临床生物标记划分出特定的患者群体。临床生物标记将患者群体与治疗方法联系起来。

虽然"分层"这个术语用来描述由临床生物标记区分的患者群体是恰当的，但它并没有被广泛接受，所以下文用不那么精准的"个体化"一词来替代。

目前使用的大多数药物都是医师依据经验处方开给患者的。例如：缓解疼痛的非甾体类抗炎药（详见 4.1 部分）；用于胃肠道疾病的质子泵抑制剂（PPIs），如奥美拉唑[175]（omeprazole，商品名洛赛克 Prilosec，阿斯利康生产，1989 年美国 FDA 批准）或埃索美拉唑（esomeprazole，商品名耐信 Nexium[176]，阿斯利康生产，2001 年美国 FDA 批准）；传统疫苗；抗抑郁的选择性 5-羟色胺再摄取抑制剂，如百忧解[177]（Prozac，礼来生产，1987 年美国 FDA 批准）、帕罗西汀[178]（Paxil，葛兰素史克生产，1996 年美国 FDA 批准）和左洛复[179]（Zoloft，辉瑞生产，1997 年美国 FDA 批准）。血清素或 5-羟色胺由色氨酸经生化过程衍生而来，主要存在于动物包括人类的胃肠道、血小板和中枢神经系统。人们普遍认为它是幸福感的来源。在中枢神经系统中，血清素具有多种功能，包括调节情绪、食欲和睡眠，也具有认知功能，包括学习和记忆。突触中血清素的调节被认为是几类抗抑郁药的主要作用原理。

个体化药物如今还没有被广泛使用，但作为再生医学（详见下文 5.6 部分）的一部分并且随着我们越来越了解基因与疾病的关系以及个体的免疫反应，个体化药物将显示更大的重要性。例如，从癌症患者身上提取的肿瘤细胞能被用来开发成疫苗，再给该患者使用。为特定癌症患者设计个体化治疗方案的另一种途径是进行基因组分析联合抗体检测，然后由专家组选择或由计算机复杂决策支持算法推荐药物组合。尽管个体化医疗实践仍然罕见而且可能因为价格高昂，对于广大患者来说永远不会成为现实的选择，但他们可以选择个体化用药。如果临床生物标记能被发现并得到验证并获得美国 FDA 批准，相关治疗应该可以产生更好的疗效和更小的副作用。药品生产商应该在开发特定药物的同时开发诊断检测，使药物专门用于对检测有反应的患者人群。这类药物已经在使用，包括乳腺癌药物曲妥珠单抗[180]（基因泰克生产，商品名赫赛汀，1998 年美国 FDA 批准）和用于治疗多种癌症的抗癌药伊马替尼[181]（imatinib，商品名格列卫 Gleevec，诺华生产，2001 年美国 FDA 批准），尤其是用于治疗慢性粒细胞白血病（CML）。

基因泰克详细记录了赫赛汀的开发时间表。[182] 就我们现在讨论的个体化医疗而言，重要的事实是赫赛汀是一种干扰 HER2 受体的单克隆抗体。因此，这种乳腺癌药物只对大约 25% 的患者有效,这一群患者的肿瘤组织中存在 HER2 高度表达。HER 受体是内嵌于细胞膜的蛋白质,负责细胞外分子(称为表皮生长因子或 EGF 的分子)向细胞内传递信号并开启或关闭基因。在特定类型的乳腺癌中,HER2 过度表达,导致肿瘤细胞不受控制地增殖。1996 年,纽约纪念斯隆-凯特琳癌症中心(Memorial Sloan-Kettering Cancer Center)的研究员发表的一篇临床研究报告显示,靶向抑制生长因子受体导致人类肿瘤消退。基因泰克与诊断公司 DAKO 开始合作之后,成功进行了 3 期临床试验,表明赫赛汀联合化疗可拖缓病程发展并增加 HER2 检测筛选出的乳腺癌患者群的响应率。HER2 是与赫赛汀相关的临床生物标记。

类似的,断裂点簇集区(BCR-ABL)阳性酪氨酸激酶基因型是患有慢性粒细胞白血病患者群的生物标记,格列卫是这种激酶的抑制剂,对于这个患者群有效。慢性粒细胞白血病是第一个被查明与明确的基因异常相关的恶性肿瘤,这种染色体易位称为费城染色体,因为它是由来自费城的两位科学家——彼得·诺维尔(Peter Nowell)和大卫·亨格福德(David Hungerford)[183] 在 1960 年发现并描述的。他们发现了一种易位,是 9 号和 22 号两条染色体部分交换位置,形成一个融合基因,由 9 号染色体上的 ABL1(ABL 代表 Abelson,一种白血病病毒的名字)基因连接到 22 号染色体(q11 区)上的 BCR 基因的一部分而形成。

因此,这种基因异常的患者携带了加长的 9 号染色体和截断的 22 号染色体,如图 4.4 所示。

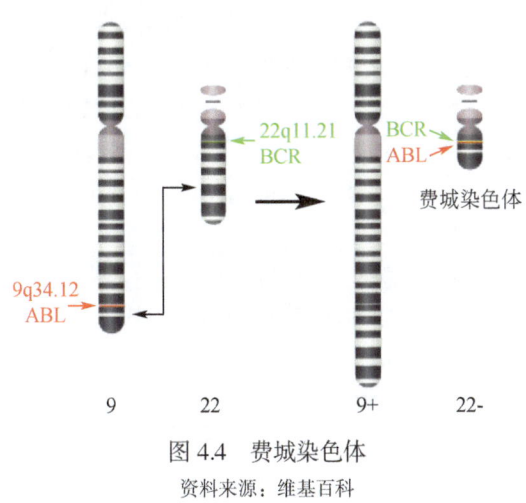

图 4.4 费城染色体

资料来源:维基百科

BCR-ABL 融合基因编码一种蛋白激酶,会使蛋白质中的酪氨酸残基不断地磷酸化,这种无休止的功能状态往往是癌症起始或发展的罪魁祸首。在酪氨酸激酶抑制剂如格列卫的存在下,ATP 结合部位受阻,磷酸化被阻断,BCR-ABL 表达的细胞要么具有选择性生长劣势,要么细胞死亡。

格列卫可以抑制大多数（65%～75%）慢性粒细胞白血病患者的病程发展，充分实现其正常骨髓干细胞群的再生。然而，由于某些白血病细胞持续存在于几乎所有的患者体内，所以治疗必须持续终身。不过由于格列卫和其后的酪氨酸激酶抑制剂的使用，慢性粒细胞白血病成为第一个运用标准治疗手段就能获得正常寿命预期的癌症。

在赫赛汀和格列卫获得明显成功的基础上，生物制药业开始认真尝试将个体化医疗理念融入自己的研发策略。正如赫赛汀和格列卫所表明的，针对特殊患者群体的药物能产生与奥美拉唑这种全适用的重磅药物相似的投资回报。

然而，传统临床医学实践必须经过改良才能包容个体化医疗：除了传统的鉴别诊断，医疗服务提供者还必须增加临床生物标记的检测步骤，医疗保险公司必须同意支付额外的检测费用。结果就是，新治疗手段不会被浪费在不会受益的患者身上，对于属于临床生物标记界定的特定患者亚群的反应者，这种治疗应该产生更好的效果，更高的治愈率。这是多方获益的结果：患者的生存概率增加，医疗服务提供者的成功率增加，支付者的提供费用的效率会提高，药物研发者对分层医疗额外收费的能力也在提高。

在上述例子中，我们关注的是癌症作为个体化医疗的主要疾病领域。然而，我们越是了解遗传学和疾病机制，就越能找到更多理由来推介个体化医疗。

抗生素已经与特定的耐药感染相匹配。另一个疾病领域艾滋病，由人类免疫缺陷病毒（HIV）感染而导致获得性免疫缺陷综合征（AIDS）。如今艾滋病的治疗是针对特定患者体内的病毒毒株定制疗法。

可惜，目前还有临床生物标记未能结合根据诊断检测设计的有效治疗方案的情况。阿尔兹海默病就属于这种情况：β-淀粉样蛋白是一种粘蛋白，是该病的指征，可以借助医疗成像技术探测到。其他检测在阿尔兹海默病患者的脊髓液、眼部甚至鼻腔中寻找已知的指征认知功能障碍的蛋白质（如 tau 蛋白[184]），这些蛋白在患者真正出现记忆丧失等问题的几年前就出现了。我们只能希望治疗——至少是预防措施——尽快赶上现有和即将到来的诊断检测。

未来可期待的是从经验医疗到个体化医疗的转化，甚至遍及迄今尚未被临床生物标记的概念触及的疾病领域。降胆固醇药物如他汀类的使用可以朝这个方向努力，虽然目前的情况还不足以让人这样去做。他汀类药物是 β-羟基-β-甲戊二酸单酰辅酶 A（HMG-CoA）还原酶抑制剂是一类降胆固醇的药物，通过抑制 HMG-CoA 还原酶——合成胆固醇的代谢途径中的限速酶，来降低胆固醇水平。人体胆固醇总量的 70% 由肝脏合成，HMG-CoA 还原酶在肝脏合成胆固醇的过程中起着关键作用。高胆固醇水平与心血管疾病相关，而他汀类药物在高风险人群中可预防心血管疾病。

患者对他汀类药物的反应确有不同，基因检测能帮助患者选择最适合自己的他汀类药物。然而，找出最合适的他汀类药物造成的不便和额外成本，目前超过了随机选择药物的潜在益处。

因此，个体化医疗的适用条件应该包括：①有可能诱发患者差异反应的生物学特征；

②具有不同的反应的多种治疗方案；③能够将治疗方法与可能表现出不同反应的患者亚群联系起来的临床生物标记。

从商业角度来看，生物制药行业参与个体化医疗发展必须满足3个条件：

1）技术的可行性，识别有望或已经加入临床试验计划的患者群体。注意，可以预先通过临床生物标记筛选特定患者群体来减少入选患者数量。美国FDA对生物标记的批准是一个重要因素。

2）可观的经济效益：根据经验法则，一种药物必须有潜力达到最高5亿美元的年销售额才能让研发和销售回本。下文将详细描述这个条件。

3）可持续的经营模式：特点是显著提高治疗效果，强大的专利保护，为少数人群用药市场（罕用药）提供监管保护。罕用药（又称"孤儿药"）是专门为治疗罕见病（又称"孤儿病"）研发的药物，这些病也被称为。美国和欧洲各国政府通过财政激励措施，如延长专营权期限，来鼓励此类药物的开发。

研发针对亚群的个体化药物的商业前景如何？

图4.5显示投资和回报阶段。投资阶段长度取决于临床研发阶段和美国FDA批准时间，回报阶段长度取决于药物的专利寿命。

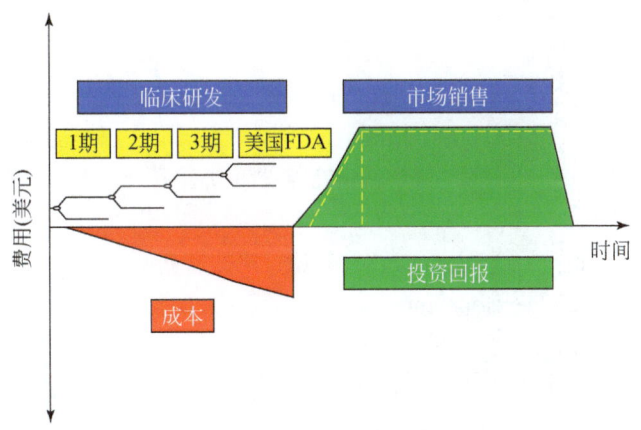

图4.5 药物的投资（红）和回报（绿）周期

在投资回报阶段，需要花时间推广药物，说服医生和患者使用该药物有好处，并最终在专利失效之前达到销售峰值。显然，当专利过期而仿制药上市时，定价权就会消失。

现在我们来探讨个体化医疗会如何修改图4.5的模式。

在《自然综述/药物发现》文章中，特鲁斯海姆（Trusheim）、伯恩特（Berndt）和道格拉斯描述了一个经典的商业案例，假设研发一种全适用的经验型药物需要10亿美元，年销售额达到5亿美元并享受10年的专利保护。对于一个典型的利润率80%的药物，生命期的总利润将达到40亿美元，是成本的4倍。

然而，目前的趋势正在侵蚀这4倍的回报率。假设开发一种经验型药物的成本翻倍至20亿美元，又因为研发周期延长和批准延迟使得专利有效期缩至仅剩6年，并且由于政府行为使得毛利润率从80%下降至50%，年销售额5亿美元的药物在生命期内的总利润变为15亿美元，导致回报率小于1。即使该药的年销售额达到20亿美元，生命期的总利润达到60亿美元，回报率也将从4倍降至3倍。

现在我们假设所有医疗保健利益相关群体都接受个体化医疗这个新概念，正如美国FDA关键路径计划所展望的那样。通过已被批准的临床生物标记筛选出合适的患者群体，临床试验需要招募的人数可以减少，药物研发周期有可能减半，从10年（上述参考案例）减至5年。由于临床试验人数减少，这个前景光明的药物的研发成本也许能减至仅需2.5亿美元。此外，药物的疗效会远远超过目前主流药物，因而政府有可能同意付还率，保留行业过去享有的80%利润率。即使销售额最高只有2亿美元，生命期的总利润也将高达24亿美元，相比之下成本仅为2.5亿美元。投资回报率则高达9.6倍！

即使在一个较为悲观的情形下，假设药物研发时间还是10年导致成本5亿美元，不断增加的政府和管理式医疗购买力使得毛利率降至65%，这个商业案例仍会成功：生命期的总利润为13亿美元，是成本的2.6倍。

这个经济分析表明生物制药行业会审慎地朝着生物标记驱动的未来迈进，研发出针对特定患者群体的药物，比以往疗效更好，副作用更少。

然而，沿着关键路径通往个体化医学的进展一直缓慢：已被验证的——被科学界认可的生物标记不够多，一些大制药公司在将关键路径概念完全整合到日常研发操作过程中仍是困难重重。

在美国FDA关键路径计划推出近10年后，塔夫茨药物研发研究中心（Tufts Center for the Study of Drug Development）[185]总结了行业发展状况：

- 94%的制药公司投资个体化医疗研究；
- 81%的制药公司已成为个体化医疗合作伙伴；
- 50%的临床试验涉及参与者的DNA样本采集；
- 30%的制药公司对研发中的所有化合物要求对应的生物标记；
- 目前处于2B期到4期（批准前）的化合物中的10%有与之关联的伴随诊断。

最后应该指出，以生物标记作为基础的药物研发在很大程度上依赖于私人与公共部门之间的合作。位于美国亚利桑那州图森的关键路径研究所（Critical Path Institute, Tucson, AZ）和美国NIH等多个机构正积极推动这类合作。

更多关于生物标记在药物研发过程中的作用的详细信息可参考布利温斯（Bleavins）、卡里尼（Carini）、朱里马-罗迈特（Jurima-Romet）和雷巴里（Rahbari）编纂的手册。[186]

4.7 生物制药研发的过去和未来

在几十年的高利润经营模式和不断增加的研发预算之后，生物制药行业正在认真地重新思考如何提高研发效率，如何应对导致美国 FDA 批准迟滞的令人难以接受的失败率。

从 20 世纪 80 年代开始，生物制药行业试图通过投资先进的新技术和一系列看似永无止境的并购来提高生产率。

在过去 50 年里被生物制药行业接受的新技术和范式转变的例子如下。

- 20 世纪 60 年代：基于机制的药物发现——理性的生化筛选；
- 20 世纪 70 年代：结构生物学和分子模型——理性的药物设计；
- 20 世纪 80 年代初：生物制剂的新时代——重组 DNA 和单克隆抗体；
- 20 世纪 80 年代末：基因敲除小鼠（原有基因被灭活的基因工程小鼠）；[187]
- 20 世纪 90 年代初：组合化学和高通量筛选；
- 20 世纪 90 年代末：超高通量筛选和小型化/自动化；
- 2000 年：遗传学、基因组学、蛋白质组学、干细胞等；
- 2010 年：用于靶向给药的纳米医学、再生医学；
- 2015 年：免疫疗法、基因治疗。

不幸的是，所有新技术对药物研发失败率和美国 FDA 批准数量的影响都令人失望。虽然业界十分认真地尝试宜早不宜迟的失败，与其投资到后期阶段再因为药物的有效性或安全性不够（由于生物利用度、代谢特性、毒性等原因）而被迫放弃研发，不如"及早失败"。但整体来说，药物研发效率依旧低下，特别是与其他产业相比。

虽然存在这样的惨淡景况，但生物制药行业已经蓬勃发展并取得了可观的收益，因为"依靠拳头产品的商业模式"至少在过去能够经得起高失败率：每当一种药物打入市场并满足了之前未满足的重要医疗需求时，西方发达国家的卫生部门就愿意为该企业的付出给予丰厚补偿。只要美国 FDA 批准的新分子实体还在专利保护期内，专利权人就能收取溢价，因此负担得起后续的研发投入。

此外，生物制药行业通过大量中型公司的相互并购最终形成少数几个全球巨头企业。以赛诺菲（Sanofi）为例说明行业并购浪潮：

- 1990 年，法国里昂-巴黎的化学/制药公司罗纳–普朗克（Rhone-Poulenc）成立了罗纳–普朗克–乐安（Rhone-Poulenc-Rorer，RPR），在巴黎郊区建有研发实验室。
- 1997 年，德国法兰克福的化学/制药巨头赫斯特（Hoechst）将自己的生命科学部与成立于 1995 年的美国药企马里昂·美里尔·道（Marion Merrell Dow）和法国药企罗素优克福（Roussel Uclaf）合并，成立了生命科学公司赫美罗（Hoechst-Marion-Roussel，HMR）。
- 1999 年，罗纳-普朗克-乐安与赫美罗合并成立安万特（Aventis），主要研发实验室位于法国、德国和美国，公司总部设在法国阿尔萨斯的斯特拉斯堡附近。
- 2003年，安万特拥有75000名员工，营业额超过200亿美元，利润超过30亿美元。
- 1973年，赛诺菲作为法国石油公司Elf-Acquitaine的子公司在巴黎成立，后并入TOTAL。
- 1999年，赛诺菲与化妆品巨头欧莱雅的前子公司圣德拉堡（Synthelabo）合并。
- 2003年，赛诺菲－圣德拉堡拥有33000名员工，营业额105亿美元，利润27亿美元。
- 2004年，在法国（总统希拉克）和德国（总理施罗德）政府高层的参与下，赛诺菲-圣德拉堡收购安万特，成立赛诺菲－安万特（Sanofi-Aventis，S-A）[188]，总部设在巴黎。
- 2011年，赛诺菲－安万特收购美国顶尖生物科技公司健赞（Genzyme），该公司拥有11 000名员工，总部位于波士顿。
- 2011年晚些时候，赛诺菲-安万特弃用安万特之名，改回赛诺菲。赛诺菲巴斯德（Sanofi Pasteur）是赛诺菲的一部分，专注开发疫苗。

2014年年底，赛诺菲的全球销售额达到390亿美元，拥有员工约110 000名。与10年前的总利润相比，利润略有下降，但研发投入依然高达约60亿美元。

类似的故事也同样发生在其他企业譬如：辉瑞——法玛西亚包括普强（Upjohn）和Farmitalia，华纳－兰伯特/派德药厂（Warner-Lambert/ Parke-Davis），惠氏（Wyeth）/美国家用产品公司，包括Ayerst，美国氰胺-莱德利实验室（American Cyanamid–Lederle）；阿斯利康（Astra-Zeneca）——由瑞典阿斯特拉（Astra）与英国捷利康（Zeneca）合并建立，可追溯到由炸药发明家阿尔弗雷德·诺贝尔于1870年成立的化学公司——帝国化学工业公司（Imperial Chemical Industries）；英国的葛兰素史克（GSK）——葛兰素（Glaxo）、威康（Wellcome）、史克（SmithKline）、比切姆（Beecham）；美国的默沙东——现在包括先灵葆雅（Schering-Plough）；瑞士的诺华（Novaritis）——由位于巴塞尔的汽巴－嘉基（Ciba-Geigy）和山德士（Sandoz）合并；瑞士的罗氏——包括宝灵曼诊断公司（Boehringer-Mannheim Diagnostics）、先达、日本中外制药（Chugai）和基因泰克；德国的拜耳（Bayer）包括先灵（Schering），等等。

1985年，全球排名前10的制药公司约占总市场份额的20%，而2002年则达到48%[189]，如今已超过60%。

预计到2020年之前还会有更多的合并和收购发生，并购的驱动力很可能是意欲主导某些细分市场，或成为瓜分市场份额的三大巨头之一。例如，为了达到这一目标，诺华出售疫苗业务，收购竞争对手的癌症业务，后者在疫苗领域的实力更强，却并非肿瘤领域的主导者。随着全球制药公司再也负担不起宽泛的研发组合涉足各个治疗领域，我们可能会看到疾病领域的进一步细分。

一些并购甚至预期会减少企业税收。由于美国企业税率高，辉瑞于2014年宣布有意以1170亿美元收购阿斯利康并将总部从纽约迁至伦敦，引起了媒体的关注。然而阿斯利康拒绝了这项邀约，因为英国和瑞典政府担心会损失研究岗位。鉴于以往辉瑞并购的悠久历史和最近对研发预算的削减，这些担忧看起来不无道理。

- 1999/2000 年　辉瑞以 1160 亿美元收购华纳 – 兰伯特 / 派德药厂（WLPD）；
- 2002/2003 年　辉瑞以 600 亿美元收购法玛西亚；
- 2009 年　辉瑞以 680 亿美元收购惠氏；
- 2014 年　辉瑞试图以 1170 亿美元收购阿斯利康未果。

在辉瑞花费共计 2440 亿美元完成以上三项主要收购之后，其市值从 1999 年的约 1250 亿美元增长至 2014 年的约 1850 亿美元，仅增长了 600 亿美元。辉瑞 2000 年收购华纳 – 兰伯特 / 派德药厂之后，市值一度达到 2900 亿美元，但在 2002 年又降至 1880 亿美元。2003 年收购法玛西亚后再次达到峰值 2690 亿美元，此后 2006 年由于专利到期，而被寄予厚望的立普妥替换药的临床试验结果令人失望，致使市值持续跌落，2008 年降至约 1190 亿美元。立普妥是辉瑞通过收购华纳 – 兰伯特 / 派德药厂获得的他汀类降胆固醇药物，是有史以来最成功的畅销药，打败了曾经的领军者——瑞典阿斯特拉开发的胃肠道药物洛赛克 / 耐信。

2009 年收购惠氏后，辉瑞不得不削减研发预算，精简运作，以提升股东利益。辉瑞员工付出了沉重的代价：自 2011 年以来，辉瑞关闭了位于美国密歇根州的安娜堡（研发立普妥的地方）、康涅狄格州的格罗顿以及英国桑德威奇的研究实验室。值得一提的是，格罗顿和桑德威奇原本都是被选来生产抗生素的厂址，抗生素是二战中和二战后辉瑞业务的一大块。这两个地方都曾是海军造船厂。可惜，由于"大药厂"近来的选址趋势是将药物研发实验室置于医药研究领先的大学附近，所以这两个位置便失去了吸引力。

如前所述，美国高达 35% 的企业税率是促使辉瑞收购阿斯利康的动因，虽然目前收购未果。另一宗意图避税的错综复杂的并购案正在雅培（AbbVie）——2013 年由雅培实验室（Abbott Labs）[190] 分出的设在芝加哥的制药公司和爱尔兰制药商夏尔（Shire）之间策划。

随着美国宾夕法尼亚的迈兰制药公司（Mylan）的加入，这宗并购案将会更加复杂。

除非美国政府填补当前的税收漏洞，干预并反对这个"逆向"趋势，否则雅培将以 530 亿美元收购夏尔并将总部迁往欧洲。随后，迈兰将以 53 亿美元收购雅培的国际仿制药业务并在荷兰重组。

然而，如果仅仅是继续进行更多的合并和收购——无论出于什么原因——都不能保障这个行业的未来。

随着世界卫生保健系统给药品价格施加越来越大的压力，生物制药业需要重新考虑其商业模式并专注于提高研发生产力。下面列举了 2020 年之前可能实现的重要趋势：

- 基于生物标记的药物开发：对于每一种新药，都应该有一个（伴随）诊断检测来识别能够见效的患者群体。

- 对转化医学的投资增加，资金用于靶标验证和用敏感的末端生物标记设计的小规模快速临床研究。[191]
- 罕见病患者群体将会从美国 FDA 优先受理（快速通道）新药申请中获益。
- 关闭生产力低下的分散的研究实验室，迁至更靠近热门地区如波士顿（哈佛大学，麻省理工学院等）、纽约、旧金山、圣地亚哥、伦敦的学术医学研究中心的研究园区。
- 与学术和政府研究中心形成公私合作伙伴关系。
- 在竞争前领域（例如疾病研究和靶标识别）寻求合作（甚至与竞争对手合作）。
- 动物模型的重要性降低，因为它们经常无法准确预测药物对人体的功效。
- 对医学研究文献，特别是治疗领域（如癌症）的文献评估更加严格。采用认知计算和大数据分析来协助科学家理解文献，提取相关事实并形成假设。
- 开发新兴的具有高度预测能力的模型和模拟，发挥算法的精确性和超级计算机性价比极高的优势。
- 随着越来越多的基因与疾病的关系被揭示，充分发掘遗传学和基因组学的潜力。转化 DNA 测序技术和基因组数据分析方面的突破进展，使患者受益。
- 越来越重视预防，专注疫苗的开发。
- 整合纳米医学（靶向给药、诊断检测、再生医学等）于研究和工艺开发环境中。
- 强调最佳的投资组合管理，有望降低候选药物通过研发工艺流程的失败率。预计最高决策层会削减药物研发项目，专注于少数治疗领域，而非涉足所有疾病领域。

表 4.1 列出根据 2014 年 9 月市值（非销售额），全球排名前 31 的制药公司。

需要注意的是，表4.1 中以星号（*）标记的几家公司除了制药，还包括其他业务范围。仅就制药收益而言，诺华领先于辉瑞、默沙东、赛诺菲、葛兰素史克和罗氏。"新入行"的公司如吉利德科学（Gilead Sciences）、新基医药（Celgene）、阿特维斯（Actavis）、夏尔制药、亚力兄制药（Alexion）和迈兰制药的高估值相当可观。

值得注意的还有印度和中国，二者正在成为新兴的制药强国。

印度已经拥有几家从仿制药起步的实力强大的公司，如今有可能跻身于研究型制药公司行列。2014 年 4 月，太阳药业（Sun Pharma）以 32 亿美元[192]收购兰伯西（Ranbaxy），成为全球第五大仿制药公司。以色列的梯瓦（Teva）是全球第一大仿制药公司。

中国目前落后于印度，但是许多全球制药公司已在中国投资并建立研发实验室。中国国内最大的制药公司是绿叶制药（Luye Pharma），市值约 30 亿美元（香港上市）。先声药业（Simcere）在 2013 年以 5.03 亿美元被私有化。[193] 接下来的 10 年中，中国制药和生物技术创业公司值得期待。

将医学研究的突破转化成有利患者的新型诊断检测和治疗方案的需求总是存在的。生物制药公司会继续繁荣和兴旺下去，只要它们专注于科学研究，保持开放心态，明白今后的世界将会越来越开放，致力于合作的组织将会在激烈的竞争中获胜。

在接下来的这一部分里，我们将探究生命科学产业如何向半导体行业学习。

表 4.1　全球最大制药公司

编号	公司名称	国家（总部所在地）	2014年9月 市值（亿美元）	2013年 销售额（亿美元）
1	强生(*)-制药280亿美元	美国	2913.9	735.4
2	罗氏（包括基因泰克）(*)-制药390亿美元	瑞士	2503.0	510.0
3	诺华	瑞士	2288.4	593.3
4	辉瑞（包括惠氏）	美国	1856.9	503.3
5	默沙东（包括先灵葆雅）	美国	1746.6	435.5
6	吉利德	美国	1654.2	174.4
7	赛诺菲（包括健赞）	法国	1465.9	435.0
8	诺和诺德	丹麦	1200.6	148.3
9	葛兰素史克	英国	1169.2	407.9
10	拜耳（包括先灵）(*)-制药150亿美元	德国	1131.7	532.2
11	安进	美国	1053.7	194.6
12	阿斯利康	英国	953.7	259.6
13	雅培	美国	880.8	192.6
14	百时美施贵宝	美国	836.7	162.1
15	百健艾迪	美国	812.6	83.4
16	新基制药	美国	737.0	70.3
17	礼来	美国	685.9	212.0
18	勃林格殷格翰	德国	NA	182.8
19	阿特维斯	爱尔兰	705.2	117.8
20	夏尔	爱尔兰	482.2	53.9
21	梯瓦	以色列	449.4	205.4
22	默克(*)-制药$85亿美元	德国	370.9	144.7
23	武田（包括千年）	日本	38.6	162.5
24	安斯泰来	日本	319.7	111.3
25	亚力兄	美国	316.0	19.2
26	大冢	日本	191.3	145.5
27	优时比	比利时	182.6	46.1
28	迈兰	美国	178.8	71.3
29	第一三共	日本	124.6	107.5
30	卫材	日本	117.0	55.6
31	Dr. Reddy's Labs	印度	83.9	22.8
全球最大制药公司总计			27770	7100

*不是纯粹的制药公司，其收益还包括医疗器械、诊断、化学

4.8　半导体：合作促进步

新科技的成功采用依赖于产业生态系统中主要利益相关者之间更加广泛和深入的产业合作。[194]

半导体制造技术联盟是一个非盈利组织，概念成型于1986年，参与者范围很广，涉及各种研发团体，如芯片制造商、材料设备供应商、大学、研究机构和政府合作伙伴。组织正式建立于1988年，经费来源于成员会费，在美国政府与14家美国半导体制造商之间建立了合作关系，以解决共同面临的制造问题。

无须赘述，可以公正地说：在超过 25 年的时间里，半导体行业表明，通过合作，通过知识产权/专利分享/交叉许可，通过坚持不懈的质量控制和产量提高，能够大大促进技术发展。

半导体行业的知识产权基本理念可以归结为"行动的自由"：与其疑心重重地防备新发明，将保护创新的重要专利进行独占许可，还不如鼓励科学家去交流，去分享。一家公司的专利组合通常同时交叉许可给合作伙伴和竞争对手。甚至严格保密的概念也被重新定义，以便服务于合作促进步的共同目标：IBM 的知识产权律师在与 IBM 科学家相关的所有保密协议中都加入了"残留条款"。保密虽然值得尊重，但储存在开发人员头脑中的残留知识不能被消除。换句话说，如果接触保密信息激发科学家的大脑迸发出新的创意和想法，那么这些创意不会受协议的约束，也不属于同时签署协议的其他合作伙伴。接触到保密信息的科学家，利用其在别的情境下构想的创意，将会获得充分的行动自由去探索这个新想法。

对于半导体行业来说，以关键技术的独占许可为基础与一个选中的合作伙伴建立排他关系并不可取。这种方式对被许可人或许有吸引力，但势必会拖慢整个行业的发展并限制许可机构的行动自由。

回溯半导体制造技术联盟 25 年的发展史可以看出，合作促进步的策略在先进的光刻技术、新材料、20 纳米以下制造工艺和 450 毫米晶片整合工艺方面实现了巨大的技术革命。

放眼未来，随着半导体行业向 14 纳米以下领域推进，重大的挑战摆在面前：在处理异构集成、三维元件结构、纳米缺陷率和 450 毫米晶片技术时，行业合作会发生怎样的变化？在下一个 10 年，异构集成、纳米缺陷、后 450 毫米时代的机遇和挑战将呼唤更多的创新——不仅是技术和制造方面的创新，可能还有合作模式的创新。

4.9 生命科学产业：知识产权的独占和有限的合作

生命科学产业已经形成了一个与上述半导体模式非常不同的产业环境。除了少数所谓"竞争前"领域之外，以研发为基础的制药公司一直都在激烈地互相竞争。

知识产权策略大都基于独占许可协议，而非"行动的自由"。该产业的"拳头产品商业模式"需要小心翼翼地保护与药物分子化学结构相关的知识产权——直到 20 年后专利失效——以确保亿万美元的销售额。生命科学公司尽一切可能争取获得竞争优势，而不是合作解决共同的产业问题。保密性是不容侵犯的，否则就会诉诸法律。

生命科学产业确实取得了极大成功，这一点没有争议。对致病机制更深的理解和相关药物靶标的研究进展也是令人满意的，但必须承认，该产业极大的受益于公共部门、学术和政府研究机构的投资。问题在于产业的未来：是否该重新思考知识产权的作用了？生命科学产业能否向半导体行业学习？

是否该拓展竞争前研发领域，认真对待公私伙伴关系，以促进对疾病机制的理解，专注于合作解决众多棘手的医疗问题?

4.10 创新医药计划和加速医药伙伴关系

最近一些令人鼓舞的迹象表明，该产业确实开始向上述方向发展。有两个例子说明了这种新趋势：创新医药计划和加速医药伙伴关系计划。

4.10.1 创新医药计划

创新医药计划[195]是欧洲最大的公私合作计划，致力于加速开发更好更安全的药品。

创新医药计划支持合作研发项目并建立网络以联系企业与科研人员，致力于推动欧洲制药改革。创新医药计划是欧盟和欧洲制药工业协会联合会共同发起的一项计划。[196]欧洲制药工业协会联合会由33个欧洲国家级制药联合会和40家领头企业组成，代表欧盟的1900家企业发声，这些企业致力于研究和开发，为患者提供新药，为全人类改善健康水平、提高生活品质。

创新医药计划目前有40个项目已立项并执行，这是第一批6个提案成功发起的结果。疫苗是重中之重，因为全球疫苗的80%是在欧洲生产的。其他重点领域包括：
- 耐药性和"新抗生素"；
- 神经退行性疾病、自闭症、疼痛；
- 专注β细胞功能的糖尿病研究；
- 专注健康记录、医疗信息、知识管理和专家系统的IT项目；
- 药物警戒和流行病学；
- 肿瘤学、系统性自身免疫疾病、呼吸系统疾病的生物标记；
- 肿瘤研究中的定量成像；
- 干细胞研究；

创新医药计划的资金来自欧盟委员会第七框架计划提供的10亿欧元，以及与第七框架计划资助相匹配的善款——来自欧洲制药工业协会联合会会员制药公司至少10亿欧元的捐助。

创新医药计划董事会由10名成员组成，均等地代表了该计划的两大资金来源：5名来自欧盟委员会，代表欧盟；另5名来自欧洲制药工业协会联合会，代表欧洲的研发型制药公司。

现在评判创新医药计划的成果为时过早。重要的是要避免欧洲政治影响投资决策，并且为有价值的研究提供稳定的资金。

4.10.2 加速医药伙伴关系计划

加速医药伙伴关系计划[197]是美国 NIH、10 家生物制药公司和几家非营利组织共同建立的大胆的新计划，旨在通过合作识别并验证有潜力的疾病靶标，转变现有模式以开发新的诊断和疗法。

加速医药伙伴关系将在 3 个疾病领域内开展 3 ~ 5 年的试点项目：

- 阿尔兹海默病；
- 2 型糖尿病；
- 自身免疫障碍性类风湿性关节炎和系统性红斑狼疮。

美国 NIH 和企业的科学家为每个项目制定了研究计划，旨在识别有效疾病分子标记即生物标记，并鉴定最有可能响应新疗法的生物靶标。

最终目的是增加新的诊断和疗法，减少研发成本和时间。

加速医药伙伴关系计划的合作伙伴包括美国政府（美国 NIH、美国 FDA）、非营利组织（狼疮研究联盟、阿尔兹海默病协会、美国糖尿病协会、美国狼疮基金会、狼疮研究所、美国 NIH 基金会、杰弗里·比尼基金会、美国药品研究与制造商协会、风湿病研究基金会、美国抗阿尔兹海默病联盟和以下 10 家制药公司：

1）雅培；
2）百健艾迪；
3）百时美施贵宝；
4）葛兰素史克；
5）强生；
6）礼来；
7）默沙东；
8）辉瑞；
9）赛诺菲；
10）武田制药。

加速医药伙伴关系的目的是以联合的方式使美国 NIH 和企业的工作成果最大化，促进科学知识转化为新型医疗方法。在接下来的 3 ~ 5 年，项目产生的数据和分析结果将会公开，供所有科研人员使用。合作成员在一体化的管理构架下制定研究计划，分摊成本，分享经验和资源，以便各个成员能够为科研贡献出最大的力量。

加速医药伙伴关系计划的创立改变了传统的研发模式。成员企业能在共享数据和积累新知的道路上走多远，我们拭目以待。

第五章 纳米医学

> 人要想学会飞,就必须先学会站立、行走、奔跑、攀爬和跳舞,不能一步登天。
> ——弗里德里希·尼采(Friedrich Nietzsche,1844～1900年)

在深入讨论纳米医学的核心问题之前,我们先简单讨论一下纳米技术,由于纳米技术与信息技术之间的紧密联系,我们也来看一看计算机在纳米医学中的重要作用。此外,我们还将重点关注纳米医学中使用的材料及其对医学诊断(包括医学影像)、药物传递和再生医学的影响。

5.1 计算机在纳米医学中的应用

> 使用得当,计算机模拟就是一种"思维的望远镜",提高了人类的分析和洞察力,正如望远镜增强了我们的视力。
> ——马克·布坎南(Mark Buchanan,物理学家和作家)

自20世纪80年代以来,纳米技术在计算机技术发展中起着越来越重要的作用,同样的,计算机技术也促进了纳米技术的进步。众所周知,IBM在瑞士苏黎世建立的实验室是纳米技术的发源地。1986年,IBM苏黎世研究实验室的科学家格尔德·宾宁(Gerd Binnig)和海因里希·罗雷尔(Heinrich Rohrer)发明了第一台扫描隧道电子显微镜(STM)[198],他们与设计第一台电子显微镜的恩斯特·鲁斯卡(Ernst Ruska)共同获得了当年的诺贝尔物理学奖。20世纪20年代末,鲁斯卡发现磁线圈能像透镜一样把电子聚焦起来,这种电子透镜能够获得受到电子照射的物体的影像。既然光学玻璃透镜可以组装成一个显微镜,那么按照同样的方式,鲁斯卡用磁线圈设计了一个电子显微镜。由于电子的波长比可见光波长短10万倍,因此电子显微镜的分辨率可以达到0.05纳米,放大倍数可高达100万倍。相比之下,普通的光学显微镜因为受到光衍射的影响,分辨率只有200纳米,放大倍数只有电子显微镜的千分之一(低于2000倍)(不过,我们会在5.5部分介绍以新方法来绕过这个"Abbe[199]极限"!)。

电子显微镜仍然被认为是光学显微镜的一种扩展形式,然而扫描隧道电子显微镜的设计却是基于完全不同的概念和原则,是"触觉"而不是"视觉"。试想一个机械手指,一个非常精细的探针从待探查结构的表面扫过。宾宁和罗雷尔就制造出了这样的针尖,仅仅包含几个原子。如此精细的针尖在几个原子直径的高度横扫过结构表面的时候,表面结构原子排列的细节就被记录下来。通过纵向记录针尖在结构表面上的运动，就获得了类似电子显微镜那样的拓扑图像信息。想要达到预期的结果，针尖必须非常小，还必须避免与表面直接接触，才能利用隧道效应，即在针尖和表面之间生成微电流[200]。请注意，隧道效应是一种量子效应，无法用经典物理学（牛顿力学）的概念解释。隧道效应在一些物理现象中扮演着非常重要的角色，例如放射现象和斯塔克（Stark）效应[201]。斯塔克第一次发现氢原子在电场作用下发生光谱线分裂就是由于发生了电子穿越"隧道"逃离原子核[202]的小概率事件。

宾宁和罗雷尔能够通过针尖和样品表面之间的距离测量隧道电流的大小，通常情况下是 2～3 个原子直径的距离。针尖的移动是由压电伺服机制控制的，反过来又能控制隧道电流。压电效应是指某些晶体材料在外力作用下，其内部会产生电荷。这是一个可逆的过程，即压电材料也表现出逆压电效应：材料在电场作用下产生机械应变。宾宁和罗雷尔正是利用隧道效应和压电效应取得了突破性进展。在这一过程中，专业氛围浓厚的 IBM 研究实验室为他们提供了得天独厚的优势，例如，他们在一个自由悬浮在超导铅盘上的沉重的永磁铁上放置扫描隧道电子显微镜，这样就可以消除环境中的振动干扰。压电元件通过控制针尖的水平移动从两个垂直的方向上对样品表面进行扫描，水平分辨率可以达到 0.2 纳米[203]，垂直分辨率可以达到 0.01 纳米。这样就可以描绘出单个原子，也就可以尽可能详细地检测样品表面的原子结构。

瑞典皇家科学院对外发布的新闻中对这项发明有望造成的影响描述如下。[204]

很明显这是一项最具前景的技术，迄今为止我们所见到的只是其发展的初级阶段。很多不同科学领域的研究小组都在使用扫描隧道电子显微镜。对结构表面的研究是物理学的重要组成部分，在半导体物理和微电子方面有特殊的应用。在化学研究中，表面反应也具有非常重要的作用，例如催化作用。还可以将有机分子固定在某个表面以便研究其结构。在其他领域，这项技术已经被用于 DNA 分子的研究。

上述报道还预言：扫描隧道电子显微镜的发明将会开启显微镜领域的新篇章，扫描探针显微镜（SPM）是显微镜的一个分支，它的原理是通过一个物理探针扫描样品表面，生成图像信息。扫描探针显微镜被证明是促进纳米技术发展的一大功臣，因为它提供了一种更新、更准确的方法去测量和检测纳米器件，从而极大地推动了这个新领域的科学和技术的蓬勃发展。报道中提及的有机分子包括 DNA，进一步表明了对纳米医学新开端的美好憧憬。

不同技术的扫描探针显微镜的分辨率可能有所不同，但是一些探针技术能够达到令人震撼的原子级分辨率。这很大程度上归功于压电致动器可以在原子或更细的水平上更准确精密地执行电子指令。压电技术是扫描探针显微镜成功应用的关键。

我们再来看纳米技术和计算机之间是如何相互影响的。很显然，扫描探针显微镜产生的数据需要使用计算机进行分析处理，因为无法看出仪器通过扫描测量出的数据表示的意义，图像必须通过计算机中的一种新图像软件进行重构和可视化。图 5.1 表明可视化系统是扫描隧道电子显微镜不可分割的一部分。

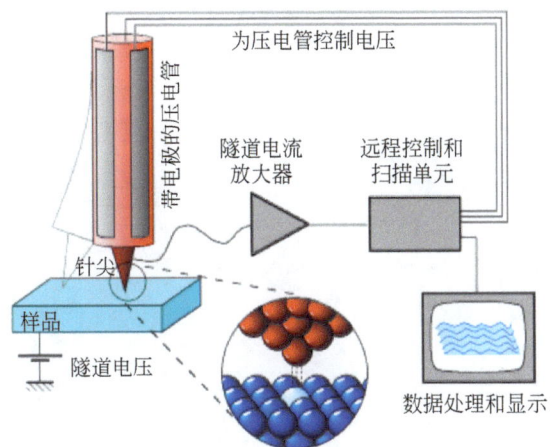

图 5.1　扫描隧道显微镜的示意图
资料来源：维基百科

此外，可以利用更快更小的微处理器通过对新材料和设备的建模和模拟来挑战纳米技术的极限。

英特尔（Intel）联合创始人戈登·摩尔（Gordon E. Moore）在 1965 年发表的一篇论文《让集成电路填满更多元件》（*Cramming More Components onto Integrated Circuits*）[205] 中提出，集成电路上安放的晶体管数量每两年会翻一番。事实证明，摩尔定律一直适用了 40 多年。

1974 年，IBM 纽约研究中心的罗伯特·迪纳德（Robert Dennard）和他的同事撰写了一篇开创性的文章，阐述了金属氧化物半导体场效应晶体管（metaloxide–semiconductor field-effect transistor，MOSFET）在晶体管密度、开关速度和功耗方面进行同步改进的扩展原则，这一原则提出后很快被半导体行业采用，为整个行业的晶体管改良提供了系统性和可预测的蓝图。

摩尔和迪纳德分别在 2008 年和 2009 年获得了最负盛名的美国电气和电子工程师协会（IEEE）颁发的荣誉奖章。他们为推动半导体产业发展作出了巨大贡献，每年带来超过 2000 亿美元的收益注入到万亿美元的电子产业中。

由于原子尺度的限制，一个新的挑战出现了：尽管半导体技术逼近微型化的极限，但是由于量子效应，这个行业必然会遇到新的技术障碍。更换其他材料有可能延缓必然到来的时间，但是根据物理定律，摩尔定律很可能会在 2030 年或更早就不再适用。

让我们回到计算机在纳米技术中发挥的作用：20 世纪 80 年代，半导体的尺寸小于 1 微米（1000 纳米），晶体管数量超过 100 万个（图 5.2）。显然，进行更加精确的仪器故障分析变得越来越有必要，扫描探针显微镜技术开始填补光学和电子显微镜在这项工作中的空白。

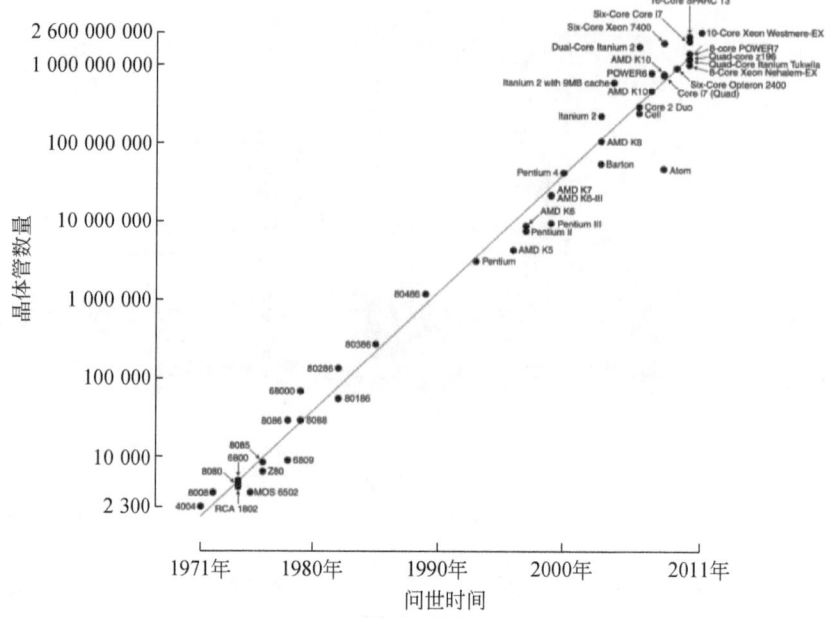

图 5.2　各时期的 CPU 晶体管数量

注意对数纵坐标；线条对应于指数增长，晶体管数量每两年翻一番
资料来源：维基百科

除了不断完善制造工艺和质量控制外，半导体行业用高性能计算机进行电路模拟来模拟和重现真实的电子设备或电路的行为。电路模拟软件可以进行电路运行建模，是一种很有用的分析工具。

在实际操作之前进行电路模拟可以发现错误设计，能够为电路设计提供指导，从而大大提高设计效率。尤其是集成电路的模具都非常昂贵，对其内部信号的探测也极其困难。因此，几乎所有的电路设计在很大程度上都依赖于计算机模拟。

在另一个重要的领域新材料设计中，计算机为纳米技术的发展铺平了道路。每当需要进一步理解分子机制时，就必须进行建模和模拟以补充实验室工作。当所期望的材料特性依靠量子效应产生时，就要运用量子化学的方法，而当需要从头进行量子力学处理太复杂太耗时的时候，就要运用半经验方法和经典力学近似法。

2013 年诺贝尔化学奖的获奖者是马丁·卡普拉斯（Martin Karplus）、迈克尔·莱维特（Michael Levitt）和亚利耶·瓦谢尔（Arieh Warshel）三位科学家，获奖理由是"为复杂化学系统创立了多尺度模型"。诺贝尔委员会的新闻稿贴切地描述了经典力学和量子力学的联用以及实验室活动和计算机模拟的互动：

经典物理的优势是计算简单且能为大分子建模，而它的缺点是无法进行化学反应的模拟。为此，化学家们不得不使用量子物理，但是，量子物理需要强大的计算能力因此只能用于小分子。

今年的诺贝尔化学奖得主对经典物理和量子物理两种设计方法各取所长。例如，在模拟药物如何作用于体内的目标蛋白时，计算机会对目标蛋白中与药物相互作用的原子执行量子理论计算；而其余的大蛋白则用使用计算量较小的经典物理来模拟。

现在，对化学家来说，计算机是同试管一样重要的工具。计算机模拟能力如此保真，以致化学家能预测传统实验的结果。

计算机在纳米技术中还有另一个重要的作用——文本分析（text analytics），尤其是在生物医学，也就是纳米医学领域，科学家很难（若非不可能）跟上数量持续增长的科学出版物。这不仅是数量的问题，更是质量的问题。哪篇文章发表的突破性成果是可信的？虽然文本分析由来已久（也被称为计算语言学或自然语言理解），但是还要进一步发展和成熟才能进入自然科学研究的主流。最流行的搜索引擎如谷歌（Google）能让科学家不只是进行关键词搜索，还可以使用工具帮助由特征提取实现的假设生成——选择具体标准执行目标任务，从输入的大量数据中提取相关信息，生成精简的代表性数据——使用这种精简的代表性数据而不是输入的全部数据和机器学习。简而言之，我们所说的机器学习（machine learning）是指给计算机学习的能力，也就是通过经验学习来优化给定任务的执行。一般来说，计算机先建立一个训练数据集，然后运用学到的知识来分析另一个相关的数据集。

随着算法开发和数据处理的改进，文本分析领域已经进入认知计算时代。2010年底，IBM超级计算机沃森在美国的一款电视智力答题节目《危险边缘》(Jeopardy) 中成功击败了两位人类冠军肯·詹宁斯（Ken Jennings）和布拉德·鲁特（Brad Rutter）[210, 211]，成为认知计算的一个重要里程碑。

显然，参加节目的计算机系统沃森比搜索引擎更加聪明。在西蒙（Simmon）发表《自然语言问答系统》[212]40多年后，沃森击败了人类大脑，完成了之前被认为甚至连最强大的超级计算机都很难完成的任务。沃森不仅能够理解自然语言中复杂的句子，还可以从时间和空间上进行推理和分析，例如可以将专业医学术语和日常语言联系起来。在《危险边缘》游戏中执行最高难度的任务时，沃森必须发展自信度以便从几个选项中挑选最佳答案。费鲁奇（D. A. Ferrucci）等人已将有关沃森各个方面的详细介绍发表在《IBM研究与开发杂志》（*IBM Journal of R&D*）[213]上。

为了说明关键词搜索的局限性和沃森的认知计算能力——在这里是指计算机系统可以跟人进行正常的交流和学习，并透过复杂的大数据帮助人类专家更好地做出决策——我们来看看浩如烟海的文档中词语之间的隐藏联系。隐藏联系指的是斯旺森（Swanson）在20世纪80年代中期开始的工作，他发现疾病综合征和能治愈的饮食或其他化学物质之间存在未被发现的关系。例如，斯旺森发现雷诺氏病（Raynaud's disease）——一种在低温或压力的刺激下导致手指、脚趾、鼻子和耳尖冰冷和麻木的疾病——与鱼油中的酸性物质具有潜在联系。这种联系是隐秘的，并没有在任何特定的语句或文档中真实表达出来：这种综合征与一群中间概念相关联，与血液聚集和黏性有关。在另一份完全不同的文献里，这些概念被联系到饮食或化学物质上。斯旺森最初用手算和推理推断出其中的隐秘联系，但后来开发出专门的计算机工具来支持这些分析。沃森系统更前进一步，开发出能自动探测隐秘联系的能力，用来解决《危险边缘》中出现的难题，比如："当听说乔治·马洛里（George Mallory）的尸体被发现后，他告诉记者他仍然认为自己是第一个登顶者。"

沃森计算机系统必须根据句子的第一部分生成一组关联，然后识别第二部分的意义，找出缺少的联系。对于学过登山史的人来说，"乔治·马洛里的尸体被发现"显然指的是20世纪20年代马洛里试图攀登珠穆朗玛峰的事情。另一方面，埃德蒙·希拉里和丹增·诺盖是最早登顶珠穆朗玛峰的人，由于希拉里可能比丹增更频繁地接触记者，那么这个难题的答案就应该是"希拉里"。

从这个例子得出的结论是文本分析已经取得了长足进步，认知计算不仅能帮助科学家消化和分析教材和出版物，也提高了他们发现相关性、探测隐秘联系的能力，甚至可能直接生成新的假设以待实验验证。

让我们再说说谈社会计算（social computing），特别是众包（crowdsourcing），在纳米医学中可能起到的作用。如上所述，当大量科学文献需要消化和分析时，文本分析将非常有用。而剩下的问题则是如何评估文献的质量和结果的可靠性。在2013年10月的《经济学人》（The Economist）杂志探讨了这个问题，并将"科学如何误入歧途"一行字印在封面上[216]。约安尼兹（Ioannides）发表的一篇高引用率的文章指出："大多数已发表的研究结果很可能是假的。"[217] 生命科学领域的大公司做过研究，53个癌症研究里面只有6个结果可以重复（AMGEN[218]），开创性的生物医学研究67个里面只有四分之一可重复（BAYER[219]）。除了创建一个对研究进行研究的新学科——元研究（metaresearch）[220]，解决上述问题的途径可能是"通过众包来验证科学观点"。邀请生物医学特定研究领域的专家对已有的科学结果进行验证，科研成果的可信度将会大大提高，科研成果的"自校正"便得到了保证。鼓励科学家争相解决特定问题并对获胜者给予奖励，将会加速该领域的发展。系统生物学的"梦想计划"（DREAM）就是一个很好的案例。[221, 222]

与之类似，EteRNA项目说明了在线视频游戏能够模拟生化实验室，通过召集大批科学家玩游戏来设计能够折叠成目标结构的RNA序列。EteRNA脱胎于一个叫做Foldit的在线游戏。2008年，贝克实验室的分子生物学家[225]和卓然·波波维奇（Zoran Popovic）团队计算机学家[223]在[224]西雅图的华盛顿大学开发出一款蛋白质折叠游戏Foldit。后来，Foldit团队的成员又创想出EteRNA——"RNA版Foldit"。EteRNA项目现在由卡内基·梅隆大学和斯坦福大学的科学家管理，吸引用户解决与RNA分子折叠相关的难题。到2014年1月，共有133 000用户参与该游戏，其中有4000人真正在做相关研究。这个游戏的目的是为RNA折叠生成能够在算法中得到的新规则。[226]

下面，让我们以人工胰腺项目为例，来看一下计算机在纳米医学集成医疗设备和药物传输系统中的应用。胰腺除了消化食物这一重要作用之外，还分泌两种可以调节血糖水平的激素，即胰高血糖素和胰岛素。

● 胰高血糖素由胰腺 α 细胞产生。胰高糖素能够通过刺激肝脏代谢将糖原转化为葡萄糖分子和释放葡萄糖进入血液，提高血糖水平。

● 胰岛素由胰腺 β 细胞产生。胰岛素能够通过肝脏、肌肉、脂肪（脂肪组织）刺激葡萄糖的吸收，降低血糖水平。

一个健康的胰腺（如图 5.3 所示）能够在需要的时候提供胰岛素去除血液中多余的葡萄糖。当血糖水平低于一定水平时，便会产生胰高血糖素以确保所有组织中有足够的葡萄糖用于产生能量。

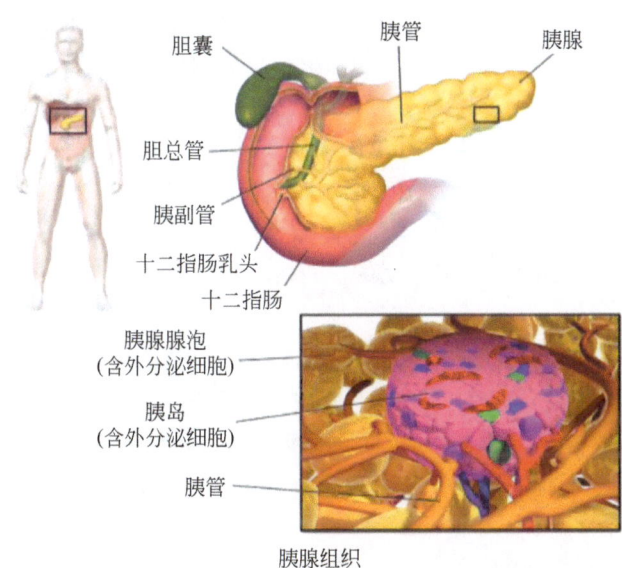

图 5.3　胰腺的内分泌功能

资料来源：维基百科

值得注意的是，人工胰腺项目尚未考虑将另一种激素——由 δ 细胞产生的生长抑素——纳入项目。生长抑素被释放后，会进入心脏随后进入体循环，从而发挥对消化系统的作用（减少胃液分泌）。

所有细胞内代谢活动都需要能量（以 ATP 的形式），包括中枢神经系统的正常运转。

Ⅰ型糖尿病（T1D），又称青少年糖尿病或胰岛素依赖型糖尿病（IDDM），是一种自身免疫疾病，由于胰腺 β 细胞失去产生胰岛素的能力而引起。缺少外源胰岛素供应的情况下，Ⅰ型糖尿病会致命。胰岛素注射使得其发展成一种慢性病，目前无法治愈，除非进行胰腺 β 细胞移植。尽管一些临床研究表明未来有预防该病的可能[227]。

人工胰腺项目由国际青少年糖尿病研究基金会[228]联合美敦力（Medtronic）、德康医疗（Dexcom）、强生等企业共同发起，试图通过将动态血糖监测和由软件控制的胰岛素泵相结合来重建胰腺的代谢功能，软件用来处理动态血糖监测信号和患者的其他特定信息从而控制胰岛素泵，确保供给糖尿病患者适量的胰岛素，使患者的血糖保持在正常水平。这个雄心勃勃的项目面临几个巨大的挑战：

- 只有在患者体内植入一个向外传输信号的设备，才能在要求的精度上实现动态血糖监测。即便如此，由于进餐后血糖升高需要一段时间，用胰岛素泵自动注射胰岛素进入血液将不可避免地出现延迟。
- 即使用快速起效的胰岛素，将餐后胰岛素水平降至正常仍会出现延迟。
- 正常的胰腺能够处理进食、胰岛素吸收速率、血液循环胰岛素量等相关信号，并发挥功能，而通过计算机算法控制的胰岛素泵不够精密，无法执行这些功能。

最近《科学》杂志报道称，研究人员正在开发两种新型的控制算法：第一种是模型预测控制，能够对特定患者的生理机能模型进行优化调整；第二种是"模糊逻辑/真实变量"（fuzzy logic/truth variable）方法，以医生对糖尿病患者的最佳治疗方案为基础制定决策。

注入胰岛素的剂量过高或者过低都会给患者带来很大的风险，过高的胰岛素会导致低血糖，可能引起昏迷甚至死亡，而过低的胰岛素会导致长期并发症，包括血管和心脏病、失明、肾衰竭、截肢等。因此如果没有成功的长期临床试验，美国 FDA 是极不情愿批准人工胰腺设备的。

迄今为止被批准的一个装置包含一个胰岛素泵，可以从动态血糖监测传感器接收信号，当葡萄糖水平过低时自动停止胰岛素注入。还有一种方法可以降低风险，使用双激素泵分别注入胰岛素和胰高血糖素，就像健康人的胰腺那样（如图 5.3 所示）。

转换为对计算机算法的要求从而控制这样一个泵无疑会带来新的挑战，但是也能为Ⅰ型糖尿病患者带来极大好处。

总之，利用纳米元件和计算机算法相结合来模拟复杂的人类器官的功能，在人工胰腺项目中得到了充分的体现。

5.2 生物相容性纳米颗粒和靶向给药

我们把生物材料定义为用于与生物系统直接接触的材料。生物相容性纳米粒子在纳米医学，尤其是给药中发挥着非常重要的作用。

5.2.1 树枝状聚合物

树枝状聚合物（dendrimer）是具有重复分支的星状聚合物。树枝状聚合物通常是呈中心对称的球面三维形态。一个树枝化基元只含有一个焦点也没有球面对称形态，如图 5.4 所示。

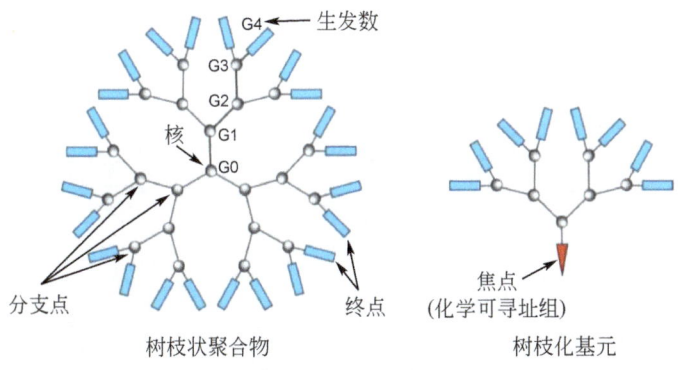

图 5.4 树枝状聚合物和树枝化基元的合成

资料来源：维基百科

然而，"树枝状聚合物"和"树枝化基元"(dendron)这两个术语经常被混淆交替使用。树枝状聚合物最早由德国波恩大学的弗里茨·沃格特(Fritz Vögtle)于 1978 年合成，随后，美国的联合公司（Allied Corporation）的研究人员丹克沃特（R.G. Denkewalter）和陶氏化学公司（Dow Chemical）的唐纳德·托马利亚（Donald Tomalia）也分别于 1981 年和 1983 年成功合成。

20 世纪 80 年代末，乔治·纽康（George Newkome）和让·弗雷歇（Jean Fréchet）也对树枝状聚合物的汇集合成做出了重要贡献。随后树枝状聚合物受到热烈追捧，截至 2005 年产生了 5000 多篇科学论文和专利。树枝状聚合物通常是高度对称的结构完美的球状化合物。它们的特性是由分子表面的功能基团决定的。功能分子的树枝状包裹使得活性位点之间形成隔离，模拟了生物材料中的活性位点的结构。重复反应常需要该类活性位点来建立树状反应链。

一般说来树枝状聚合物主要分为 3 个部分：核，内壳和外壳。在理想情况下，可以合成每个部分控制不同功能的树枝状聚合物，如溶解性、热稳定性、与某些特殊化合物的结合性。树枝状聚合物的大小和分支的数量在合成过程中都是可以精确控制的。与大多数聚合物不同的是，树枝状聚合物可以通过在外壳结构上添加亲水基使其具有

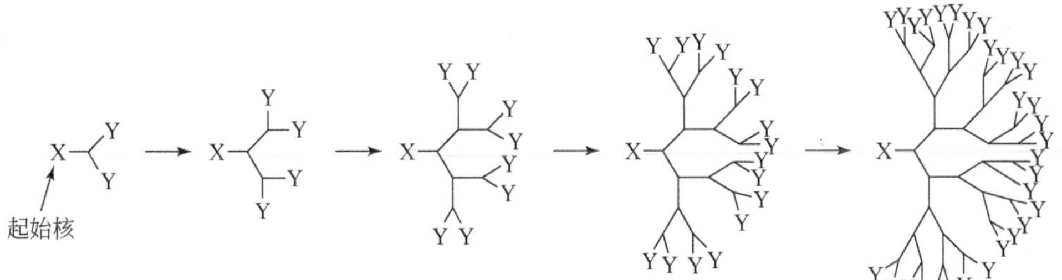

图 5.5 树状大分子的发散合成

资料来源：维基百科

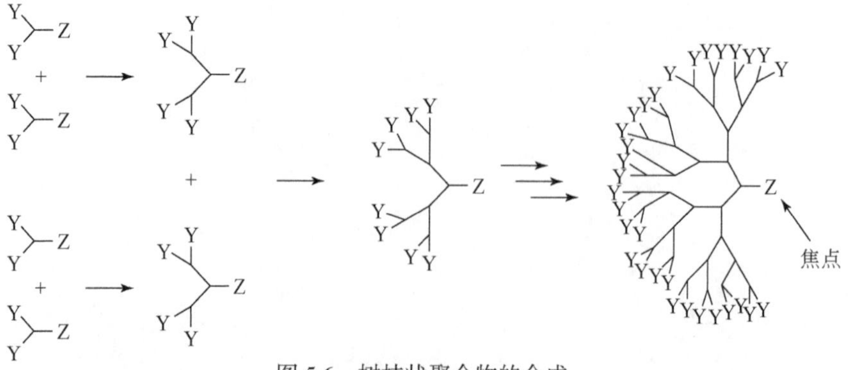

图 5.6　树枝状聚合物的合成

资料来源：维基百科

水溶性。树枝状聚合物的合成有两种方法：发散合成——从中心向外合成（图 5.5 和图 5.6）和汇集合成。

在汇集合成过程中，树枝状聚合物的合成是先从合成小分子开始，之后小分子再组合成球状表面，随后再进行内部反应，最后一步是与内核连接在一起。这种方法更加容易纠正合成过程中的错误，最后合成的聚合物特点是由统一大小的分散粒子构成，也就是说是单分散性的（monodisperse）。但是这种方法不能像发散合成那么合成大的聚合物。

因为在实际的反应过程中有很多步骤需要注意保护活性位点，因此用这两种方法合成树枝状聚合物都有一定的难度，哪怕是采用点击化学①的原则，即通过化学方法加入小分子单元并能够快速而可靠地生成树枝状聚合物[232]，树枝状聚合物在将其他化学物质结合在聚合物表面方面具有很好的应用前景：一个聚合物可能有成百上千个与其他活性分子结合的位点。因此树枝状聚合物可以作为检测剂（如染料分子）、显像剂（详见下文）和药物活性化合物。

另一方面，树枝状聚合物的结构以及内核和表面功能的可选择性，使得它还可以作为增溶剂。比如，疏水性内核和亲水性表面的聚合物可以显示出胶束样（micelle-like）的行为。

为了方便理解这些术语和概念，我们需要简单回顾一下胶体化学。

胶体是一种均匀混合物，由分散的不溶性微粒悬浮在另一种物质中组成。胶体悬浮液是指整个混合物。它与溶液不同的是，溶液中的溶质和溶剂只构成一种单相，而胶体则分为分散相（悬浮颗粒物）和连续相（悬浮介质）。一种合格的胶体，其混合物必须不能沉淀或者很久才出现沉淀。分散相的粒子直径大概在 1～1000 纳米。

胶束是指表面活性分子分散在液体胶质中的集合。表面活性剂是能够降低两种液体（或一种液体和一种固体）之间表面张力的一种混合物，它可以作为洗涤剂、润湿剂、乳化剂、起泡剂和分散剂使用。

---

①译注：点击化学 click chemistry 是由 2001 年诺贝尔化学奖获得者巴里·夏普利斯（Barry Sharpless）开发的一种新技术，其特点是直接将小分子一次性高效高产率合成复杂分子。

图 5.7 展示的是水性溶液包裹油的胶束，类似水包油的乳状液。表面活性分子的脂溶性尾处于油中，而水溶性头仍在水中。

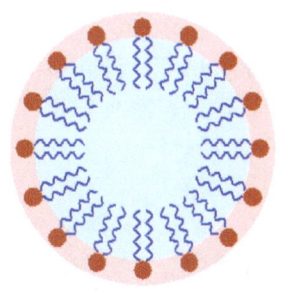 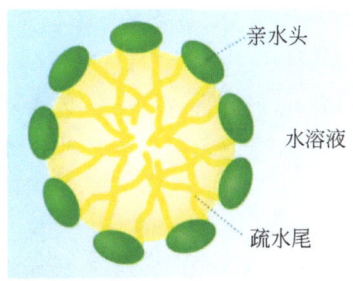

图 5.7　在水溶液中的油胶束

资料来源：维基百科

表面活性粒子的亲脂（疏水）尾仍然留在油里，是因其与油之间的相互作用比与水之间的相互作用更强。表面活性分子的极性头包裹的胶团与水的相互作用更强，从而形成亲水外层，变成胶束之间的屏障。这样就抑制油滴，即胶质的疏水内核合并形成更大的少数几个胶体液滴——破乳（emulsion breaking）。

典型的胶束亲水头区域在水溶液中会与周围的溶剂形成聚合物，使处于胶束中心区域的疏水尾与溶剂隔绝。这是由于疏水尾是由脂质双分子层构成的，在填满内部所有双分子层结构的同时很难适应亲水头区域的水化作用，这样就导致了胶束的形成。这种类型的胶束称正胶束（水包油胶束）。反胶束则是亲水头在中间，疏水尾向外延伸（油包水胶束）。胶束的形状近似球形。

增溶（Solubilization）指的是胶束发生增溶作用，是胶体和表面化学术语。增溶发生在一个由溶剂和胶体（例如形成胶束的胶体）组成的系统中，被增溶的物质称为增溶质。增溶就是将增溶质溶于胶束的过程。

以下是几个胶束增溶的例子：

- 洗衣店使用清洁剂清洗衣物；
- 制药工程中合成难溶性药物；
- 石油泄漏清理和分散。

图 5.8 是增溶作用的示意图。

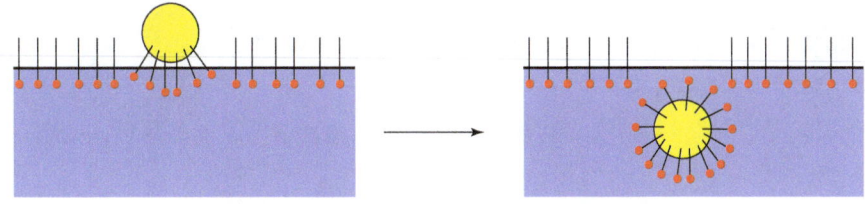

图 5.8　用分散剂胶束增溶脂肪物质的示意图

资料来源：维基百科

需要注意的是增溶与溶解不同。溶解是指溶质和溶剂形成溶液的过程，当溶质是固体时，其晶体结构会分解为单独的离子、原子或分子。举个例子，把氯化钠溶解在水中生成盐水，那么盐就是溶质，水就是溶液。

正如前面所说，由于亲水性的外部侧链，树枝状聚合物可以利用增溶剂将疏水性分子（如药物）形成胶囊。很多药物本身是疏水性的，导致药物剂型出问题。而树枝状的支架既可以用来封装药物也可以用来增溶药物，应用在抗癌药物的输送上会有特别好的前景。

目前利用树枝状聚合物的给药方式有以下 3 种：

1）药物通过共价键连接到聚合物外围形成聚合物药物前体，在药物治疗过程中，药物处于非活性形式或低活性形式，然后通过正常的代谢过程转化成活性形式；

2）药物通过离子相互作用与外部功能基团结合；

3）聚合物作为一种单分子胶束把药物封装起来，形成聚合物-药物超级分子组合。

使用树枝状聚合物作为药物载体将疏水性药物封装起来，用来输送由于水溶性较差导致药物动力学不佳因而原本不适合用于临床的高活性药物化合物，是一种有潜力的给药方式。

除了用于给药，树枝状聚合物也能用于基因转染（transfection），基因转染是指将核酸有目的性地导入细胞的过程。其中的困难在于如何让 DNA 进入细胞而不造成 DNA 损害或失活。

树枝状聚合物的另一个应用是诊断，如测量 pH。pH 是指所含氢离子（或质子）浓度的对数的负值。溶液的 pH 小于 7 是酸性，大于 7 是碱性。纯水的 pH 非常接近 7。

最后，树枝状聚合物还被用来研究当作血液替代品。

5.2.2 脂质体

另外一种非常重要的生物相容性纳米材料是脂质体（liposome）。

脂质体是由磷脂构成（参见 2.3 部分），在希腊语中分别由代表脂肪和身体的单词组成。我们在 3.4 部分讨论真核细胞的时候已讲过脂质体。

脂质体是一种人工制备的由脂质双分子层构成的球形囊。

脂质体最早是在 1961 年由英国血液学家亚历克·班罕（Alec Bangham）将磷脂分散在水中进行电镜观察时发现的。班罕拍下的显微照片是第一个表明细胞膜是一个双层脂质结构的证据。之前都只是推测，几亿年前真核细胞形成了脂质双分子层结构，来保护细胞质的亲水性不受外部水环境的影响。

同样地，脂质体将水溶液封装在疏水膜内，亲水性溶质不能轻易进入膜内，疏水性化学物质可以溶解在膜内，如图 5.9 所示。

为了将分子输送到作用部位，脂质双分子层可以与其他的双分子膜发生融合，比如细胞膜，从而可以把脂质体中的物质输送进去。

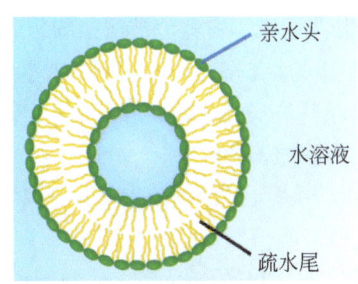

图 5.9　磷脂在水溶液中形成的脂质体
资料来源：维基百科

有些关于脂质体的研究主要集中在如何避开人体免疫系统的监测，特别是单核吞噬细胞系统中的细胞。单核吞噬细胞系统是人体免疫系统中的一部分，它包括来自淋巴结，脾脏和肝脏的细胞。这种给药工具有时候也被称为"隐形"脂质体。

脂质体经过惰性的聚乙二醇修饰后，可以延长循环时间，一般可以延长至 5 次药物传输。然而，太多的 PEG 修饰可能会导致不良效应，下面我们以阿霉素脂质体（Doxil）为例进行深入讨论。

除了 PEG 修饰，大多数隐形脂质体也可以应用其他生物物种作为结合配体，通过特异表达方式与靶向药物运输位点结合。这些配体有可能是单克隆抗体——免疫脂质体（immunoliposome）、维生素或者特定的抗原。靶向脂质体几乎可以针对体内所有的细胞类型，因此能够进行正常的非靶向、系统性的药物传输。某些有毒性的药物，如果只输送给致病组织其毒性就可以大大减少。

聚合物囊泡，在形态上与脂质体类似，也可以用于药物的传输。

使用脂质体将 DNA 转化或转染到宿主细胞中被称为脂质体转染（lipofection）。

除了在基因和药物传输方面的应用之外，脂质体还可以作为纺织品染料、植物的杀虫剂、酶和食品添加剂以及化妆品的载体。

5.2.3　靶向药物传输

在传统的药物传输系统中，如口服摄入或血管内注射，药物通常是随着患者的血液循环分布到整个系统中。靶向药物传输试图把药物集中传输到某个特定的组织中，降低药物残留在其他组织中的相对浓度。靶向药物传输的目标是延长药物循环，定位药物传输，以特定的组织和器官为目标，实现药物和患病组织相互作用的可控。靶向药物传输系统的优势在于能够降低患者的用药频率，药效更加一致，降低副作用，减少药物循环的波动。纳米医学靶向药物传输系统的缺陷在于成本较高，在给患者进行治疗之前必须克服在进行临床研究过程中遇到的障碍。

正如上面所讨论的，有几种不同类型的药物传输工具，如脂质体、聚合物胶束、树枝状聚合物以及其他无毒的聚合物。理想的药物传输工具必须是无毒的，具有生物相容性的，无致免疫性的，也就是说，要避免被宿主的防御体系识别。

甚至有人试图使用 DNA 作为结构材料，使用 DNA 折叠的方法构建一个可以控制盖子的"DNA 盒子"。这个结构在关闭的状态下可以把药物封装在里面，只有在接受到所需刺激[233]的时候才会打开释放药物。

有一种相对简单和直接的方法可以传输疏水性的药物，即将难溶于水的药物，把其晶体大小减小到亚微米或纳米的范围内，有时也被称为药物纳米化或使用药物纳米晶体。减小药物粒子的大小将会增加有效表面积，从而增加药物溶解率和口服利用度。在某些情况下，纳米化可以取消一些限制，比如药物必须和食物一起服用。纳米晶体的制备方法包括媒介研磨法、高压均化法、纳米沉淀法[234]。自从 1990 年代开始，爱尔兰 Elan 药物技术公司（Elan Drug Technologies，2011 年被爱尔兰 Alkermes 收购[235]）[236] 已经率先使用药物纳米晶体来提高口服利用度，以及使用纳米混悬剂进行静脉注射和肺部给药。[237]

表 5.1 列出了可以口服的药物纳米晶体和纳米乳剂（胶囊型）。

表 5.1　纳米晶体／纳米技术配制的口服药物

纳米药物商品名	药物通用名	制造商	FDA 批准年份	适应症
Rapamune	西罗莫司	辉瑞	1999	肾移植——免疫抑制
Tricor	非诺贝特	雅培	2001	高胆固醇血症
意美	阿瑞吡坦	默沙东	2001	肿瘤术后（恶心、呕吐）
Neoral（胶囊）	环孢霉素	诺华	1995	器官移植术后
Norvir（胶囊）	利托那韦	雅培	1996	HIV
Megace ES（稳定性增强）	甲地孕酮	PAR 制药	2005	乳腺癌

图 5.10 阐述了基于脂质体作为传输工具进行靶向药物传输的各种方法。

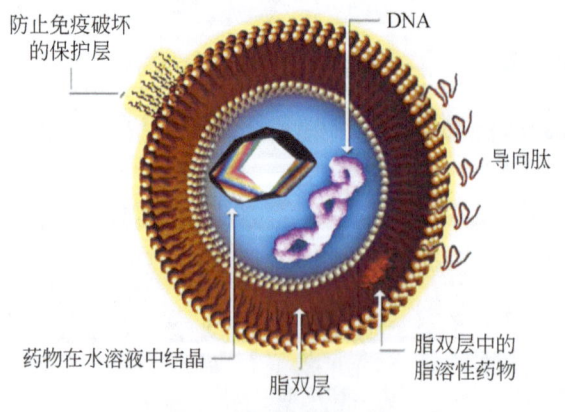

图 5.10　用脂质体给药的方法

资料来源：维基百科

靶向药物传输可以应用于很多治疗领域，如心血管和代谢疾病治疗。但是，最重要的应用是对恶性肿瘤的治疗。

最早通过纳米医学设备进行靶向药物传输的是阿霉素脂质体。

阿霉素脂质体（Doxil）是阿霉素经过聚乙二醇化包封的脂质体形态，最初由以色列希伯来大学（Hebrew University）的耶柴兹克·巴伦霍兹（Yechezkel Barenholz）发明，现在已经发展成为美国 FDA 批准的抗肿瘤药物，它是由巴伦霍兹教授和阿尔贝托·加比佐（Alberto Gabizon）教授共同开发，得到了美国塞奎斯制药公司（Sequus Pharmaceuticals）的资助。塞奎斯制药成立于 1981 年，它的前身是脂质体公司（The Liposome Company），1995 年更名为塞奎斯制药，成为阿尔扎（Alza）的一部分，2001 年被强生公司收购。

1995 年阿霉素脂质体获得正式批准，成为首个美国 FDA 批准的脂质体纳米药物，由强生公司负责市场和销售。现在市面上也有类似的仿制药——盐酸阿霉素脂质体（Lipodox），由印度孟买的太阳药业（Sun Pharma）生产。

柔比星是一种没有经过聚乙二醇化包封的阿霉素脂质体，由美国恩综制药（Enzon Pharmaceuticals）生产，由瑟法隆公司（Cephalon）在欧洲销售，Sopherion 公司在美国和加拿大销售。柔比星在欧洲和加拿大已经获得批准用于治疗转移性乳腺癌的治疗，但是在美国还没有获得美国 FDA 批准。

阿霉素是一种用于肿瘤化疗的药物，是通过细菌进行化学半合成得到的。它属于蒽环类抗生素（但是不是用来治疗细菌感染的），与自然产物道诺霉素密切相关。道诺霉素是在 1950 年代由意大利的 Farmitalia 公司和法国的研究人员共同发现的。他们发现道诺霉素能够减缓或阻止体内肿瘤细胞的生长，但是却会产生对心脏的致命的毒性。不过，它可以作为半合成阿霉素和其他化疗药物的原材料。阿霉素通常用于治疗血液肿瘤（白血病，霍奇金淋巴瘤），膀胱癌，乳腺癌，胃癌肺癌，卵巢癌，甲状腺癌，软组织肉瘤，多发性骨髓瘤等。通常在联合化疗中作为多种化疗方案中的一个部分。

经过包封的阿霉素脂质体最关键的好处是可以减少毒性。通过脂质体的包封，限制了阿霉素对心脏的毒性作用，阿霉素就可以安全地与其他抗癌药物联合使用。

然而不幸的是，阿霉素脂质体的聚乙二醇化会导致其在皮肤局部富集，产生手足综合征（palmar-plantar erythrodysesthesia，PPE）的副作用。在使用过程中，少量药物会从毛细血管泄露到手掌和脚底，引起皮肤发红、过敏、脱皮，可能会感到不舒服甚至疼痛。这些副作用限制了阿霉素脂质体的使用剂量。

柔比星没有经过聚乙二醇包封因此也避免了相关的副作用。但是，如果没有聚乙二醇化，阿霉素在肿瘤环境下的释放速度会受到影响。时间将会证明哪种阿霉素脂质体会在临床使用中更有优势。

自从 1995 年第一个纳米药物获得美国 FDA 的批准以来，出现了很多经过脂质体和胶体包封的药物，致力于提高靶向作用以及减少副作用。

表 5.2 中列出了利用脂质体技术开发的药物名单（按字母顺序）。

表 5.2　脂质体纳米药物

脂质体药物商品名	药物通用名	生物制药公司	FDA 批准年份或地区	适应症
Abelcet	两性霉素 B	恩综制药	1995	真菌感染
安必素	两性霉素 B	吉利德、安斯泰来	2000	真菌感染
固尔苏	猪肺磷脂	凯西制药	1998	新生儿呼吸窘迫综合征
DaunoXome	柔红霉素	吉利德	1996	HIV 相关肉瘤
DaunoXome	阿糖孢苷	Pacira（Skye 制药）	2007	脑膜炎
DepoDur	吗啡	Skye 制药，Endo	2004	术后镇痛
得普利麻	丙泊酚	阿斯利康	2001	小儿麻醉
Doxil	阿霉素	强生 – Ortho	1995	多种肿瘤
爱巴苏	灭活甲肝病毒	Crucell（博尔纳生物技术）	2006	甲肝
因福舒	流感疫苗	Crucell（博尔纳生物技术）	1997	流感
Marquibo	长春新碱	Spectrum 制药	2012	急性淋巴细胞白血病、黑色素瘤
Mepact	米法莫肽	武田制药	欧洲	骨肉瘤
柔比星	阿霉素	Zeneus，GP 制药	欧洲、加拿大	乳腺癌
维速达尔	维替泊芬	QLT, 诺华	2001	年龄相关性黄斑变性

聚合物包封脂质体的研发是一项非常有前景的研究，它可以通过口服的方式来降低敏感度和提高蛋白质和多肽等药物的吸收率。如果没有特殊的保护，这些药物不能被胃肠道黏膜有效吸收。而如果经过硫醇化（壳聚糖-巯基乙酸）聚合物包封，生成 thiomers，可以提高其黏膜粘附性，渗透力，药物外排泵抑制等特性。在小鼠体内进行的初步研究已经取得了可喜的成果。

鉴于聚合物的设计在其形状、大小和其他特性等具有很好的灵活性，我们希望在聚合物药物研发或治疗领域有更多的创新。接下来我们将讨论在传染病领域也可以研发聚合物抗菌剂，在预防和治疗多重耐药性病菌感染方面可能优于抗生素。

有一种包括 PEG 蛋白偶联的特殊高分子聚合物疗法，用于以非消化道给药的方式来治疗病毒感染和肿瘤，并设计克服了很多生物学局限性，如稳定性差、血浆半衰期短和免疫原性。例如，干扰素 α-2a（派罗欣 Pegasys，罗氏制药）和干扰素 α-2b（佩乐能 PegIntron，先灵葆雅/默沙东）的聚乙二醇化给肝脏疾病（肝炎）的治疗带来了很大的改善。

目前为止唯一获得批准的口服高分子聚合物药物是由美国健赞研发的磷能解和诺维乐，现在健赞属于赛诺菲的一部分。作为高分子纳米药物诺维乐于 2007 年获得美国 FDA 批准，2009 年在欧洲获得许可用于控制慢性肾脏病患者的血清无机磷。诺维乐（Renvela，碳酸司维拉姆 sevelamer carbonate）和磷能解（Renagel，盐酸司维拉姆 sevelamer hydrochloride）都含有活性成分司维拉姆（Sevelamer），适用于高磷血症的患者。当进餐时服用药物的时候，它会与食物中的磷酸盐结合从而防止被吸收。

纳米医学研究的另一个活跃领域是希望能够利用紫杉醇改善癌症化疗给药途径来治疗癌症。1967 年，紫杉醇在一项由美国国家癌症研究所资助的筛查项目中被发现，它是从原产于北美洲西北太平洋沿岸的太平洋紫杉的树皮中分离出来的粗提物，这种药物被称为紫杉酚，并由百时美施贵宝（Bristol-Myers Squibb）进行商业化开发。后来，通用名改为紫杉醇，百时美施贵宝仍然使用紫杉酚的商标销售。紫杉醇的作用机理是因为它对微管具有很好的稳定性，因此它能够阻碍细胞分裂过程中微管的分解。紫杉醇可以被用于治疗肺癌、卵巢癌、乳腺癌、膀胱癌、前列腺癌、头颈部癌、黑色素瘤等。现在紫杉醇已经在全世界范围内广泛应用。紫杉醇和聚氧乙烯蓖麻油、乙醇混合而成的标准试剂会导致严重的副作用，如恶心呕吐，食欲不振，味觉改变，头发变少变脆，胳膊和腿部关节疼痛可持续两至三天，指甲颜色改变，手脚关节酸麻。

纳米医学研究旨在减少这些副作用。阿博利斯生物科学公司（Abraxis BioScience）研发了白蛋白结合型紫杉醇——Abraxane，通过把紫杉醇与人体血浆中最丰富的蛋白质——白蛋白结合，形成紫杉醇蛋白质结合颗粒注射悬液。

白蛋白可以运输激素，脂肪酸以及其他化合物，还有缓冲 pH 和维持渗透压的功能。Abraxane 使用白蛋白结合的方式代替蓖麻油化合物溶剂。它于 2005 年获得美国 FDA 的批准用于治疗乳腺癌，由于它对患者的急性毒性的副作用大大减少，Abraxane 允许紫杉醇用量剂量增加。

另一种基于紫杉醇的纳米药物是由韩国生物制药公司三洋（Samyang）研发的 Genexol-PM，一种聚合胶束化紫杉醇，具有更好的抗癌效果以及更小的不良反应。在韩国已经获得批准用于乳腺癌和肺癌的治疗，目前正在美国进行三期临床试验。

磁性纳米粒子在受到交变磁场作用的时候会产生热量。因此，如果把磁性纳米粒子放在肿瘤里，将患者置于适当振幅和频率的交变磁场中，肿瘤的温度就会上升。磁流体热疗（Magnetic fluid hyperthermia，MFH）就是以生物相容性好的磁性氧化铁纳米粒子为基础的一种肿瘤治疗方式。当把一个铁磁材料放置在磁场中时，磁矩会与磁场方向对齐。即使将磁场去除，然后

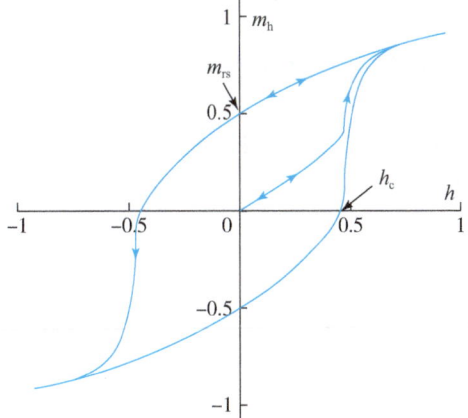

图 5.11　磁滞回线 – 相对于磁场（h）的磁化强度（m）

资料来源：维基百科

改变磁场的方向，残余磁性仍然存在，想要克服这种残余磁性必须要有抗磁力。所以，交变磁场的应用会形成一个"磁滞回线"（hysteresis loop），消除这个回线（图 5.11）会导致能量的释放，即在磁性材料中以热量的形式消散。

由此而产生的热量，如果生成的温度高于生理水平，即 40～45 度，就可以被用来摧毁肿瘤细胞。与微波完全不同的是，磁流体热疗可以通过磁性纳米粒子进行定位，还可以将频率设置为低于 10^5 赫兹，这对健康的组织是无害的。而微波的频率处于 10^{10}～10^{12} 赫兹时，这将会对周围健康的组织造成很严重的损害。

只要生物相容性磁性纳米粒子具有合适的尺寸和矫顽性（coercivity），就能够实现对肿瘤选择性的间质加热。通过与肿瘤特异性配合相结合，纳米粒子能够直接被输入肿瘤组织。虽然现在磁流体热疗只处于起步阶段，但是它作为一种纳米医学肿瘤治疗的方法，产生的副作用最小，未来将会有很大的发展潜力。[240]

还有一些其他的应用纳米医学技术进行药物靶向输送，如下：

● 巴基球（Buckyball，已经在 2.2 节中介绍过，获得 1966 年诺贝尔化学奖[241]）和其他的 C_{60} 衍生物已经被验证过可以作为载体将 DNA 或 RNA 导入到细胞中（转染）。也有人正在研究紫杉醇嵌入的巴基球循环体，[242] 一种亲水表面的球形纳米结构。

● 碳纳米管，圆柱形纳米结构碳的同素异形体，是一种很长、中空的管状结构，管壁是由一层单原子厚度的碳构成，被称为石墨烯。由斯坦福大学率先发起的碳纳米管相关的研究项目之中，包括研究把生物相容性碳纳米管作为传输紫杉醇进入肿瘤细胞的一种工具。[243]

纳米医学研究作为一个全新的领域，在促进人类健康的同时也存在安全的隐患。随着纳米粒子被引入生物医学研究，纳米毒性将成为一个非常重要的新领域。

5.2.4　纳米疗法的商业化

纳米医学技术向临床的转化仍然主要是由初创企业和中小型企业推动的。大型制药公司尽管对这个领域表现出很大的兴趣，却尚未完全接纳。然而，从表 5.1 的信息我们可以看出，许多全球化的制药公司都有一些纳米医学产品出售或处于后期临床试验阶段。

纳米医学技术领域主要的全球化生物制药公司名单如下：

纳米晶体：辉瑞、艾伯维、默沙东、礼来、强生；

纳米乳液：诺华、艾伯维；

聚合物：赛诺菲／健赞、辉瑞、默沙东、罗氏、安进、优时比、梯瓦；

脂质体：强生、梯瓦、吉利德、武田制药、阿斯利康、诺华；

纳米粒子：拜耳；

纳米化合物：赛诺菲、武田制药。

纳米疗法的主要目标有：提高药物溶解度，更加精确地引导药物到达靶向位置，提升药物穿越生物屏障的能力。纳米药物由全球制药公司投入资源，以及监管部门授权，因此必然能够极大地改善生物利用度，药物动力学，以及安全性。

2002年8月美国FDA发布的指导草案内容如下：

> 当给药途径相同时，与非脂质体形式相比，脂质体配方中的同样的原料药应该表现出不同的药代动力学和组织分布图。一种新的脂质体药物必须具有完整的药代动力学和组织分布图，以便建立药物安全有效的给药方案……
> A 生物分析方法……对脂质体药物的生物分析应该可以对包封和未包封的药物成分都进行检测。
> B 体内完整性（稳定性）注意事项……如果生物分析能够区别包封和未包封的药物成分，脂质体在体内的稳定性也应该确定……[244]

欧洲药品局在2013年2月21日发表的读后报告中也提供了类似的指导意见。[245]

学术研究类出版物如《控制释放期刊》对纳米医学在提高药物疗效和减轻副作用方面带来的机遇感到兴奋。

下面是2012年发表的两个声明，2014年7月诺华在全球领先的纳米医学会议CLINAM中曾提到过，[246]CLINAM由欧洲临床纳米医学基金会主办，每年都会在瑞士巴塞尔举行：

> 几乎在21世纪的前10年中，研究人员都在致力于研发各种各样的纳米粒子用于肿瘤的靶向药物传输，从总体来说，结果并不理想。[247]

> 这些研究强烈建议，除了要生产更多的纳米药物配方之外，未来更应该解决一些肿瘤靶向药物概念上的缺陷，以及用来克服这些缺点的策略。[248]

诺华，一个卓越的药物研究公司，正在开展一项雄心勃勃的纳米医学研究项目，包括纳米粒子，白蛋白，胶束，脂质体以及高分子聚合物药物。

阿霉素脂质体每年可以带来5亿的收入，我们有充分的理由相信在不久的将来会有一个纳米医学重磅药物进入市场，可能会带来每年10亿的收入。如我们在4.6节中讨论的，它可能既是个体化的又具有靶向性，只针对一个器官或一个肿瘤位点。

5.3 生物医学和分子成像

> 世上没有事实，只有解释。
>
> ——弗里德里希·尼采（1844～1900年）

纳米医学是一个物理学起着重要作用的高度交叉学科，特别是在生物医学成像领域。

医学实践和生物学研究一直依赖于可视化来研究解剖学、了解生物功能以及检测和治疗疾病。

很长时间里显微镜一直作为主要工具，X 射线的发现标志着现代医学影像学的开始。威廉·康拉德·伦琴（Wilhelm Conrad Roentgen）因此发现获得 1901 年第一届诺贝尔物理学奖，并将射线以其名字命名。[249] 医生立刻意识到这一新的摄影技术可以帮助他们看到人体内部而无需手术，并在几周内 X 射线即被用来诊断骨折，找到嵌入的子弹，并查明麻痹的原因。

今天，X 射线只是很多用于生物医学成像领域的方式之一。

医学图像通过复杂的计算机软件进行处理，已经能够实现 3D 成像，甚至有时添加上了第四维度——时间——来解释图像结构和过程，通过如计算机断层扫描（CT）、磁共振成像（MRI）、正电子发射断层扫描（PET）、超声和脑电图等成像方式。

成像方式跨越大范围的技术和应用领域，从专注于解剖/形态学的结构成像，到功能成像，在添加一个时间要素后可用于研究生理过程如代谢，以及分子影像，大多基于跟踪常用的放射性同位素元素如磷、钠、钾、镁、硫、钙、锰、铁、铜和锌。

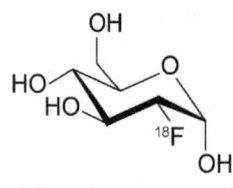

图 5.12　氟脱氧葡萄糖（^{18}F）

资料来源：维基百科

乔治·德·赫维西（George de Hevesy）首次深入研究了分子中含有的放射性同位素。赫维西因使用同位素作为示踪剂来研究化学反应过程[250]而获得 1943 年的诺贝尔化学奖。基于赫维西的反射性示踪剂的成像技术和医学治疗通常被称为核医学。他们把放射性示踪原子整合到一个更大的药物活性分子上，即放射性药物，其目的是为了在身体内定位。比如氟脱氧葡糖（图 5.12），就是将氟 -18 标记到脱氧葡萄糖上。

基于 X 射线成像方式通常被称为射线照相。在医疗实践中，射线照相至今仍是在医学实践上使用最广泛的技术，例如，用于检测骨骨折和病理肺的变化。CT 扫描用于获取三维图像，虽然作为主要的结构成像技术，CT 扫描也可以变成功能性工具，如通过造影剂反复变化，应用程序和后续分析，可用于例如分析肿瘤的大小。血管造影诊断是一个用于血管内部或管腔，特别是动脉、静脉和心分庭的可视化医学成像方式，只要将造影剂注入到需要研究的血管中。

乳腺放射成像是使用特定的低能量 X 射线来做乳腺成像。

医学超声检查利用高频宽带声波在兆赫范围内反映组织的不同程度而产生图像。其重要的用途包括孕妇的胎儿成像、腹部器官、心脏、乳腺、肌肉、肌腱和动静脉。虽然它可能会提供比 CT 技术较少的解剖细节，超声技术有几个优点，包括低成本、易于使用/可移植性和实时、动态观测能力。它的使用非常安全，几乎不造成任何不良影响。

之前在 2.4 节讨论核磁共振 (NMR) 时我们已经介绍了磁共振成像。磁共振成像仪器是令人印象深刻的科技成果，并且是探索形态学特征（包括软组织像肌肉、韧带和大脑）与功能变化的有力工具。基于 X 射线的 CT、磁共振成像的基本形式是创建身体剖面切片的一个二维图像。现代磁共振仪器有能力通过单一切片、断层扫描等方式产生三维图像。与 CT 不同的是，磁共振成像并不涉及使用电离射线，因此不会产生类似的健康损害。人体可耐受磁共振成像的次数不同于 X 射线和 CT 扫描，次数并没有具体上限。然而，因暴露在静磁场磁性无线电频率中的组织加热有着与潜在健康风险的关联性。

功能磁共振成像 (fMRI) 用来了解大脑的不同部位对外部刺激的反应。假设神经活性和代谢活性是线性耦合的，就可以使用血液氧合水平—用于代谢活性的测定 -- 来衡量神经活动。由于神经元需要葡萄糖和氧气而导致血液流量增加，高代谢区的含氧血与缺氧血的比值将会比正常区域高。由于氧合的血红蛋白是反磁性（基本上是非磁性）的，而脱氧的血红蛋白具有顺磁性，所以脱氧血红蛋白会比血红蛋白更加干扰外加的磁场，从而导致增加磁共振信号。这种血液 - 氧 - 水平相关（BOLD）效应是在大脑的功能磁共振图像对比度的主要来源。

通过增加磁场或添加造影剂 (信号分子)，可以增强磁共振成像的敏感性。磁共振成像基本磁场场强通常是 20 000 到 60 000 倍于地球磁场，使得磁共振成像仪器体积大、质量大、造价高。

然而，也有最近的研究工作旨在大幅减少磁共振成像仪的大小及成本。磁共振的亚毫米范围高分辨率成像能力一直受到感应线圈检测的基本灵敏度限制。常规磁共振成像可产生分辨率每边约为 3 微米的体积元素（像素）。为了克服这个分辨率极限，华盛顿大学的约翰·德斯（John Sidles）提出了一个替代的检测方法，称为磁共振力显微镜，或 MRFM[251]。显微镜通过使用超灵敏检测的磁场力克服了感应检测的灵敏度限制。IBM 研究所的科学家，即扫描隧道和原子力显微镜的发明者，从最初的论证开始一直引领着 MRFM 技术的进步。[252] 包括哈佛大学的阿米尔·雅各比（Amir Jacoby）[253] 在内的很多学术团队，现正致力于实现可以产生纳米级图像的磁共振成像系统，未来可能会有一天，研究者将能窥探到单个分子的原子结构。

说回常规磁共振成像，两个广泛使用的磁共振成像造影剂是纳米钆 (Gd) 和三氧化二铁。钆颗粒用于 DCE-MRI，DCE 即动态对比增强。DCE-MRI 是在钆对比剂静脉注射之前、期间和之后的串行磁共振图像采集。低分子量钆化合物高度扩散于脑外，并可以很容易地通过毛细血管壁。造影增强图像中的信号强度因此可反映血管增强与组织摄取的综合体。DCE-MRI 已被证明是发现肿瘤体积未有明显改变前由抗血管生成或化疗药物引起的影像学变化的可靠的生物标记。

三氧化二铁纳米颗粒可以列为超顺磁性氧化铁 (SPIOs)、超小型超顺磁性氧化铁 (USPIOs) 和大小 4～8 毫米的极小顺磁性铁氧化物 (VSPIOs)。

与钆颗粒不同，磁共振成像用铁氧化物颗粒仍然更多的只处于临床研究阶段。例如，用于早期检测易损斑块在心血管诊断中仍未作为标准临床治疗的一部分。

然而在磁共振成像之外，有一种新出现的成像方式，由菲利普（Philips）和布鲁克（Bruker）[254]共同研发的基于磁性纳米粒子的磁粒子成像技术，旨在提供对心血管疾病、癌症和干细胞疗法的新认识。

PET 是一种用于生成体内机能进程的三维图像的分子成像技术。系统通过检测到由注入身体的具有生物活性的正电子发射示踪分子间接释放的成对伽马射线，然后通过计算机分析并重构体内示踪剂浓度的三维图像。如果选择 PET 的生物活性分子是氟脱氧葡萄糖（FDG），葡萄糖模拟物（图 5.4-1），成像的示踪剂浓度将表明组织代谢活性和葡萄糖摄取量。^{18}F-FDG 由组织吸收是组织摄取葡萄糖的标记，即某些类型的组织代谢密切相关的标记。^{18}F-FDG 在注射到患者体内后，PET 扫描仪可以形成 ^{18}F-FDG 在人体内分布的二维或三维影像。

使用此示踪剂来探讨癌症转移的可能性（即肿瘤扩散到体内其他位置）是在当前标准治疗方案中最常见的 PET 扫描的应用类型（占当前的 90%）。

FDG 示踪也用于大脑研究以及如阿尔兹海默病（AD）等认知功能障碍的早期检测。由于 PET 扫描大脑测量的能源消耗与葡萄糖摄取相关联，因此相当于用最直接的方式来监测神经活动。采用业界领先的高分辨率研究层析成像（HRRT）（西门子）以及高度复杂和计算密集型的图像重建软件的仪器，PET 的脑部扫描分辨率可以提高到 1.5 ~ 2 毫米。

PET 扫描越来越多与 CT 或 MRI 扫描结合分析，结合两种方式在解剖学和代谢信息实现相互校准。

图 5.13 与图 5.14 分别展示了 PET-CT 和 PET-MRI 融合图像的例子。

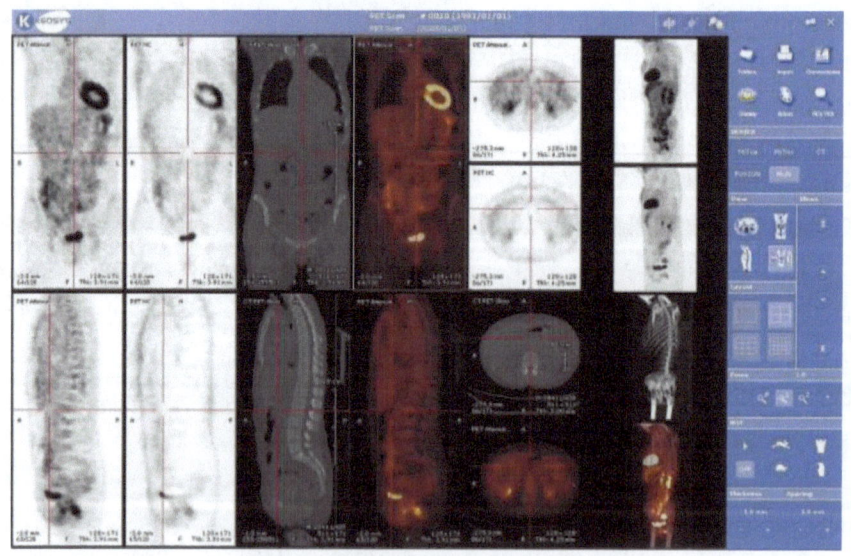

图 5.13　躯干的 PET-CT 融合图像

资料来源：维基百科

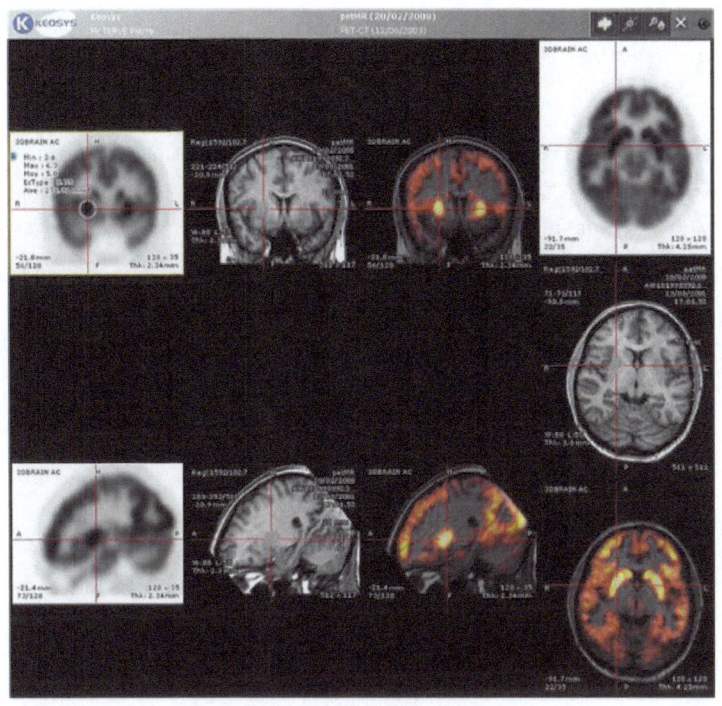

图 5.14 头部 PET-MRI 融合图像
资料来源：维基百科

另一种核医学方法是单光子发射计算机断层扫描（single-photon emission computed tomography，SPECT）。

SPECT 类似于在 PET 中使用的放射性示踪剂，但它基于伽马射线，通过移动围绕着患者的伽玛相机获得。用于 SPECT 的示踪剂（常为锝同位素 Tc-99m）首先注射进患者的身体，然后发出可直接测量的伽马射线。锝是化学元素，原子序数为 43，元素符号 Tc，在元素周期表中第一个没有任何稳定的同位素的元素。SPECT 空间分辨率大概只有 1 厘米，但 SPECT 扫描价格显著低于 PET 扫描。通过 SPECT 结合 CT 显像，可以改进空间分辨率。SPECT 可以用于补充任何二维伽马射线的影像学研究，例如，血流量、肿瘤显像、感染（白细胞）成像、甲状腺显像、骨癌症和肾扫描（灌注和肾脏的排水）的检测。SPECT-CT 可以用于检测前列腺癌。

PET 和 SPECT 均依靠放射性药物，从而使上述领域的核医学从诊断延伸到手术治疗领域。

除了上述的成像方式，还有其他特别的技术，通常针对于身体的特定部位。

心电图用来测量心脏的电传导系统。其通过获取心脏组织所产生的电脉冲，再转换成波形，波形用于测量规律的心跳率和任何心脏损伤的情况。脑电图是沿头皮脑电活动的记录。脑电图是指通过来自多个放置在头皮上的电极记录自发脑电在短时间内

（一般为20～40分钟）的活动信息。如果直接放置于大脑(在移除部分头骨后)，该技术称为皮层脑电图(ECoG)。

ECoG可在手术室内(术中ECoG)或手术室外(术外ECoG)上被执行。因为开颅手术(头骨切除手术)需要植入电极网格，因此ECoG是一种侵入性治疗方法。

脑磁图是用来测量在大脑中的电活动过程所产生磁场的一种成像技术。脑磁图提供了直接测量非常高的时间分辨率，但相对较低的空间分辨率的神经电活动情况。

光学显微镜仍然是一个重要的领域，特别是在定义为病理学研究和诊断疾病细胞水平上的分支领域细胞病理学方面。它用于诊断癌症，但还用于对某些传染性疾病和其他炎症疾病的诊断。细胞病理学一般使用游离细胞或组织碎片，病理学则研究整个组织的样品。细胞病理学测试有时被称为涂片检查，因为样品可能被涂抹在载玻片上并进行后续染色及镜检。病理学家被训练为能高效识别细胞和组织的异常。一般来说，人类的视觉可以检测和区分形状的差异会比电脑更好并更被广泛接受。然而，近来在模式识别和机器学习方面的发展已经导致图像识别软件比如 Definiens[255] 开始成为癌症病理专家的竞争对手。

超分辨显微镜是一种光学显微镜。如恩斯特·阿贝（Ernst Abbe）于1873年所述，由于光的衍射，传统光学显微镜的分辨率是有限的。阿贝是位于德国耶拿的蔡司公司[256]的联合创始人和科学家。阿贝计算出精确的宽视场显微镜工作与可见光可达到的分辨率极限为大约250纳米。然而，在2014年，诺贝尔化学奖[257]被授予埃里克·白兹格（Eric Betzig）、威廉·莫尔纳（William Moerner）和斯特凡·黑尔（Stefan Hell），以表彰他们开发的超分辨的荧光显微镜将光学显微镜带入纳米尺度。

他们通过两种不同的方法绕过了看似无法撼动的阿贝极限：

2000年，斯特凡·黑尔研制出受激发射损耗(STED)显微镜。利用受激辐射（激光）产生的两束光，一束激发荧光分子使其发光，另一束则抵消所有在其形成的纳米级别的小孔外的所有荧光。一个纳米一个纳米地扫描样品，就获得了一个分辨率优于阿贝极限的图像。

白兹格和莫尔纳分别用各自的工作奠定了第二种方法：单分子显微镜。该方法依赖于操纵单个分子的荧光打开或关闭的可能性。科学家对同一区域多次取景，每次只让散布的几个分子发光。将这些图像叠加在一起即产生了一个高密度的纳米级分辨率的超级图像。2006年白兹格第一次使用了此方法。

通过以上这些现在称为纳米显微镜的手段，科学家现在可以观察活细胞内部单个分子的通路。他们可以看到分子如何在大脑中的神经细胞之间产生突触；他们可以跟踪参与帕金森病、阿尔兹海默病和亨廷顿病的蛋白质随着病症演进的变化；他们可以在受精卵分裂形成胚胎的过程中跟踪单个蛋白质。

医学成像是价值数十亿美金的市场，拥有像通用、西门子、飞利浦和东芝等跨国公司。表5.3列出了这些公司的财务状况。此外还有专注于专业小众领域的几个小公司。

其中包括光学和电子显微镜的领导者，蔡司[258]、莱卡[259]、尼康[260]、奥林巴斯[261]、日本电子光学实验室[262]和明治[263]。

5.4 纳米诊断学

正确的判断是基于知识而不是数字。

——柏拉图

医学诊断是指确定患者的症状和体征由何种疾病或条件而引起。诊断检验是指任何一种用于辅助疾病诊断的医学检验。

体内诊断是指在整个活的有机体内进行检验，通常是动物，也包括人和植物。在5.4部分我们将以生物医学成像为例进行讨论。

体外诊断是指在部分或死亡的有机体内，研究人员使用试管、培养皿（一种带盖子的浅浅的圆筒形玻璃或塑料容器，生物学家用来培养细胞）在实验室环境中进行的检测。

据行业领军企业罗氏介绍，体外诊断为医生提供的医学信息在指导临床决策中占60%。[264]

纳米技术在诊断中发挥着越来越重要的作用。随着微处理器正在升级成纳米处理器，消耗的能量也越来越少，这将使得通过植入设备对体内重要的生物学参数的变化进行监测成为可能，正如我们在5.1部分的最后部分讨论的那样，通过动态血糖监测血糖水平。此外，用于体外监测的设备也将会小型化，一些手持设备在那些不方便到医院或检测实验室的偏远地区将具有极大的应用潜力。

让我们来讨论一些已经成功被应用于电子和材料科学，目前正在纳米诊断学中进行试验的纳米技术案例。

量子点技术就是一个很好的例子，它是应用于消费电子产品领域的一个非常热门的新技术。根据维基百科的描述，量子点是一种"由半导体材料制成的纳米晶体，其小到足以显示其量子力学特性。"

为了理解这意味着什么，我们需要回到在2.3部分中对半导体和金属的讨论：量子点是一种半导体纳米结构，能够在3个空间方向上限制导带电子、价带空穴及激子（电子空穴对）的运动（如图5.15所示）。

我们只需要记住一个半导体只不过是一个非常小的带隙绝缘体。

这种约束可以归结于静电势（由外部的电极、掺杂、应变、杂质产生），两种不同半导体材料的界面（例如：在芯-核纳米晶体系统中），半导体的表面（例如：半导体纳米晶体），或者以上三者的结合。量子点是通过化学或离子注入的方法利用纳米晶体的外延技术，或者在纳米设备中利用先进的光刻技术制备而成。外延是指晶体的沉积物覆盖在晶体的底层。光刻（光学光刻或紫外线光刻）是指用于半导体行业（尤

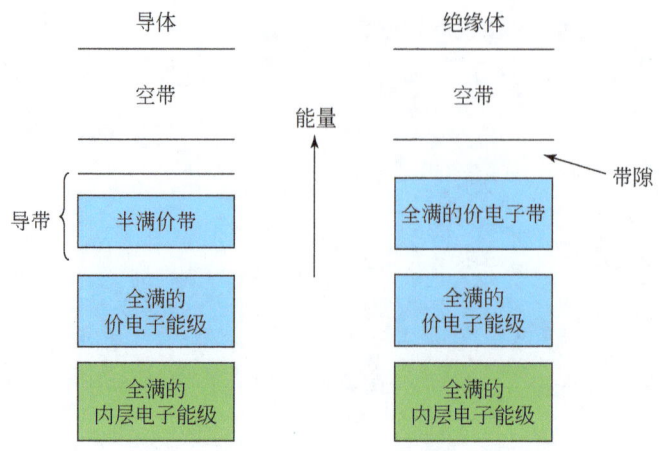

图 5.15 价带、导带和带隙

其是互补金属氧化物半导体技术）中将薄膜的部分或底层的大部分除去而形成特征图形的过程。它经曝光系统将几何图形按所要求的位置，从光掩盖膜精确传递到预涂在晶片表面或介质层上的光致抗蚀剂薄层上。再经过一系列化学处理，将抗蚀剂薄层未掩蔽的晶片表面或介质层除去。

量子点具有分离的量子化的能谱。所对应的薛定谔波函数在空间上位于量子点中，但延伸于数个晶格周期中。小的量子点，例如胶状半导体纳米晶，可以小到只有 2～10 纳米，这相当于 10～50 个原子直径，在一个量子点体积中可以包含 100～100 000 个这样的原子。如果量子点的尺寸足够小，量子限制效应占优势（一般小于 10 纳米），其电子和光学特性都可高度优化。

量子点可以被应用于晶体管、太阳能电池、发光二极管和二极管激光器。最近，量子点已经被用于电视机中来降低能耗和提高图像的色彩动态表现范围。[265]

在生物学中，量子点正在逐渐取代传统染料从而不断提高亮度和稳定性。在过去的几十年里量子点已经在细胞成像领域中取得了重大进展。经过改进的耐光性的量子点可以获得连续不断的焦点平面图像，从而重建高分辨率的三维图像。

另一个应用是可以在较长一段时间内对分子和细胞的实时跟踪。如抗体、多肽、DNA 或小分子配体都可以用于靶向标记量子点到细胞里的特定蛋白，比如对小鼠的淋巴结进行 4 个月的跟踪观察。[266]

量子点也可以被用来追踪体外成像中的单细胞实时迁徙，主要应用于胚胎发生、癌症转移、干细胞治疗和淋巴细胞免疫学。

微流体是一个多学科领域，包含微流体处理的系统设计到实际应用。微流体出现于 20 世纪 80 年代初期，被用于喷墨打印机、DNA 和蛋白质芯片（见下文）和芯片实验室（LOC）技术。芯片实验室是一个将一个或几个实验室功能整合在几毫米到几平方厘米大小的芯片上的装置。

微流体技术是指可以精确控制和操作微米大小的液体的行为，小至纳升（10^{-9} 升）、皮升（10^{-12} 升）、飞升（10^{-15} 升）级别也可以被称为微流体。

微流体的行为和宏观流体在很多方面有所不同，如表面张力，能量耗散，和控制系统的流体阻力。微流体技术就是研究这些行为如何改变，如何运作，及新用途开发。

DNA 微阵列（也称为 DNA 芯片）是一块带有 DNA 微阵列集合涂层的固体表面。DNA 微阵列是被用于检测某个时间大量基因的表达水平或基因组中不同区域基因的表达。每个 DNA 位点包含 1 皮摩尔（10^{-12} 摩尔）的特定 DNA 序列，也就是探针（或者是标记或"寡核苷酸"）。

同样地，蛋白质微阵列（也称为蛋白质芯片）是一种高通量的蛋白功能分析技术，可用来追踪蛋白表达，蛋白质和蛋白质之间的相互作用，以及确定其功能。它的优势在于能够并行追踪大量的蛋白质。芯片中有一个支持表面，如玻片，硝酸纤维素膜，珠子，微孔板等，可以将待测的蛋白质捕获。探针分子通常使用荧光染料标记后添加到微阵列中。探针和被捕获的蛋白之间发生的任何反应都会发出荧光信号，由激光扫描仪读取。

蛋白质芯片的应用前景非常广泛，包括研究蛋白质之间的相互作用，蛋白和磷脂之间的相互作用，小分子靶标筛选等。此外，还可以被应用于临床诊断和疾病监测。然而，创建一个蛋白质芯片比 DNA 芯片需要更多的操作步骤，这也是阻碍蛋白质芯片商业化的原因。遇到的技术方面的挑战包括以下几点：

1) 找到能够使得富集的蛋白质的二级和三级结构保持不变的表面和方法。只有这样，蛋白质的活性以及其与其他分子之间的相互作用才能维持不变；
2) 生产的微阵列保质期要长，从而保证芯片上的蛋白质在短期内不会变性；
3) 发现并分离出人类基因组中每个蛋白质对应的抗体或其他捕获分子；
4) 可以量化所捕获蛋白的水平，同时保证灵敏度和避免背景干扰；
5) 可以从芯片中提取被检测蛋白，以便用于进一步的分析；
6) 尽量减少由捕获试剂造成的非特异性结合。

最后，芯片的容量必须足以覆盖和展示完整的蛋白质组。一些量小的蛋白，如分子信号和受体，容易被量大的蛋白所淹没，而这些量小的蛋白通常更有治疗价值和意义。

在 3.7 部分中我们已经讨论过，微流体被广泛用于 DNA 测序中。例如，离子敏感场效应晶体管是通过把微流体和晶体管结合起来，测量溶液中离子（比如质子）浓度的一种装置。它面临的挑战是如何在保护电子部件的同时将传感器暴露在流体中。[267]

纳米技术与纳米医学潜在相关的另一个非常有趣的领域是硅光子学，硅光子学是研究用硅作为光学介质的光子系统及其应用的科学。许多电子产品制造商包括 IBM 和英特尔，以及学术研究团队如康奈尔大学的物理学家迈克尔·利普森（Michal Lipson）团队，都正在积极研究硅光子学。[268] 这种通过光学互联的方法可以实现芯片之间或芯片中的数据以更快的速度传输。

微光子组件是在红外线中运行的，大多数光纤通信系统使用的波长通常是 1.55 微米。如图 5.16 所示，硅是透明的，波长接近 9 微米。

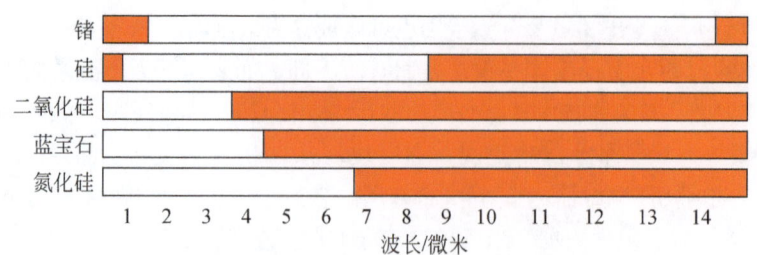

图 5.16　硅、锗和硅化合物作为底物的透光性

资料来源：维基百科

在医学应用中（虽然还没有进行商业化，但只要成本降低就可行），可以利用硅的中红外外透光性的优势，研发无创血糖监测诊断设备（吸收波长为 2～2.5 微米），并同时对呼出气体中以下分子等相关的信号进行监测：

- 一氧化氮（NO）；
- 氨（NH_3）；
- 硫化羰（OCS）；
- 烷烃（C_nH2_{n+2}）；
- 甲醛（CH_2O）；
- 乙醛（C_2H_4O）；
- 丙酮（C_3H_6O）；
- 二硫化碳（CS_2）；
- 乙烷（C_2H_6）。

这些分子的吸收波长范围为 3～7 微米，并与哮喘、溃疡、肾和肝功能、乳腺癌、肺癌和器官排斥等疾病有一定的相关性。

肿瘤诊断中有一个研究热点是检测循环肿瘤细胞（CTCs），一种从原发肿瘤中进入血液循环的肿瘤细胞。循环肿瘤细胞被认为是肿瘤复发或转移到远处重要器官的"种子"，它所引发的机制也是导致肿瘤患者死亡的重要因素。

现代肿瘤学研究已经表明循环肿瘤细胞是来源于原发肿瘤的克隆，验证了阿什沃兹（Ashworth）的发现——"在一例转移性肿瘤患者血液中首次观察到与实体肿瘤中一样的肿瘤细胞，这为探索同一个人多发性肿瘤的起源模式提供了一些启示。"[270] 科学家投入了大量精力研究循环肿瘤细胞的生物学特性，发现了它在肿瘤转移中发挥重要作用，它可以反映肿瘤细胞的分子特性。因此，研究人员认为对循环肿瘤细胞的检测好比是液体活检，可以揭示肿瘤转移活动，提供患者疾病状态的实时信息。研究人员遇到的最大问题是具有分子特征的循环肿瘤细胞纯化。目前已经有几种方法可以分离外周血中的循环肿瘤细胞，大致可以分为两类，生物法和物理法。

生物法是基于抗原抗体结合的原理实现分离。需要使用肿瘤特异性生物标记的抗体。最常见的技术是基于磁性纳米颗粒（免疫磁珠分析）分离的方法，如 CellSearch

或磁激活细胞分选法（MACS），磁激活细胞分选法是德国美天旎生物技术公司（Miltenyi Biotec）发明的，能够根据细胞表面抗原（CD 分子）的不同分离不同的细胞群。其他正在研发的方法中包括微流体分离。

物理法是基于过滤器的原理，利用循环肿瘤细胞大小不同。法国的 ScreenCell[271] 就是一个可以在几分钟内精准完成人外周血中特定循环肿瘤细胞分离的过滤装置。

最后，我们还想说说 DNA 和 RNA 测序，也是纳米诊断学另外一个例子，随着"1000美元基因组"的实现，越来越多基因相关的疾病被发现，将会为临床提供重要参考价值。

纳米诊断学为可能已经应用于其他领域如电子和材料科学的新纳米技术的应用提供了肥沃的土壤。监管和安全问题以及商业化领导人不愿意取代尚未达到使用寿命的现有的产品都会阻碍新技术的发展。那么什么时候是从微技术平台转移到纳米技术平台的最佳时机呢？

在表 5.3 中我们总结了一些主要的诊断和医疗设备公司的财物状况。

表 5.3　医疗设备和诊断公司（包括医学成像和测序）

公司名	国家	市值（亿美元）	2014 年 9 月总企业价值（亿美元）[1]	2013销售额（亿美元）
强生 (*) 医疗	美国	2913.9	2780.5	735.4
通用电气 (*) 集团	美国	2596.0	6291.6	1423.1
罗氏 (*) 制药 + 诊断	瑞士	2503.0	NA	510.0
西门子 (*) 集团	德国	1142.0	NA	1013.7
雅培	美国	633.7	638.2	218.5
美敦力	美国	629.9	613.7	170.8
丹纳赫 (包括贝克曼库尔特)(*)	美国	535.5	534.3	180.0
赛默飞世尔 (包括 Life Tech)(*)	美国	488.2	629.8	148.8
百特	美国	400.7	475.9	163.6
飞利浦 (*) 集团	荷兰	290.6	NA	290.0
Illumina	美国	250.0	251.7	10.9
BD 碧迪医疗	美国	224.0	238.1	79.2
安捷伦	美国	193.1	188.6	68.9
东芝 (*) 集团	日本	184.5	NA	240.0
波士顿科学	美国	164.9	207.0	72.2
凯杰	荷兰	56.2	61.4	13.0
Bio-Rad 伯乐	美国	34.8	32.6	20.5
Bruker	美国	34.0	32.6	18.7
PacBio（与罗氏合作）	美国	4.1	3.2	0.4
华大基因（包括 Complete Genomics）	中国	8[2]	NA	NA

(*) 诊断收入只占公司销售额的一部分
(1) 总企业价值是指企业所有投资者对企业索取权的价值
(2) 福布斯对华大基因估值是 8 亿美元

与我们在 4.7 部分中讨论的主要的制药公司相比，诊断公司利润较低，所以他们不得不忍受非常有限的研究预算。即使处方药必须与伴随诊断相结合，制药公司也不愿意分享来自药物专利保护的丰厚利润。因此，诊断研究的商业模式通常不依赖内部的深入研究行为。通常新的诊断技术是由科研研究团队研发之后，创业公司进行测试以及商业化运作。全球企业参与者将会根据协商的进度建立风险分担关系，随后基于对市场潜力的评估进行购买。

因此纳米医学想要实现快速渗透诊断市场并不容易。但是，尽管进展缓慢，这仍然是一个不可避免的趋势。

5.5 再生医学：干细胞，基因治疗与免疫治疗

人的思维不受任何限制。

——歌德（1749～1832 年）

根据美国 NIH 的定义，再生医学[272]是指"构建新的组织和器官以维持、修复或代替由于老化、疾病、损伤或先天影响的组织和器官的过程。"

先天性疾病，是指发生在出生时或通常是在出生之前，可能是由于遗传畸变（如染色体异常），宫内（子宫）环境，形态学病变，感染而导致的。

"再生医学"这一术语是在 1990 年代初第一次提出的，是指通过干细胞进行临床治疗。干细胞是未分化的生物细胞，可分化成为特定细胞，以及分裂（有丝分裂）产生更多的干细胞。在哺乳动物中，主要有两种干细胞类型，胚干细胞和成体干细胞。

为了理解正在进行的一些干细胞研究项目，我们需要来回顾一些 3.3 和 3.4 部分中并没有全面介绍的发育生物学基本概念。

我们先从受精卵开始说起。受精卵是在有性繁殖中两个配子细胞融合形成的初始细胞，也是胚胎形成的最早的阶段。经过一系列的卵裂，早期的胚胎分裂为 16 个细胞，它类似一个桑葚，因此也被叫做桑葚胚。在受精后的几天里，桑葚胚外层的细胞紧紧地结合在一起，在内部形成一个空腔，这个过程就是囊胚的形成，如图 5.17 所示，最后成为由一层细胞围成的泡状体，也就是囊胚或胚泡。

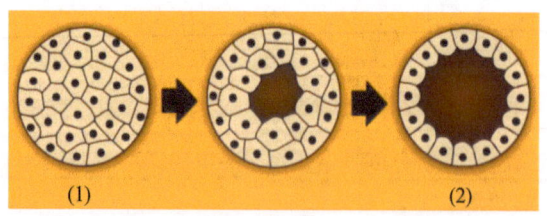

图 5.17 在囊胚形成期，桑葚胚（1）变成囊胚（2）

资料来源：维基百科

囊胚外层的细胞将会变成胚胎的上皮细胞层，也被称为滋养层细胞。滋养层细胞会形成胎盘。

然而，有一些细胞仍然被留在内部，它们会变成内细胞团，如图 5.17 所示。胚干细胞就是来源于内细胞团。

干细胞必须具有以下两种特性：

第一，自我复制，经过无数次细胞分裂周期仍然能够保持未分化状态的能力。维持干细胞数量不变的分化机制有以下两个：

1）非对称性复制：一个干细胞分裂成为一个母细胞和一个子细胞，母细胞与原来的干细胞是相同的，子细胞是分化的。

2）随机分化：一个干细胞发育成两种不同分化类型的子细胞，而另一个干细胞经过有丝分裂生成与原来的细胞相同的两个干细胞。

第二，全能性，分化成特定细胞的能力。五种不同的全能性细胞类型如下：

1）全能干细胞（totipotent/omnipotent stem cell）可以分化成胚细胞和胚外细胞两种类型。这些细胞能够构建一个完整的活的器官。它们来源于受精卵，经过前几次分裂在形成桑葚胚的过程产生的，如图 5.17 所示。

2）多能干细胞（pluripotent stem cell）是全能性干细胞的后代，可以分化成几乎所有类型的细胞，也就是说，细胞是来源于三个胚层的任何一个：内胚层（胃黏膜，胃肠道，肺），中胚层（肌肉，骨骼，血液，泌尿生殖系统）或外胚层（表皮组织和神经系统）。胚干细胞的定义是来源于囊胚内细胞层的多功能干细胞，如图 5.17 所示。对人类来说，胚干细胞在其发育五天之后将不再存在。

3）专能干细胞（multipotent stem cell）能够分化成为许多种类型的细胞，但是只能向与原代细胞密切相关类型的细胞分化。

4）寡能干细胞（oligopotent stem cell）只能分化成为几种类型的细胞，比如淋巴干细胞和骨髓干细胞。

5）单能干细胞（unipotent cell）只能产生一种类型的细胞，即它们自己，但是它们具有自我复制的特性，这可以将它们与非干细胞区别开来（如祖始细胞，肌肉干细胞）。

胚胎发育的下一个阶段是原肠胚形成。单层的囊胚重组形成一个 3 个胚层的结构即原肠胚。这三个胚层被称为外胚层，中胚层和内胚层，如图 5.18 所示。

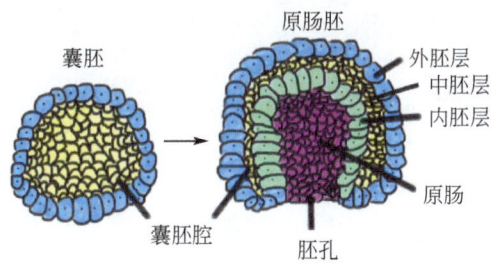

图 5.18　在原肠胚形成期，囊胚发育成原肠胚

资料来源：维基百科

原肠（或消化管）就是原始的消化道，在胚胎发育过程中的原肠胚时期形成。它可以发育成为动物的消化道。

原肠胚形成期之后是器官形成期，新形成的胚层内发育成为单个的器官。在胚胎发育的过程中，每个胚层可以生成特定的组织和器官。原肠胚形成之后，中间的细胞可以组成片状的连接细胞（如在上皮组织中），也可以组成网状的分散细胞，如间充质。上皮细胞和间充质细胞在表型和功能方面都不同。上皮细胞的细胞之间通过基底层紧密连接在一起，间充质细胞呈纺锤状，细胞之间通过中心点互相连接。上皮细胞间质转型在很多发育过程中都是极其重要的，包括中胚层的形成和神经管的形成。已经有研究证实在伤口愈合、器官纤维化和肿瘤转移的开始等过程中也有上皮细胞间质转型发生。

图 5.19 阐明了三种胚层：内胚层（内部）、中胚层（中部）和外胚层（外部）。

1）内胚层可以生成消化系统、呼吸系统、以及与消化系统相关的器官，如肝脏和胰腺的上皮细胞。

2）中胚层位于外胚层和内胚层之间，可以生成体节，形成肌肉；肋骨和脊椎骨的软骨；真皮层；脊索，血液和血管，骨头；以及结缔组织。

3）外胚层可以生成表皮组织和神经嵴，以及后来在神经胚形成期可以生成神经系统的其他组织。神经管和神经嵴细胞将会变成中枢神经系统以及黑色素细胞、面部软骨、牙本质，而表皮细胞区域将会生成表皮，头发、指甲、皮脂腺、嗅神经和口腔上皮以及眼睛。

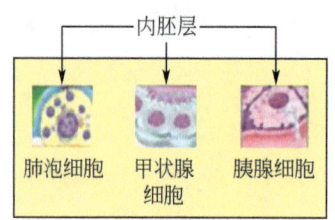
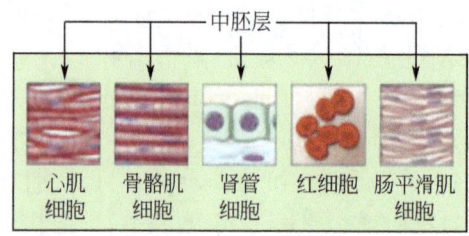
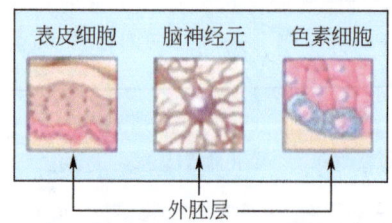

图 5.19　内胚层、中胚层和外胚层
资料来源：维基百科

原肠胚形成后，所有的多能胚干细胞都已经分化成为专能干细胞。

这种分化就是外饰遗传改变的一个例子，我们之前在 3.10 部分中讨论过。

特定组织的干细胞又被称为成体干细胞。它们存在于大多数的人体组织中，如血液、脑、肝脏、肠以及皮肤。这些细胞都会生成与原组织相同的细胞，但是它们仍然有能够分化成其他类型的细胞的潜力。例如骨髓干细胞可以生成血液系统中的任何一种红细胞或白细胞。脑的干细胞可以生成脑部所有类型的神经元和支持细胞，但是不能生成非脑的组织。与胚干细胞不同的是，科学家不能在实验室无限地培养成体干细胞。

在成年人体内，干细胞就像一个人体的修复系统，补充体内的组织。例如，成体干细胞也被发现存在于新生儿的胎盘和脐带中。有些人在孩子出生后会把脐带血细胞储存，脐带血细胞就是成体干细胞的一种形式。多年来通过骨髓移植的方法，成体干细胞治疗已经成功用于治疗白血病以及相关的骨骼/血液癌症。成体干细胞在动物医学中也被用于马的肌腱和韧带受伤的治疗。

图 5.20 阐述了胚干细胞在再生医学领域中的前景。

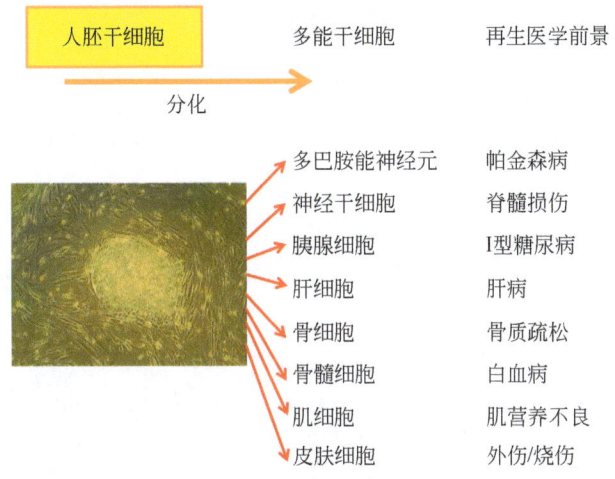

图 5.20　基于胚干细胞的再生医学前景

然而，从理想到现实，成功用于临床治疗仍然有很长的一段路要走。此外，由于胚干细胞的产生涉及对植入前胚的破坏（至少是操作），因此对它的使用仍然存在很大的争议。2001年，美国总统乔治·布什和教皇约翰·保罗二世明确表示，为了生成新的胚干细胞系而破坏人胚违反了他们的伦理原则。而且，因为胚干细胞只能通过胚获得，所以到目前为止并不可能构建与患者相匹配的胚干细胞系。

幸运的是，我们可能还有一个选择。

诱导多能干细胞（iPSC）是从成人或儿童的任何一个组织中取一个细胞，采用基因重排的方法，使其具有像胚干细胞一样的功能。日本京都大学的山中伸弥（Shinya Yamanaka）在2006年通过小鼠首次构建出了诱导多能干细胞，并在2012年与约翰·格登（John Gurdon）共同获得了诺贝尔奖[273]，格登在1962年已经证明了成熟细胞中含有可以形成全部所有类型的细胞的遗传学信息。通过对干细胞分化的成功逆转，山中伸弥[274]证明了胚胎发育并不是"单向的"。

由于诱导多能干细胞直接来源于成熟的组织，他们不仅避开了对胚的需求，而且还可以与患者相匹配。诱导多能干细胞有望让每个人都可以有属于自己的多能干细胞系。这种自体细胞的无限供应可以在没有任何免疫排斥风险下用于移植。然而诱导多能干细胞还没能确保安全用于治疗移植，但现在已经被快速用于个体化药物研发和了解患者所特有的疾病机理。

下面是干细胞研究的历史性大事记（1908～2007年）[275]：

● 1908年："干细胞"一词由俄罗斯组织学家亚历山大·马克西莫夫（Alexander Maksimov，1874～1928年）在柏林举行的血液学会会议上提出。

● 20世纪60年代：约瑟夫·奥特曼（Joseph Altman）和哥帕·达斯（Gopal Das）发现成熟的神经系统发育的科学证据，在脑中有正在进行的干细胞活动；这一发现与诺贝尔奖获得者卡扎尔（Cajal）的观点"没有新的神经元"相矛盾。

● 1963年：贝克尔（Becker）、麦卡洛克（McCulloch）和蒂尔（Till）证实了在小鼠的骨髓中存在能够自我复制的细胞。

● 1968年：两同胞间骨髓移植成功，用于治疗严重的联合免疫缺陷病。

● 1978年：在人类的脐带血中发现造血干细胞。

● 1981年：科学家马丁·埃文斯、马修·考夫曼（Matthew Kaufman）和盖尔·马丁（Gail R. Martin）在小鼠体内发现来源于内细胞团的胚干细胞，马丁提出了"胚干细胞"这个术语。

● 1992年：神经干细胞在体外培养获得成功，形成神经球状结构。

● 1997年：血癌被证实是来源于造血干细胞，这是肿瘤干细胞的第一个直接证据。

● 1998年：威斯康星大学麦迪逊分校的詹姆斯·汤姆逊（James A.Thomson）和他的同事们获得了第一个人类胚干细胞系。[276]

● 1998年：约翰·吉尔哈特（John Gearhart，约翰霍普斯金大学）在胎儿的性腺组织（原始生殖细胞）发育成为多能干细胞系之前从中提取出生殖细胞，。

● 21世纪初：一些关于成体干细胞可塑性的报道相继发表。

● 2006年：高桥和利（K.Takahash）和山中伸弥发表小鼠诱导多能干细胞的成果。

● 2007年：马里奥·卡佩奇、马丁·埃文斯和奥利弗·史密斯由于发现可以在小鼠体内通过应用胚干细胞引入特异性基因修饰的原理，获得2007年诺贝尔生理和医学奖[277]。

干细胞治疗是指以干细胞为基础对疾病进行治疗或预防。骨髓移植是干细胞治疗的原始形式，多年来一直被应用于临床，得到了大家的一致认可。骨髓移植是目前使用最为广泛的干细胞疗法，也有一些实验室正在进行神经退行性疾病、糖尿病、心脏病以及其他疾病干细胞治疗的动物实验，如图5.20所示。

干细胞的另一个可能的应用是"再生"（返老还童）。随着年龄的增长，我们会慢慢衰老，这是由于整个人体系统发生了改变，其导致衰老的复杂过程很难理解。我们身体的不同部分是通过各种方式互相影响的，它们发生的改变可以被减慢，保持平稳或者快速下降。我们知道，衰老是由于我们重新生成新的组织的能力下降，从而导致关节、血管和其他部位的功能与年轻人不同。

尽管动物实验的结果并不能直接转化到人的身上，但是却可以提供很大的帮助。最近哈佛干细胞研究所的艾米·韦戈斯（Amy Wagers）博士和他的同事们的成果就是一个很好的例子。他们发现在幼鼠的血液中发现了一种被称为 GDF11 的蛋白质，它能够快速改善年老小鼠的心脏衰竭的症状。生长分化因子 11（GDF11）又被称为骨形态发生蛋白 11（BMP-11），是一种由 GDF11 基因编码的蛋白质。当年老小鼠注射该蛋白之后，心脏的大小和厚度会减小，这相当于给它重新安装了年轻小鼠的健康心脏。这表明在血液循环中可能有某些共同的信号，推动身体变老的反应。该研究团队后来证明了 GDF11 不仅仅是心脏特有的，它还能够恢复骨骼肌干细胞的功能以及在肌肉受伤后增进肌肉的恢复。

GDF11 也可以抵抗大脑的衰老。注射蛋白的老年小鼠神经干细胞增多，血管也发生了再次发育。经过蛋白治疗的老年小鼠竟然恢复了嗅觉功能，如对薄荷的嗅觉，通常只有年轻小鼠能够察觉这种味道。

如果韦戈斯和他的同事们继续了解更多关于 GDF11、再生和干细胞的信息，相信他们在不久的将来一定可以将这个蛋白质或者是根据这个蛋白质研发出来的药物应用于临床试验。

再生医学是一种通过使用特定培养的组织和细胞，或实验室制造的化合物以及人造器官，来治疗受伤和疾病的新方法。这些方法的结合能够极大地促进自然愈合过程，尤其是对那些迫切需要痊愈的重要器官以及代替发生永久损伤的器官。

细胞治疗早期的一个例子是通过肌肉干细胞的方法进行小便失禁治疗，现在已经在匹兹堡大学医学中心[279]麦高文（McGowan）再生医学研究所实践应用。通过代替注射胶原蛋白来增大膀胱括约肌的方法，将患者自己的干细胞从一小块大腿活体组织中分离出来，在实验室中培养几周，然后注射到膀胱括约肌中。干细胞在膀胱中可以持续 6 个月，并且能够生长变成膀胱括约肌同样类型的肌肉，提高它的力度。

越来越多的项目聚焦于人造器官的研发，如人工心脏、肝、肺。它们可以是在患者等待器官移植的过程中被用来当做移植前的过渡产品。然而，从长远看来，例如，心室辅助装置可以在进行细胞治疗的时候，比如把患者自己的干细胞注入心脏受损伤的部分，从而在完成修复的过程中放松心脏。

3D 生物打印是应用于再生医学的一项非常有前景的技术，它是使用 3D 打印技术在空间上生成立体细胞模型的过程，而且在"打印"过程中能够保持细胞的功能和活力。3D 生物打印的目标在于利用改良的打印技术"打印"出各种小块组织，如皮肤、软骨、血管、肝、肺和心脏。

伽柏·福尔加契（Gabor Forgacs）于 2007 年在美国加州圣地亚哥联合创立 Orgonova，成为无骨架打印的先驱，发明了基于挤压的打印工艺，可以以球状或柱状的形式释放出细胞团。

除了创建人工器官，生物打印的另一个有趣的应用是生成人肝脏组织的薄片，这些肝脏组织片被生物制药实验室用来检测新药物的毒性，可在药物进行昂贵的临床试验之前，避免不必要的浪费。

"组织工程"一词是指能够促进那些由于损伤和疾病而缺失的细胞再生长的手段。通过对人工和天然的材料的处理可以在细胞的结构和生物化学等方面为初期细胞提供指导，使它们都会成长为某种特定的组织。这些材料被称作支架，因为它们就像正在建造中的房子一样为组织的再生提供支撑和原材料。在生物打印的过程中，支架就如同假肢一样，直到细胞生长到可以完全代替支架，在适当的时候支架就会被去除。类似皮肤和软骨这种扁平的结构比管状结构如血管和气管打印起来更加容易。最复杂的器官要数心脏，肝脏和肾脏。实质性器官打印将会成为下一个前沿领域。

目前已经可以通过使用自然的支架将患者自己的细胞种植在其中促进健康组织的生长从而代替瘢痕组织，完成患者受损伤食管（约20cm长的纤维肌性食管）的修复。

维克森林再生医学研究所（The Wake Forest Institute for Regenerative Medicine，WFIRM）[280]一直致力于实验室培养器官的研发并试图把它们移植到人体中。2006年，维克森林再生医学研究所成功培养出了从患者自身细胞形成的膀胱组织，这样可以避免异体组织排斥的风险。参与这项研究的年轻患者由于先天出生缺陷导致膀胱功能低下，他们的膀胱没有柔韧性，因此很容易导致高压被传递到肾脏，从而可能引起肾的损伤。患者还有漏尿的症状，大概每30分钟一次。维克森林再生医学研究所的主任安东尼·阿塔拉（Anthony Atala）博士说，在随后7年对患者的随访中发现，他们的膀胱机能随着时间的推移慢慢改善。

阿塔拉博士也是国家再生医学基金会的负责人，该基金会最近收到了来自联邦政府的资助成立了"士兵治疗与再生联盟"，旨在研究如何治疗士兵灼伤和四肢受伤的恢复。

2014年9月，维克森林再生医学研究所成功将表皮细胞涂在与人的肾脏大小相同的猪的肾脏的血管上，可以在长达4个小时的检测试验中保持血管的开放状态，这是再生医学研究的一个重要的里程碑事件。这项研究只是长期研究项目中的一部分，最终目标是通过使用猪的肾脏作为支架代替晚期肾脏疾病患者的肾脏组织。通过将所有来自供体动物的细胞去掉，只留下器官的结构体或"骨架"之后，患者自己的细胞能够慢慢填充到支架中去，从而形成一个自身的器官，并且从理论上说不会发生排斥反应。

如果能够成功完成，这种新的方法将会被应用于科学家正在研究的其他复杂的器官中，如肝脏和胰脏。

鉴于全球大量的急待进行的器官移植患者以及移植医学的高额费用，再生医学的发展将对患者的健康具有重要的意义并且产生巨大的经济效益。

在美国肾移植的费用大概是15万美金，肝移植的费用大概是25万美金，心脏移植的费用大概是86万美金。

此外，接受移植之后，患者必须长期每天接受免疫抑制药物的注射从而防止可能引起严重的副作用。

很多再生医学研究团队提出的另一个重要挑战是通过制作一个仿生眼来恢复视力。先让我们一起来看看人的眼睛（图5.21），以及如何利用纳米医学恢复其功能。

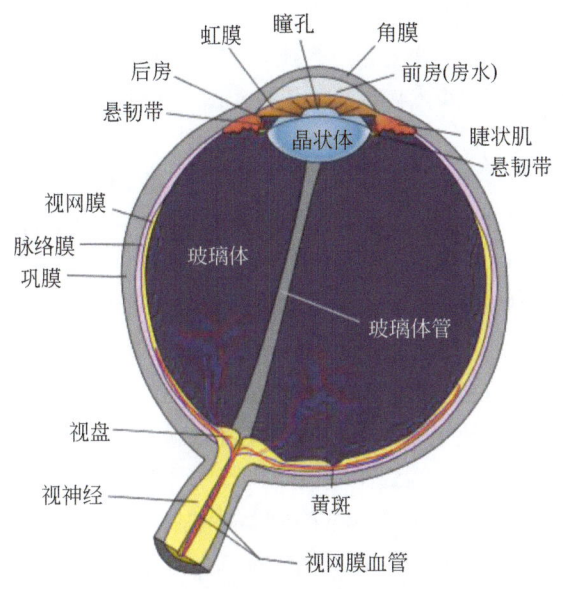

图 5.21　人的眼睛和大脑通过视神经连接

资料来源：维基百科

人的视网膜是眼球内最内层的感光组织。视网膜通过角膜和晶状体接收外部视觉图像。在光刺激下，视网膜会引发一系列的电化学反应，最终触发神经冲动。这些冲动通过视神经纤维被传递到大脑中各个不同的视觉中心。人和所有脊椎动物在胚胎发育阶段，视网膜和视神经是大脑发育的派生物。因此视网膜被认为是中枢神经系统的一部分，而实际上是脑组织的一部分。

视网膜是由神经元和突触互相连接而成的一层结构。它有两种类型的光感受器细胞，视杆细胞和视锥细胞。视杆细胞的功能主要在晚上弱光下发挥作用，以及分辨黑白。视锥细胞主要在白天强光下发挥作用，以及感知彩色。

眼睛对视力的感知主要经历4个阶段，光感受，传递给双极细胞，传递给节细胞（包括光感受器和感光性的节细胞），沿视神经传递。在每个联合的过程中也有一些横向水平连接的无足细胞。视神经是一个由许多神经节轴突连接而成的中央束，与外侧膝状体相连，膝状体是前脑背面和脑其他部分的视觉接收站。在成年人中，整个视网膜的直径只有大约22毫米，包含了大约700万个视锥细胞和7500万～1.5亿个视杆细胞。

仿生眼的目的在于帮助有视网膜缺陷的人恢复基本的视力能力，如视网膜色素变性。这是一类视功能进行性损害的遗传性视网膜病变，能够导致视网膜光受体从外向内，从中心向外或者呈散发性地发生不可逆转的损伤。视力降低或消失的另一个原因可能是由于青光眼或头部受伤引起的视神经受损。全世界大概有4000万失明患者。

仿生眼[281]在各个水平上发挥作用，从入射光线的最初接收到视网膜后面的生物化学转换。植入体能够刺激光感受器输入下游的双极细胞，如形成视神经的神经节细胞。或者，类似青光眼或头部受伤的情况可以引起视神经连接视网膜与脑部视觉中枢的能力减弱，可以基于大脑自身的水平通过修复对视觉系统进行激活。

目前义脑还没有被应用于人体中，但是人工眼已经完成了临床试验验证。

澳大利亚仿生视觉公司（Bionic Vision Australia）联合墨尔本[282]仿生研究所共同研发了一种仿生眼策略，先将视网膜移植物与一台摄影机连接在一起，安装成一副"眼镜"，然后通过这种方式把图像转换成为电冲动，激活剩余的视网膜细胞，从而将信号传回大脑。2009～2012年澳大利亚仿生视觉公司开展了一系列临床试验前的动物实验，证明了脉络膜移植模式（图5.21）的安全性和有效性。它由33个白金圆盘形电极构成的硅胶载体组成，能够在各种不同的基本模式下被激活，类似屏幕上的像素点。2012年，澳大利亚仿生视觉公司启动一项试验，对象是3个末期视网膜色素变性患者，他们几乎不能感知光线。电极装置与一个钛连接器连在一起后被贴在耳后的头骨上，这样可以在无需植入任何电子设备的情况下产生神经刺激以及电极监测。试验证明了这个装置的稳定性和有效性，能够为全部患者提供足够的视觉感知，可以帮助患者更好的定位光线，识别基本的形状，在房间里定位，甚至可以降低通过迷宫的难度。他们正在计划在未来的临床试验中测试有两倍数量电极的全部植入式设备。

德国罗伊特林根的视网膜移植公司（Retina Implant AG）[283]也正在开展类似的项目，他们使用的是Alpha IMS系统，Alpha IMS系统是经过欧洲批准用于临床使用的，法国的Pixium Vision公司[284]与巴黎第六大学(也称皮埃尔和玛丽居里大学)、斯坦福大学、德国乌尔姆大学、意大利理工学院、意大利热那亚纳米科学技术研究中心和米兰纳米科学与技术研究中心的古列尔莫·兰扎尼（Guglielmo Lanzani）、波士顿视网膜移植项目[285]、韩国首尔国立大学纳米生物电子学和系统研究中心等都正在使用该系统。

日本大阪大学与日本尼德克（NIDEK）公司正在合作开发一种假体巩膜设备，与澳大利亚仿生视觉公司不同的是，它是被植入到巩膜层里而不是脉络膜间隙中。在临床试验中，通常被称为脉络膜上腔-视网膜刺激（STS），两个后期视网膜色素变性患者在移植后四周内在空间分辨和视觉敏感度方面的能力都有了很大的提高。[286]

基因治疗是一个新兴领域，通常也被列为再生医学的范畴。基因治疗是指通过把治疗性的DNA转入患者细胞里，将DNA作为药物进行疾病治疗的方法。基因治疗最常见的方式是使用功能正常的编码基因代替突变基因。其他形式包括直接纠正发生突变的基因，或者用DNA编码生成治疗性的蛋白质药物（不是自然的人类的基因）进行治疗。在基因治疗中，编码形成治疗性蛋白的DNA是通过载体进入人体内的细胞中的。一旦进入细胞中，DNA开始在细胞内表达，产生治疗性蛋白从而治疗患者的疾病。

细胞治疗的概念第一次被提出是在1972年，当时弗里德曼（Friedmann）和罗布林（Roblin）在《自然》杂志上发表了题为《使用基因治疗人类遗传病？》的文章[287]，作者在文中特别强调在将基因治疗应用于人体时一定要非常谨慎。1990 年美国 FDA 在批准了第一个基因治疗的试验，当时阿珊提·德西瓦（Ashanti DeSilva）正在接受治疗腺苷脱氨酶重症联合免疫缺陷（ADA-SCID），这是一种可以引起免疫缺陷的常染色体隐性代谢病。全球腺苷脱氨酶重症联合免疫缺陷的发病率不到 10 万分之一，但是却占全部重症联合免疫缺陷病例的 15%。

尽管早期的临床试验失败导致很多基因治疗项目被驳回，基因治疗也被认为是炒作过度，但是自从 2006 年基因治疗的临床试验获得成功以来，给基因治疗的前景带来了一些新的希望。截至 2014 年 1 月，大约有 2000 例临床试验项目已经开展并且被批准使用基因治疗的很多技术。

DNA 必须被导入患者体内，到达需要被修复的细胞，进入细胞并表达蛋白质。通常情况下基因工程病毒作为载体与 DNA 结合使其通过血液进入细胞中，与染色体融合。

然而，随着对核苷酸功能的不断深入了解（某些酶可以使连接核苷酸亚基的磷酸二酯键发生断裂），例如人类锌指核酸酶（ZFNs），能够把基因编码的核苷酸转移到染色体上，表达核苷酸然后对染色体进行"编辑"，破坏那些引起疾病的基因。

锌指结构是一个小的蛋白质结构基元，其特征是与一个或多个锌离子结合形成稳定的锌指状结构。自从锌指结构被发现以来，这些相互作用的分子已经被证明在各种治疗和研究中非常有用。将锌指[288]经过工程化使其具有对特定的 DNA 序列的亲和能力是现在研究的另一个活跃领域，锌指核酸酶和锌指转录的影响因子被认为是两个最重要的应用。2014 年 3 月的《科学美国人》（Scientific American）杂志上发表了一篇关于基因疗法的综述。在文章中，作者总结了在一些疾病治疗中将试验方法转换成为更贴近主流疗法的最新进展，如急性淋巴细胞白血病，其他血液肿瘤，以及头颈部癌症。[289]

最后，免疫治疗的定义是通过诱导，提高或抑制免疫反应来进行疾病的治疗。免疫治疗的目的既可以是引起或提高免疫反应（免疫增强疗法）也可以是降低或抑制免疫反应。

免疫治疗的活化剂被统称为免疫调节剂。他们是由多种重组、人工合成和天然的制剂，通常包括在细胞信号中有重要作用的细胞因子和小蛋白。

已经有研究证明基于细胞的免疫治疗对某些癌症是有效的。免疫效应细胞如淋巴细胞、巨噬细胞、树突细胞、自然杀伤细胞、细胞毒性 T 淋巴细胞等，能够通过识别并清除肿瘤细胞表面由于突变形成的异常的抗原，共同保卫身体对抗癌症。

当我们讨论再生医学中出现的前景无限的新领域时，也发现了一些新生物技术公司带来的基因治疗和免疫治疗的案例。

再生医学具有如此大的科学突破潜力，毫无疑问，再生医学将会提供强大的投资机会。

显然，从诺贝尔奖获得者山中伸弥开始，日本正在试图建立其在诱导多功能干细胞领域的主导地位，山中伸弥 2010 年 4 月在京都大学创建了诱导多功能干细胞研究与

应用中心，作为该中心的主任，山中伸弥制定该中心 2020 年的目标如下：[290]

- 建立基本的诱导多功能干细胞技术和保护与之相关的知识产权；
- 建立可以应用于再生医学的诱导多功能干细胞库；
- 开展临床前研究和致力于临床研究；
- 促进利用患者自身诱导多功能干细胞的治疗药物的发展。

另一个位于京都的研究组织是再生医科学研究所，目前在日本唯一一家标有"再生医学"的研究所。它有大约 150 名员工，都从事再生医学相关的研究，如基础生物学，干细胞生物学，生物工程以及再生医学应用方面的研究。

通过对再生医学产品监管过程的架构重组，日本已经从之前的保守的药物研发环境转换成为最具有前瞻性的国家之一，旨在加快干细胞产业的增长以满足人口老龄化的需要。尝试在保证安全性的同时简化监管批准流程，很显然日本首相安倍晋三的目的在于希望日本能够在纳米医学这一令人激动的新领域处于领先地位。

除了美国，欧洲和日本之外，另一个有能力投资再生医学的国家是中国。2005 年以来，位于深圳的中国生物技术公司北科生物科技有限公司专注于成体干细胞研究，临床转化以及技术支持服务。北科的首席执行官胡祥，在 2014 年深圳国际生物技术峰会上提到了中国科学院的以下调查结果和发现：

- 到 2030 年中国人口老龄化将会超过美国，83%的医疗资源将会用于慢性疾病的治疗。
- 再生医学可能会减少这种负担，它对中国科学来说是一个高优先级的领域。

中国科学院收集到的统计数据如下：

- 全球统计数据指出美国和欧洲处于主导地位，全球 418 家公司中北美 268 家，欧洲 100 家，亚洲 39 家，澳大利亚和新西兰 11 家。
- 56%的公司专注于细胞治疗、基因治疗、组织工程生物材料和支架、植入装置、小分子和生物治疗。
- 19%的公司专注于基于干细胞的药物研发工具（如临床前的体外试验、毒性检测等）。
- 13%的公司专注于干细胞的存储，尤其是脐带血。
- 12%的公司提供服务。
- 目前正在酝酿中的治疗产品有 500 多种，其中 37 种已经推向市场（截至 2014 年 9 月）。
- 再生医学全球融资的总额为 47.4 亿美元（干细胞 18.72 亿，基因治疗 18.5 亿，细胞免疫治疗 5.807 亿）。

再生医学联盟的使命是促进再生医学的发展，通过代表、支持、促进相关各利益相关方的参与，包括企业、学术研究所、患者团体、基金会、医疗保险公司、金融机构和其他组织。再生医学联盟总部位于华盛顿，是一个全球倡导组织，通过促进立法、监管、赔偿、投资、技术以及其他举措来加快再生医学技术安全有效的发展。联盟还积极促进公众对再生医学领域及其在改变人类健康方面的潜力的理解。

再生医学联盟成立于2009年，在全球拥有170多名会员。它的网站非常出色，提供了各个疾病领域中正在进行的项目概述。

表5.4中列出了干细胞基因治疗和免疫治疗的公司，按照市值排序（时间截至2014年9月），总额大约54亿美元，不包括新基医药（Celgene）以及其他正在进行研究项目的生物制药公司。

新基医药成立于1986年，是肿瘤和免疫治疗的领导者，在再生医学领域也很活跃。表5.4中没有包含新基医药，是因为它的市值737亿美元（表4.1）主要是由再生医学领域之外的小分子和细胞治疗的产品产生的。但是，新基医药细胞治疗的器官和组织治疗小组致力于开发创新的组织工程和生物材料模式应对再生医学中的许多挑战。细胞治疗研究团队专注于新型细胞疗法的早期开发。新基医药已经开发了一系列的有广泛治疗前景的临床候选组合，包括人类胎盘源性干细胞，可以在体外扩增自然杀伤细胞进行癌症免疫治疗，以及羊膜来源的贴壁细胞。值得注意的是羊膜是一层包着胚胎的膜，形成羊膜囊，内充满羊水，为胚胎的发育提供保护的环境。新基医药公司在成体干细胞的分离，培养，鉴定和功能阐释方面已经处于产业领先地位，并与国际专家小组合作进行活细胞治疗相关复杂机制的发现以及应用方面的工作。

表5.4 再生医疗公司

序号	公司名称	总部所在地	成立年份	研发方向	上市（交易所）	市值（百万美元）
1	Celgene	美国新泽西州	1986	干细胞、免疫治疗	NASDAQ	73 700
2	Mesoblast	澳大利亚墨尔本	2001	干细胞：心血管、眼科	OTC	1 430
3	Sangamo BioSciences	美国加州	1995	基因治疗：血友病	NASDAQ	781
4	Organovo	美国加州	2007	3D生物打印	NASDAQ	490
5	Osiris Therapeutics	美国马里兰州	1992	干细胞：皮肤、骨和软骨	NASDAQ	444
6	EVOTEC	德国汉堡	1993	干细胞：糖尿病、阿尔兹海默病	TecDAX,OTC	439
7	Medipost	韩国首尔	未知	干细胞：血液、软骨、中枢神经系统	KOSDAQ	430
8	AGTC	美国佛罗里达州	2001	基因治疗：眼科	NASDAQ	302
9	Advanced Cell Technology	美国马萨诸塞州	1994	干细胞：视网膜	OTC	262
10	BioTime	美国加州	1990	干细胞：中枢神经系统、癌症	NYSE	229
11	Pluristem Therapeutics	以色列海法	2001	干细胞：心血管	NASDAQ	203

续表

序号	公司名称	总部所在地	成立年份	研发方向	上市（交易所）	市值（百万美元）
12	NeoStem	美国纽约州	1980	干细胞、免疫治疗：癌症	NASDAQ	190
13	Argos Therapeutics	美国北卡罗来纳州	1997	免疫治疗：癌症、HIV	NASDAQ	190
14	Celladon	美国加州	2005	基因治疗：心脏病	NASDAQ	183
15	UniQure	荷兰阿姆斯特丹	2012	基因治疗：罕见病	NASDAQ	160
16	Fibrocell Science	美国宾夕法尼亚州	未知	干细胞：皮肤	NASDAQ	121
17	TiGenix-Cellerix	比利时鲁汶、西班牙马德里	2000	干细胞：自身免疫疾病	Brussels	120
18	Cellular Dynamics	美国威斯康辛州	1999	干细胞服务	NASDAQ	120
19	Athersys	美国俄亥俄州	1995	干细胞：心血管、中枢神经系统	NASDAQ	108
20	StemCells	美国加州	1998	干细胞：中枢神经系统、肝病	NASDAQ	89
21	Capricor	美国加州	2005	干细胞：心血管	OTC	50
22	Aastrom Biosciences	美国密歇根州	1989	干细胞：软骨、烧伤	NASDAQ	21
23	STEMCELL Technologies	加拿大温哥华	1993	干细胞服务	私有	无数据
24	Gamida Cell	以色列耶路撒冷	1998	干细胞：血液	私有	无数据
25	ViaCyte	美国加州	1999	干细胞：糖尿病	私有	无数据
总额（不包括 Celgene）						6362

2010年Mesoblast公司收购了成立于2001年的Angioblast公司，主要开展充血性心力衰竭、急性心肌梗死、糖尿病、黄斑变性和骨髓移植相关的临床项目。[292] Mesoblast公司的核心细胞技术包括高纯度、经过免疫筛选的间充质前体细胞、扩增培养的间充质干细胞、牙髓干细胞以及扩增的造血干细胞。它的异体间充质前体细胞已经经过临床前试验被证明能够修复椎间盘的结构。最近正在进行非手术成体干细胞疗法的临床研发，通过椎间注射异体间充质细胞的方法治疗早期椎间盘退行性病变。造血干细胞通常是自体使用，以避免产生对非亲缘供体细胞的受体免疫反应。Mesoblast公司和以色列的梯瓦制药公司共同合作研发间充质前体细胞产品及其产业化，用于治疗心血管疾病和神经系统疾病。此外，还与瑞士龙沙公司（Lonza）在异体间充质前体细胞产品的临床和长期产业化生产方面建立了合作关系。最后，它与日本的JCR制药公司（市值9.2亿美元，以人类生长激素产品闻名，但是再生医学也是一个新的重点）共同合作在日本独家使用其间充质干细胞扩增培养技术，通过造血干细胞移植治疗血

液系统恶性肿瘤。

桑加莫生物科技公司（Sangamo BioSciences）成立于 1995 年，于 2000 年上市，是全球基因表达和修饰的特异性调节领域的领先者。这个平台的基础是天然存在的转录因子，锌指 DNA 结合蛋白，通过激活或抑制基因表达构建锌指蛋白转录因子控制基因的开关，这样一来就可以设计得到想要得到的治疗结果。锌指蛋白也可以与核酸酶结构域相连接形成锌指核酸酶，能够使细胞中的基因编辑更加精确。2012 年，桑加莫生物科技与夏尔制药共同合作研发锌指核酸酶疗法治疗血友病，亨廷顿病和其他单基因病。它还正在开展二期临床试验和两个一期临床试验，评估首个锌指核酸酶修饰的 T 细胞产品用于治疗艾滋病的情况。此外，桑加莫生物科技还与临床合作伙伴美国的希望之城（City of Hope）共同发起一期临床试验，评估锌指核酸酶疗法对多形性胶质母细胞瘤（脑瘤的一种）的治疗效果。锌指核酸酶疗法其他的一些临床前试验项目主要包括 B 型血友病、帕金森病、神经性疼痛、神经再生性脊髓损伤、外伤性脑损伤以及中风。桑加莫生物科技通过它的科学顾问委员会，与加州大学、哈佛大学、剑桥大学都建立了良好的关系。

Organovo 创建于 2007 年，2012 年上市。Organovo 通过使用其专有的 3D 生物打印技术设计和构建功能性的人体组织。它的目标是打造和真正的人体组织功能相同的活体组织。随着可再生的 3D 组织可以精准地表现出人体的生物学，Organovo 与生物制药公司以及学术医疗中心共同合作设计、构建、验证体外组织在疾病模型和毒理学的可行性，由此对功能性的人体组织进行药物毒理学检测从而建立起临床前检测和临床试验之间的桥梁。Organovo 将会更加努力实现其构建用于手术治疗和移植的人体组织的愿景。

奥西里斯治疗公司（Osiris Therapeutics）创立于 1992 年，起家美国的凯斯西储大学（Case Western University），主要使用从人骨髓中提取的干细胞。前干细胞素 Prochymal 是其第一个批准的干细胞产品，基于离体培养来源于健康志愿者的骨髓间充质干细胞。然而，在 2013 年 10 月，奥西里斯向 Mesoblast 出售 Prochymal 以换取初步的 5000 万美元和潜在的后续付款。奥西里斯的当前产品线包括用于急性和慢性损伤的 Grafix、用于软骨修复的 Cartiform 和用于骨组织修复和再生的骨基质 OvationOS。

1993 年创始于德国汉堡的 Evotec 公司是由一群科学家包括 1967 年诺贝尔化学奖得主曼弗雷德·艾根（Manfred Eigen）[293] 共同创立的小分子药物开发工具公司，但最近已添加再生医学到其工具和技术组合中。Evotec 合作伙伴主要集中在专业的生物制药公司和领先的学术机构与项目，继与诺华、葛兰素史克、拜耳、梯瓦合作之后，Evotec 现在正与罗氏合作研究阿尔兹海默病，与阿斯利康/医学免疫公司（MedImmune）合作研究肾病和糖尿病，与强生合作研究糖尿病和阿尔兹海默病。糖尿病项目包括与哈佛大学和霍华德·休斯医学研究所合作的糖尿病研究 (CureBeta)、肾病、癌症和抗菌药物。2013 年，Evotec 和耶鲁大学形成了开放创新联盟旨在促进与制药公司的药物开发和商业伙伴关系。Evotec 也正在与汉堡大学在一起为治疗多发性硬化症努力。多发性硬化症是神经细胞（髓鞘）在脑和脊髓的绝缘盖损坏的一种炎症和神经退行性疾病。这种损害会破坏中枢神经系统的部分沟通能力，导致广泛的症状和体征，包括身体、心理和精神问题。

韩国的 Medipost 公司提供服务并开发随时可得且来源无异议的相关产品——人类脐带血和脐带血间充质干细胞[294]，专注于开发用于再生或功能恢复的膝关节软骨、中枢神经系统、肺系统和造血移植领域的相关产品。造血干细胞移植是多能造血干细胞，通常来自骨髓、外周血或脐带血，可以是自体即患者自身的干细胞，也可以上是同种异体即捐献者的干细胞。此处 Medipost 市值的计算是通过韩元换算为美元。

应用遗传技术公司 (Applied Genetic Technologies Corporation，AGTC) 于 2001 年创立，创始人包括约翰霍普金斯大学的巴里·比尔内（Barry Birne）、麻省大学医学院的特伦斯·弗洛特（Terence Flotte）、佛罗里达大学的威廉·霍沃思（William Hauswirth）和尼古拉斯·穆兹卡（Nicholas Muzyczka）、北卡罗来纳大学的犹大·萨穆尔斯基 (Jude Samulski)。应用遗传技术公司的领先候选产品均处于临床前阶段，专注于单基因突变引起的显著影响视觉功能且目前缺乏有效疗法的眼科罕见病，如 X-连锁视网膜劈裂、色盲和 X-连锁视网膜色素变性等。

先进细胞技术公司（Advanced Cell Technology，ACT）公司早在 1994 年就已经成立，但是直到最近才引起广泛关注——2010 年获得美国 FDA 批准启动首个应用胚干细胞治疗视网膜疾病的临床试验，2014 年 8 月宣布其在美国场外交易集团（OTC Markets Group）上市的分值股票进行 1:100 的反向分割。先进细胞技术公司主要从事干细胞技术研发，如成体干细胞和胚干细胞技术，以及再生医学领域特别是再生眼科学的其他治疗方法。先进细胞技术公司的研发团队与维克森林大学有着很强的联系。

从伯克利加州大学拆分出来的 BioTime 公司成立于 1990 年，专注于再生医学的多能干细胞技术、神经科学、肿瘤学、骨科、血液和血管疾病。已上市的产品包括用于细胞输送的水凝胶装置 Renevia 和基于血液的泛肿瘤筛查诊断 PanC-Dx。2009 年，BioTime 获得了来自加州再生医学学院（CIRM）的 472 万美元的投资，用于扩展 ACTCellerate 项目，BioTime 在一年前就已从先进细胞技术公司获得了许可。2013 年，BioTime 收购 Geron 公司的干细胞资产，以重新启动基于胚干细胞的脊髓损伤修复的临床试验。

以色列海法的 Pluristem Therapeutics 公司成立于 2001 年，由以色列理工学院的沙伊·莫来斯基（Shai Meretzki）创建，他与以色列魏兹曼研究所的同事共同研发了干细胞专利。Pluristem 公司致力于应用 PLacental eXpanded (PLX) 细胞治疗外周动脉疾病的临床研究。它的 PLX 细胞是通过一种专利技术处理扩增的骨髓基质细胞，被称为 PluriX，PluriX 可以利用间质细胞培养物和基质构建一个人工的三维环境，源于胎盘的间质细胞（出生后获得）可以在其中生长。

2003 年，纳斯达克上市公司 A1 Software 收购了 Pluristem 的所有产品和专利，并更名为 Pluristem Life Systems。2007 年再次更名为 Pluristem Therapeutics。2007 年，Pluristem 与德国柏林的查利特（Charite）医学院签署了一份长达 5 年期限的合作研究协议。2012 年协议延长至 2017 年，Pluristem 还获得了以色列"首席科学家办公室"的两项奖金资助，分别为 240 万美元和 320 万美元。

纽约的 NeoStem 公司成立于 1980 年，2003 年前公司名为 Cornich Group Inc，2003 年更名为 Phase III Medical Inc，2006 年才更名为 NeoStem。2006 年以来，NeoStem 由医生兼企业家罗宾·史密斯（Robin L. Smith）领导，作为公司总裁，她成功完成了 6 次并购，一次资产剥离，募集了 1.9 亿美元用于研发、扩展业务和战略交易。2011 年，NeoStem 收购了 Progenitor Cell Therapy（PCT）公司，是从美国新泽西州哈肯萨克医学中心（Hackensack Medical Center）剥离出来的一家公司，由安德鲁·佩科拉（Andrew L. Pecora）和罗伯特·普莱提（Robert A. Preti）共同建立，旨在为癌症患者提供干细胞和组织加工处理服务。2000 年，PCT 与丹德里昂公司（Dendreon）签署第一份合作协议，由 PCT 生产普罗文奇——第一个获得美国 FDA 批准用于治疗晚期前列腺癌的免疫治疗药物，以及 1 期、2 期、3 期临床试验用的细胞疗法癌症疫苗。2004 年，PCT 成立了 Amorcyte 公司，也在 2011 年被 NeoStem 收购。Amorcyte 主要致力于开发心血管病的细胞疗法。2014 年 NeoStem 收购加州干细胞公司（California Stem Cell），创立肿瘤靶向治疗项目，这是迈向癌症治疗的第一步。NeoStem 已经建立了牢固的知识产权优势地位，主要集中在免疫学、心内科、骨科、创面愈合、干细胞分离和纯化，以及获得路易斯维尔大学授权的极小胚干细胞专利技术，包括极小胚干细胞的分离、纯化和治疗应用。

Argos Therapeutics 公司成立于 1997 年，注册名称为 Merix Bioscience，2004 年 10 月更名为 Argos Therapeutics。Argos 起源于美国的洛克菲勒大学，诺贝尔奖获得者、公司联合创始人拉尔夫·斯坦曼（Ralph Steinman）博士在洛克菲勒大学工作，发现了树突细胞在免疫系统中的作用，并研发出一种可以生成树突细胞的方法。Argos 的其他联合创始人在杜克大学工作，他们研发了一种独特的基于 RNA 的树突细胞技术。树突细胞是控制免疫系统的主要开关，能够捕获、处理并识别抗原和外来物质，启动身体的免疫反应并激活抗体和 T 细胞以清除异物。Arcelis 是一种个体化的免疫治疗技术，能够捕获某一种疾病特有的突变和变种抗原，旨在通过诱导持久的记忆 T 细胞反应，克服由肿瘤或疾病引起的免疫抑制。Argos 最先进的产品有两个：AGS-003 和 AGS-004。AGS-003 用来治疗转移性肾细胞癌（mRCC），AGS-004 用来对付 HIV。Argos 在免疫治疗领域处于领先地位。

Celladon 成立于 2005 年，是一家临床诊断生物技术公司，主要从事基因治疗和钙代谢异常领域的研究，致力于开发新的治疗方法填补目前尚未被满足的治疗需求。Celladon 以 SERCA 酶为研究目标，因为 SERCA 酶对细胞内钙的调节起着非常重要的作用。钙代谢异常会导致很多严重的复杂疾病，如心力衰竭、血管疾病、糖尿病以及神经退行性疾病。MYDICAR 是其开发的最先进的产品，通过基因疗法靶向 SERCA2a 酶，心力衰竭的患者细胞内缺乏这种酶。

UniQure 公司在 2012 年收购 AMT，主要从事单基因治疗的研发。它的 geneQure 平台有 4 个关键步骤：①基因治疗框携带一个转基因，能够编码或引导治疗蛋白的表达；②基于腺病毒相关病毒（AAV）载体的传输系统，用于转运基因治疗框；③通过技术手段有效地将相关基因转入组织和器官中；④利用独有生产工艺专利量化生产出 UniQure 的 AAV 载体。

Glybera 和 UniQure 生产所有的药物都是基于 AAV 载体。研究人员已经将该技术应用于临床前试验，80 多项临床试验证明其具有很好的安全性。临床前试验和临床试验还表明在单次治疗之后 AAV 能够进行持久地指导治疗基因表达。除了在单基因遗传病的治疗方面之外，AAV 载体技术还可以用于一些更加复杂的疾病的治疗，特别是那些由于某个特殊蛋白异常而导致的疾病，如肝病、中枢神经系统和心血管系统疾病，都可以通过调节相关蛋白的表达或功能达到治疗或根除疾病的目的。Glybera 获得欧洲药品管理局批准用于治疗一种罕见代谢病脂蛋白脂酶缺乏症（LPLD）。意大利凯西制药公司（Chiesi Farmaceutici）是 UniQure 的合作伙伴。

2014 年 8 月，UniQure 宣布收购 InoCard 公司，InoCard 是一家初创的生物技术公司，主要从事心脏病基因疗法的研发，已经研发出一种治疗充血性心力衰竭的新基因疗法，目前正处于临床前试验阶段。

Fibrocell 科学公司总部位于美国宾夕法尼亚州埃克斯顿，这里是个体化生物制药领域的中心地带。Fibrocell 从皮肤中提取细胞，通过对自体纤维原细胞培养利用，进行局部治疗以满足患者的不同生物学需求，从而实现对每个患者的个体化治疗。Fibrocell 的专利技术是利用自体的纤维原细胞经过（或不经过）基因修饰，治疗由于遗传缺陷导致蛋白异常而引起的一些罕见的严重皮肤病和结缔组织疾病。Fibrocell 与洛杉矶加州大学签订了授权协议。

TiGenix 公司成立于 2000 年，是欧洲细胞治疗领域的领先企业，拥有先进的成体干细胞产品线。这些干细胞产品都是基于其异源性脂肪干细胞培养扩增平台，用于治疗自体免疫疾病和炎症性疾病，主要有克罗恩病、类风湿性关节炎、恶性败血症。ChondroCelect 是一款已经上市的产品，用于膝盖的软骨修复，这是欧洲批准的第一个细胞类产品，由瑞典孤儿拜维特穆公司（Swedish Orphan Biovitrum AB）和芬兰红十字血液服务公司（Finnish Red Cross Blood Service）负责市场销售。2011 年 TiGenix 和西班牙的 Cellerix 合并。

细胞动力学公司（Cellular Dynamics International）由干细胞研究先锋詹姆斯·汤姆逊与他人联合创建，从事人类细胞的研发及严格按照规范进行商业化生产。1999 年汤姆逊博士建立的人类胚干细胞被《自然》杂志评为"年度最大突破"，汤姆逊实验室的研究成果被《时代》杂志"年度十大发明"评选过三次,包括人类胚干细胞的分离(1998,#1),人类诱导多能干细胞的分离(2007,#1),参与完成人类外饰基因组图谱的绘制(2009,#2)。细胞动力学公司自主研发的 iCell Operating System(iCell O/S)包括多种类型的人类细胞(iCell 产品),人类诱导多能干细胞,以及定制化诱导多能干细胞和 iCell 产品(MyCell 产品)。细胞动力学公司是诱导多能干细胞的全球领导者,也是世界上最大的诱导多能干细胞来源分化终末人类细胞的生产商。除了 iCell 系列产品(如心肌细胞、神经细胞、上皮细胞、肝细胞)之外,细胞动力学公司还可以提供来自其客户捐赠样本的 MyCell 产品,包括诱导多能干细胞重编程,基因工程以及细胞诱导分化。

Athersys 公司成立于 1995 年,由吉尔·范·波克莱(Gil van Bokkelen)和约翰·哈林顿(John Harrington)共同创建,是一家从事在多个疾病领域的治疗产品的发现和开发的生物制药公司,包括炎症与免疫性疾病,神经系统疾病以及心血管疾病等领域。它正在研发的 MultiStem 是一个拥有专利的成体干细胞生产的新平台。在 2014 年之前,Athersys 有两个正处于临床试验阶段的项目,一个是与辉瑞共同开展的溃疡性结肠炎的 2 期临床研究,另一个是缺血性中风的 2 期临床研究,还有 5 个处于临床时期的项目,包括炎症性肠病,中风,移植物抗宿主病,急性心肌梗死和实体器官移植。

干细胞公司(StemCells)成立于 1998 年,主要从事干细胞治疗中枢神经系统和肝病的研究,谋求解决目前满足不了的治疗需求。它的科学顾问委员会成员包括:欧文·威斯曼(Irving Weissman)、弗莱德·盖奇(Fred Gage)和大卫·安德森(David Anderson),分别负责哺乳动物造血干细胞、大脑干细胞、外周神经干细胞相关的研发工作,一直以来他们为公司做出了重大的贡献。菅伸子田(Nobuko Uchida)是干细胞生物学部门的副总裁,主要负责新的产品研发创意,重点是对新产生的干细胞和祖细胞、人类神经干细胞、肝脏和胰腺干细胞的鉴别。她是第一个通过结合细胞表面标记物的方法鉴别出人类神经干细胞的科学家。安冢本(Ann Tsukamoto)是科学战略联盟部的副总裁,她在 SyStemix 公司(1997 年被诺华收购)时是最早发现造血干细胞的科学家之一。干细胞公司称其拥有神经干细胞技术专利权,涵盖了各种来源的神经干细胞,包括胚胎、少年或成人组织,以及目前已知的诱导多能干细胞技术。

Capricor 公司成立于 2013 年,与成立于 2005 年的 Nile Therapeutics 公司合并而成,是一家从事心脏干细胞疗法研发的生物技术公司,也是唯一一家用来源于心脏的 3D 细胞混合物进行心脏干细胞疗法研发及商业化的干细胞公司。由曾在约翰霍普斯金大学任职,现担希达-西奈心脏研究所(Cedars-Sinai Heart Institute)主任的爱德华多·马班(Eduardo Marban)领导。Capricor 研发的异体心球衍生细胞产品 CAP-1002,旨在减轻或改善心脏病引起的心脏损伤。Capricor 获得来自加州再生医学研究所的 2000 万美元资金支持,2014 年 1 月,Capricor 与强生旗下的杨森生物技术公司(Janssen)[295]签署合作协议,杨森同意预先支付 1250 万美元,如果想获得期权以及 CAP-1002 的商业使用权，需要支付高达 3.25 亿美元。

  Aastrom 生物科学公司成立于 1989 年，致力于严重疾病患者的个体化细胞疗法的研发。在美国有两种上市的自体细胞治疗产品，Carticel 和 Epicel。Carticel 是通过植入自体软骨细胞治疗膝关节软骨缺损，Epicel 是用永久性皮肤代替超过全身总面积 30% 的大面积烧伤的治疗。Aastrom 正在研发通过植入自体软骨细胞治疗膝关节软骨缺损的第三代产品 MACI，以及一种患者特异性的多细胞疗法 ixmyelocel-T，用于治疗由缺血性扩张型心肌病引起的晚期心衰。

  干细胞技术公司（STEMCELL Technologies）是一家全球生物技术私营企业，总部位于加拿大温哥华，致力于研发和销售特定细胞培养基、细胞分离产品、仪器以及其他生命科学研究试剂。公司由艾伦·伊夫斯（Allen Eaves）于 1993 年创建，现在拥有 500 多名员工和 1500 多种产品。

  2014 年 8 月，美国圣地亚哥的 Cytori Therapeutics 公司由于 3 名患者出现血流问题终止了心力衰竭的干细胞治疗试验，因此导致股价大幅下跌，公司被迫转型。

  1996 年，Cytori 以德国法兰克福证券交易所上市公司 MacroPore Biosurgery 为名开始运营，基于乳酸聚合物技术发明了一系列用于颅面手术的可吸收的钢板和螺钉。2000 年，MacroPore 与美敦力建立商业合作伙伴关系，基于同样的技术又开发了两个新的产品线，一个是脊椎植入物，另一个是抗粘连阻隔。在 2000 年到 2002 年间，MacroPore 开始在再生医学领域寻觅新机会，包括一家初创的干细胞公司 StemSource，该公司从事成人脂肪干细胞商业化处理和储存服务。

  2002 年 MacroPore 将其商业化权利出售给美敦力的颅面产品线。后来，MacroPore 收购 StemSource，随之开始研发基于自体脂肪干细胞和再生细胞的新系统 Celution System，主要用于治疗心血管疾病及修复软组织损伤，以及研究其他临床应用的干细胞产品。2015 年 MacroPore 更名为 Cytori，并与日本的奥林巴斯合作建立了一家合资公司。

  再生医学领域还有一些具有良好发展前景的创业公司，列举如下。

  以色列 Gamida Cell 生物技术公司成立于 1998 年，拥有与以色列耶路撒冷的哈达萨大学医学中心共同研发的干细胞技术的授权。它的联合创始人托尼·裴乐德（Tony Peled）一直担任首席科学官，她取得了很多研究成果，包括 Gamida Cell 的核心专利，以及负责全线产品的研发。她在造血干细胞研究领域拥有 15 年经验。

  脐带血干细胞治疗最大的局限性在于组织中只含有非常少量的可用的干细胞/祖细胞，导致很难达到符合治疗的剂量要求。为了克服这个困难，Gamida Cell 研发了一项专利技术可以在有限细胞分化的情况下增加干细胞的数量，期望能够得到与原细胞干性相同的新的干细胞。Gamida Cell 的外饰遗传学技术用于功能性造血干细胞扩增，利用小分子——高亲和力的铜螯合剂四乙烯五胺（TEPA）、维生素 B_3 的一种形式尼克酰胺（Nicotinamide, NAM）——来调节细胞的分化、归巢、植入等能力。梯瓦和安进也是 Gamida Cell 公司的合作伙伴，其最大的股东是埃尔比特影像（Elbit Imaging），这是一家涉足多种经营范围的公司，包括房地产、医学影像、酒店、购物商场和零售业。2014 年 8 月，Gamida Cell 公司总裁雅埃尔·马戈林（Yael Margolin）宣布与诺华达成协议，诺华首次投资 3500 万收购其 15%的股权，2015 年底将再出资 1.65 亿完成剩下 85%的股权收购。

美国加州的 ViaCyte 公司成立于 1999 年，成立时名称为 NovoCell，在 2004 年与 Cythera 和 Bresagen 公司合并。Cythera 是一家从事胚干细胞研究的公司，Bresagen 是澳大利亚首家完成克隆猪的公司（2001 年）。2006 年，ViaCyte 发表利用干细胞生产分泌胰岛素的胰岛细胞研究成果。2008 年，ViaCyte 开展了两个非常重要的合作项目：①与辉瑞合作进行药物研发；②与诺贝尔奖得主山中伸弥合作研究人的诱导多能干细胞。2010 年公司更名为 ViaCyte。ViaCyte 是一家有投资资金支持的私营企业，致力于开创糖尿病治疗的新方法。

VC-01 是 ViaCyte 的糖尿病治疗产品，是将胰腺内胚层细胞产品 PEC-01 与其自主研发的药物封装仪 Encaptra 给药系统相结合开发出来的。VC-01 联合产品旨在为胰岛素治疗提供更加完善的解决方案，避免频繁的血糖监测和胰岛素注射产生的问题，以及由于注射过多剂量胰岛素造成低血糖的风险。在临床前试验中，PEC-01 细胞能够产生胰岛素，并具有内分泌细胞的其他功能性特征，包括可以产生胰高血糖素，胰淀素，生长抑素等等。Encaptra 是一个受免疫保护，可进行药物回收的封装设备。期望可以通过简单的门诊外科手术把 VC-01 化合物移植到患者的皮下组织。随后细胞进行进一步分化产生成熟的胰腺细胞，能够合成分泌胰岛素以及其他因子，从而达到调节血糖的目的。前面的图 5.3（5.1 部分）示出了一个健康的胰腺是如何通过胰岛素和胰高血糖素进行血糖水平调节。这种方法已经在临床前试验小鼠模型中获得成功。2014 年 8 月，ViaCyte 获得美国 FDA 的批准开始进行临床试验评估。8 月 21 日，ViaCyte 与强生旗下的杨森研究中心达成协议授权杨森对其正在研发的治疗 1 型糖尿病的 VC-01 联合产品进行交易评估。

以下是一些更加有趣的再生医学创业公司。

美国麻省剑桥的 Voyager Therapeutics 公司成立于 2014 年，创始人包括来自腺相关病毒载体 (AAV) 基因治疗、RNA 干涉和神经科学等领域的全球学科带头人：旧金山加州大学神经外科学和神经病学的克里斯托弗·班凯维奇（Krystof Bankiewicz）教授、美国麻省大学医学院基因治疗中心主任高光坪（Guangping Gao）教授、斯坦福大学基因治疗中心主任马克·凯（Mark Kay）教授、美国麻省大学医学院 RNA 治疗研究所菲利普·扎摩尔（Philipp Zamore）教授。Voyager 总裁斯蒂芬·保罗（Stephen Paul）是一位杰出的领袖，在神经科学领域拥有 35 年的经验，曾经担任过礼来研发实验室负责人，在他的领导下，Voyager 将致力于研发致命性和消耗性中枢神经系统疾病的基因疗法，包括帕金森病、单基因突变型肌萎缩性侧索硬化症、弗里德希共济失调 (Friedreich's ataxia) ——一种常染色体隐性遗传病，会导致神经系统的渐进性损伤和脊髓神经组织的退化。Voyager 已经与麻省大学医学院建立了战略合作关系，并与麻省大学医学院、旧金山加州大学、斯坦福大学签署了许可和其它协议以获取相关的技术和数据的使用权。Voyager 是一家私营企业，获得了美国三岩资本（Third Rock Ventures）的 4500 万美元 A 轮融资。

美国西雅图的朱诺治疗公司（Juno Therapeutics）成立于 2013 年，由弗莱德 - 哈钦森癌症研究中心（Fred Hutchinson Cancer Research Center），纪念斯隆 - 凯特琳癌症中心和西雅图儿童研究中心共同建立，旨在从多个渠道推进免疫治疗的应用。在两笔总额高达 3.1 亿美元的巨额投资（2014 年 4 月的 1.34 亿美元和 2014 年 8 月的 1.76 亿美元）支持下，朱诺治疗公司将会开发一种免疫治疗平台，利用 T 细胞的记忆特性使其重新在肿瘤细胞中定向表达。通过使用合成受体或增强天然抗原受体，朱诺的 T 细胞重编程技术能够在患者自身的免疫系统中建立强大的抗肿瘤免疫反应。这种转换方法在减少或消除损害性手术，放疗，化疗方面有很大潜力。

纪念斯隆 - 凯特琳癌症中心的迈克尔·萨德雷（Michel Sadelain）和瑞尼·布伦特珍（Renier J. Brentjens）博士是朱诺的两个科学创始人，由于发明嵌合抗原受体而获得纽约知识产权法律师协会授予的"年度发明家"荣誉称号。嵌合抗原受体技术能够定向识别肿瘤细胞表达的细胞表面抗原。此外，高亲和力的 T 细胞受体技术也能够检测到肿瘤细胞中内部蛋白质的变化。这些疗法可能会有助于减少由于长期进行化疗积累的毒性。朱诺的目标是在血液和固体肿瘤治疗中通过推动多样化的复合候选疗法获得美国 FDA 的许可。每种候选疗法都可以对各种高风险癌症进行治疗。

美国迈阿密的 Altor 生物科学公司成立于 2002 年，是从苏诺尔分子公司（Sunol Molecular Corp）公司分出来独立运作的子公司，创始人黄庆祥（Hing C. Wong）。Altor 主要从事用于癌症、病毒感染、炎症及自体免疫性疾病等治疗的高价值、靶向性的免疫治疗制剂的研发。Altor 拥有强大的创业资本支持，包括 Sanderling Ventures 和佛罗里达成长基金会。Altor 目前在临床研发领域有三种产品：

1）ALT-801，基于 STAR 平台技术研发的 T 细胞抗原受体免疫疗法，2009 年完成了应用于转移性恶性肿瘤治疗的临床 1 期和 2a 期试验，2012 年与顺铂结合使用完成了应用于转移性黑色素瘤治疗的临床 2 期试验。

2）ALT-836，单克隆组织因子抗体，完成了在治疗急性呼吸窘迫症，急性肺损伤和危机生命的系统性炎症等疾病中的 2 期临床试验，包括 2 组 90 个患者，在多个医学中心进行，并随机设置安慰剂对照组。

3）ALT-803，一种新型白细胞介素 -15 超激动剂蛋白化合物，已经进入第一阶段的 1 期临床试验，主要用于治疗转移性黑色素瘤、难治性多发性骨髓瘤、BCG 治疗失败的非肌层浸润性膀胱癌、进行异体干细胞移植后又复发的恶性血液肿瘤。

新基医药、梯瓦、安进、诺华、辉瑞、强生以及其他全球生物制药巨头都决定投资于再生医学领域，这也证明再生医学领域的前景令人振奋。

第六章 纳米医学的影响

在本章中,我们将讨论纳米医学对医学界产生的影响。

伴随 DNA 和 RNA 测序所带来的空前影响力,我们迈入了基因组医学时代。一些纳米医学技术将离我们越来越近,如靶向给药、纳米诊断、再生医学等。尤其当医疗设备与毫秒处理机相结合运用时,纳米医学与我们之间的距离将更近一步。

6.1 肠道微生物

> 人如其食。
> ——安瑟米·布里亚-萨瓦兰著《厨房里的哲学家》（*Physiologie du Gout*, 1826）

2001 年,诺贝尔奖获得者乔舒亚·莱德伯格 (Joshua Lederberg)[296] 创造了"人类微生物"(human microbiome) 一词,从而强调了营养对人类健康的重要性,同时他还确认了一个事实——平均每个人体含近 10 万亿个细胞,而肠道、皮肤、口腔等的细胞数量是这个数字的 10 倍[297]。

正是因为莱德伯格发现了细菌遗传物质的基因重组和构架,他于 1958 年（年仅 33 岁）获得了诺贝尔生理学/医学奖。

据估计,人类肠道微生物的重量为 0.2～1.6 千克,而大脑的重量约为 1.4 千克。约有 100 毫克的微生物存活于人类舌头和牙菌斑中。

而每天有 800 亿的细菌从我们的唾液中吞下。

这些微生物约包含 330 万个基因,这是人类基因组的 150 倍。

有趣的是,一些自身免疫疾病,如 I 型糖尿病、风湿性关节炎、肌肉萎缩症、多发硬化症、纤维肌痛症,甚至某些癌症,都逐渐被认为是与人类微生物息息相关。在人类肠道中,一次微不足道的微生物混合都很可能加重常见肥胖症。这是由于我们体内的微生物可以改变大脑中的神经递质产生量。另外,肠道微生物同样可能影响精神分裂症、抑郁症、双相情感障碍、其他神经系统失衡等。

众所周知,某些特定的食物会导致过敏,甚至引起严重的系统性疾病。在卫生水平高、免疫接种覆盖广、抗生素使用率高的发达国家,某些（疾病）情况发生率更高。肠道微生物的改变,是否是自身免疫疾病率增加的原因之一呢?

乳糜泻 (Celiac disease) 是一个很好的例子:乳糜泻在全世界的发生率是 1/1750,美国乳糜泻的发生率是这个数字的 17 倍。乳糜泻由机体对醇溶蛋白不耐受引起,在小麦中可以找到麦胶醇溶蛋白,在其他常见的谷物中（如大麦和黑麦）也能找到类似的蛋白。在醇溶蛋白中，谷氨酰胺转胺酶催化蛋白质，与小肠组织免疫系统交叉作用，引起了炎症反应，相应破坏小肠黏膜（绒毛萎缩）和干扰营养物质的吸收。如果不加以诊治，乳糜泻将导致维生素缺乏、体重下降、儿童生长迟缓、疲劳、缺铁、乏力甚至行走困难等症状。到目前为止，对乳糜泻唯一有效的治疗方法就是避免含麦胶饮食。值得高兴的是，未经加工的肉类、家禽、鱼类、豆类、坚果、蔬菜和水果都不含麦胶，且一些超市还设有不含麦胶食品专柜。

要了解人类微生物，我们就必须了解微生物群落的成员，包括细菌、真核生物和病毒，如图 6.1 所示。

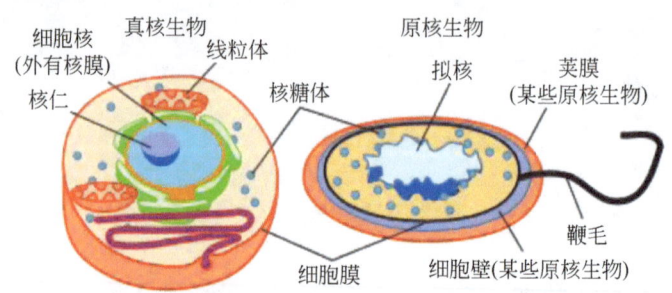

图 6.1 真核生物和原核生物（古菌和细菌）

资料来源：维基百科

所以，我们必须着重依靠于纳米医学，尤其是如第三章中所述的，依靠人类基因组计划中所发展的测序技术。

古菌是单细胞微生物，细胞中既不存在细胞核也不存在任何其他膜相细胞器。与细菌相反，古菌含有特殊的基因和代谢途径，如参与转录和翻译的相关酶。古菌通过二分裂、裂殖、出芽进行无性繁殖。在海洋中，它们数量非常丰富，浮游古菌是地球上最丰富的生物之一。产甲烷菌是产生代谢副产品甲烷的微生物，常见于湿地，与沼气、草食动物及人类的消化系统息息相关，决定了人类肠胃气胀中的甲烷含量（屁从肛门排出）。

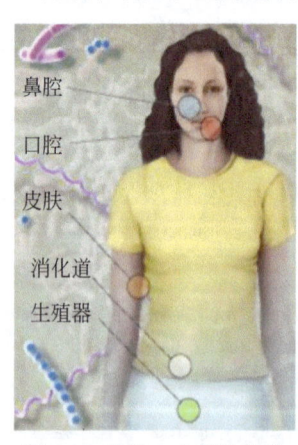

图 6.2 人体 5 个部位的微生物基因组分析

资料来源：维基百科

通过 DNA 研究，已初步完成对人类微生物辨识。通过 RNA、蛋白质和代谢分子研究，已成功完成了人类微生物的辨识。DNA 微生物研究属于典型的 META 基因组研究（见 3.10 部分中的定义）。

人类微生物组计划（HMP）[298] 由美国国家卫生院发起，致力于辨识与健康及患者体相关联的微生物（人类微生物）。HMP 的第一阶段（2007～2012 年）发现了微生物群落的组成特征及多样性（图 6.2），并评估了它们的遗传代谢能力。

HMP 的第二阶段（2013～2015 年）专注于完成第一个生物集成数据库的整合，这些数据来源于微生物和宿主的微生物相关疾病群组研究。人类微生物组计划被认为是人类基因组计划的延续，目标为以下几点：

1）开发微生物基因组序列的参考集，初步辨识人类微生物
2）探索人类微生物与疾病的关系和变化
3）开发新的计算分析技术和工具
4）建立资源存储库
5）探讨人类微生物研究的伦理、法律和社会影响

HMP 还有另外一个目标，即打破医学微生物学与环境微生物学之间的现存壁垒，相关内容见地球微生物工程（EMP）。希望通过 HMP 不仅找出新的方法来确定健康和疾病的倾向，更希望找出人类微生物群的构成、运作、监管指标，从而优化其在人体生理机能中的作用。换言之，我们期待着一个崭新的营养科学热点。

此外，人类微生物组的研究是在国际人类微生物组联盟的支持下进行的[299]。

地球微生物工程（EMP）[300]倡导在全球范围内收集自然样本，在全球范围内分析微生物群落。EMP 指导委员会成员来自于阿贡国家实验室、芝加哥大学、戴维斯加州大学、南加州大学、劳伦斯伯克利国家实验室（Lawrence Berkley National Laboratory）、科罗拉多大学（University of Colorado）、英国生态与水文中心及荷兰生态协会。

EMP 的主要目标是利用一系列标准的方案，探索微生物在跨星球、跨时间、跨空间上的不同组成。EMP 致力于开发全球环境样本数据库（GESD）。这些数据将为 EMP 保存着全球各种现状环境的样本。

但是，是否有充足的资金来支持 EMP 这一雄心壮志仍有待揭晓。

总而言之，越来越多的证据表明微生物在我们的健康中扮演着重要角色，它们影响着各类疾病治疗干预结果，如癌症、肥胖、Ⅱ型糖尿病、风湿性关节炎，甚至是Ⅰ型糖尿病和营养不良[301]。

6.2 中枢神经系统：脑和脊髓

> 人体是灵魂的最佳投射面。
> ——路德维希·维特根斯坦（Ludwig Wittgenstein，1889～1951 年）

中枢神经系统属于神经系统的一部分，包括了脑和脊髓。如图 6.3 所示，周围神经系统由中枢神经系统所发出的神经组成。中枢神经的命名源于它具有集成信息、协调、影响人体所有的活动的功能。中枢神经同样还包括视网膜和视神经，及鼻腔内的嗅觉神经和嗅觉上皮细胞，嗅觉上皮细胞不通过中间神经节直接连接脑组织（突触连接）。因此，

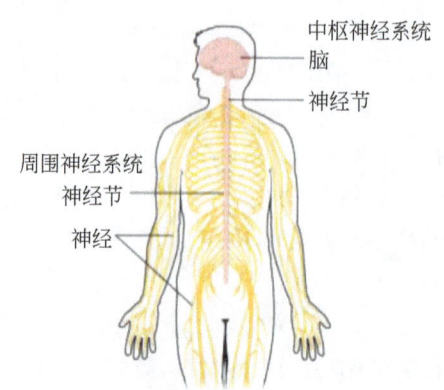

图 6.3　中枢神经系统（粉红色）和周围神经系统
资料来源：维基百科

嗅觉上皮细胞是唯一接触外界环境的中枢神经组织，这为相关诊治提供了参考依据。

在关注中枢神经系统疾病、纳米医学对诊断的影响力和开发新的治疗手段之前，让我们先来简要地回顾关于大脑的一些情况。可以说，大脑探索是生命科学和医学的下一个大前沿。

与历经15年（1988～2003年）的人类基因组计划相类似，一些大科学计划已开展。

人类脑计划[302]：由欧盟发起的一个十年大型科研项目，开始于2013年，由瑞士洛桑联邦理工学院主导，旨在超级计算机中模拟完整的人类大脑。于此同时，立志建立一个大脑全功能的计算机模型，用以药物模拟治疗。该项目由联邦理工学院的亨利·马克拉姆（Henry Markram）教授领导及协调。

脑计划[303]：奥巴马总统于2013年4月2日宣布美国启动"脑计划"，旨在加强对人脑神经元的认识。脑计划将持续10年，每年将花费3亿美元。

人脑连接组计划（Human Connectome Project，HCP）[304]：人脑连接组计划是由美国NIH的16个部门所资助的一个5年项目，分成两部分。这个颇具挑战的神经科学项目于2009年7月启动。人脑连接组计划目的在于绘制出揭示健康人类大脑的连接模式的基本蓝图，继而为脑类疾病的研究提供参考数据，如难语症、自闭症、阿尔兹海默病和精神分裂症等。人脑连接组计划将大大推动对人脑连接的认识和分析，该重大进展也将推动人类对自身认识进程。

上述仅是对现状的管窥，全球重要研究计划研究结果还在陆续更新中。

6.2.1　人脑

人脑使得人类与其他动物不同。有3个重要因素造就了人类并协助人类大脑的运作：

对生拇指和可直立行走的双腿，使人能制造出复杂的工具、武器和精巧的物体。

三维视觉系统，虽然人的视觉敏锐度不如一些捕食鸟类，但是三维视觉系统使得人能进行距离估计、快速形状辨识和高效狩猎。

人通过发声进行交流和创造语言的能力，促使了社会形成、传授和学习出现，有助于文化产生，同时也促使人类使用符号来区分和表达经历的发展，使人类获得想象力和创造力。

大脑是神经系统的中心，是人体最复杂的器官。大脑皮质是其最大的一部分，约包含 150 亿～330 亿个由突触连接的神经元。这些神经元通过长原浆纤维即轴突来进行"交流"。轴突携带脉冲信号，即动作电位传导至身体各个部位。大脑具有指挥身体的其他器官的功能，并通过控制肌肉活动和分泌荷尔蒙来指挥机体。随着环境改变大脑可以做出快速协调反应。一些基础的反应如条件反射，可以由脊髓或周围神经节完成，但是复杂且具有目的行为需要中央大脑来处理。

6.2.1.1 脑功能

长久以来，人们认为思想与大脑无关。但是，现在我们已经证明了思维活动和意识与大脑活动之间存在密切关系。这令神经系统科学家变成了唯物主义者，他们相信心理现象剖析到底其实就是化学和生物学现象。我们已经解开了个体脑细胞的运作原理，但仍然需要解开更多的有关它们连接和合作的方式之谜。最有前景的方法是将大脑当成一台生物计算机，它从周围的世界获取并存储信息，再以各方式加以处理信息。大脑还分为几大功能区，且被一层厚厚的神经组织即大脑皮层覆盖了大部分，正是这些高度发达的大脑皮层使人类大脑与众不同。大脑皮层的折叠方式可以增加其容量，每个褶皱都很相似，当然也存在着许多微小差异。大脑皮层被分成 4 个脑叶，即额叶、顶叶、枕叶和颞叶，如图 6.4（a）所示。每个脑叶包含众多皮层区，每个脑叶都与特定的功能相关，如视觉、运动控制以及语言功能。图 6.4（b）为大脑皮质功能区。

6.2.1.2 左脑与右脑

左侧和右侧的皮层形状大体相同，且大部分大脑皮层区是一样的。但某些区域会出现很强的偏侧优势，特别是涉及语言的区域。对于大多数人来说，语言功能由左半球支配，右半球的作用微乎其微。右半球负责支配一些其它功能，如时空推理。左右半球虽然各支配身体其中一半，但是左右叉支配：左半球支配右半部分身体，右半球支配左半部分身体。从大脑到脊髓的运动连接，以及从脊髓到大脑的感官连接，都在穿过了脑干的中线位置。

6.2.1.3 大脑皮质

大脑皮质可分为三类功能区域。第一类由主要的感官区域组成，其感觉神经和神经束通过丘脑中继核（两半中线对称的结构，位于大脑皮层与中脑之间）接收信号。主要的感官区域包括枕叶皮层的视觉区域，颞叶和岛叶皮层的部分听觉区域，及顶叶

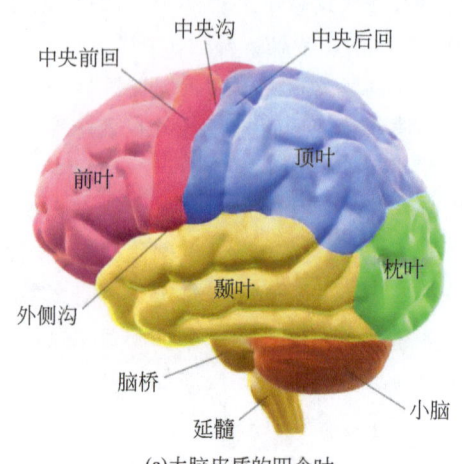

(a) 大脑皮质的四个叶

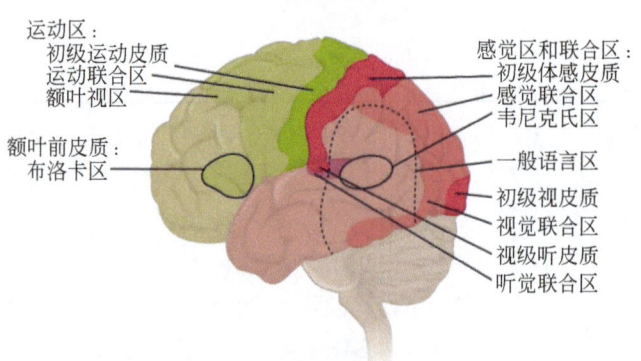

(b) 大脑皮质功能区

图 6.4　大脑皮质的四个叶和大脑皮质功能区

资料来源：维基百科

皮层的躯体感觉皮质。第二类为主要的运动皮质，其将轴突向下送至脑干和脊髓的运动神经元。这一区域位于额叶的后面部分、体觉区域的正前方。第三类由皮质剩下的部分组成，称之为联络区。这些区域接收来自于感官区域和大脑较低区域的信息，并参与感觉、思考以及决策等复杂的程序。

6.2.1.4　语言

奥地利哲学家路德维希·维特根斯坦曾说："语言是我们有机体的一部分，且与有机体一样复杂"。皮埃尔·保罗·布洛卡（Pierre Paul Broca）发现两名大脑下回后部受伤的患者的语言功能也出现了障碍，从此之后语言就与布洛卡区联系起来。通过功能磁共振成像技术研究布洛卡区的激活模式，发现布洛卡区确实与语言功能相关。布洛卡失语症患者可以理解单词和语法结构简单的句子，但无法进行流利表达。

另外，韦尼克（Wernicke）区负责阅读与听力的理解。它位于主导半球颞上回的后部，即95%右撇子和60%左撇子的左半球。最近有一项研究很大程度上证实了布洛卡区与韦尼克区的正确性，且新增了一些见解，即该研究认为表达和理解能力也与大脑左半球有关，这与过去布洛卡区与韦尼克区的狭义定义有所不同。

6.2.1.5 丘脑

丘脑位于前脑下接中脑的位置，接近大脑的中心，神经纤维全方位向大脑皮质投射。丘脑具有向大脑皮层传达感觉、运动信号，控制意识、睡眠和警觉性的功能。致死性家族性失眠症是一种遗传性的朊病毒病，患者丘脑退化，逐渐丧失睡眠能力，直至发展为完全失眠状态，最终导致死亡。朊病毒[306]由错误折叠的蛋白质组成，并具有传染性。在人类意识与活动调节方面，丘脑发挥着主要作用。丘脑损伤可以导致永久性昏迷。从功能上看，丘脑与海马相连，并作为海马延伸系统的一部分。脑血管意外（中风）可导致丘脑综合征，包括出现单边烧灼感或疼痛感，并常常伴随情绪不稳定。

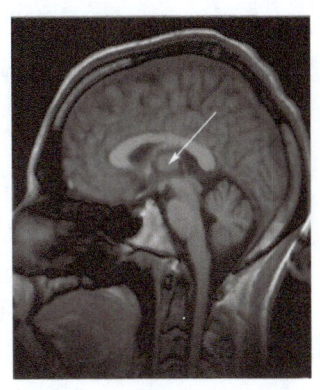

图6.5　标记的丘脑磁共振成像截面

资料来源：维基百科

图6.5为大脑核磁共振图，箭头处为丘脑。

6.2.1.6 海马体

海马体（因类似于海马而得名）是人类大脑与脊椎动物（具有脊椎的物种）大脑的主要组成部分。人脑有两个海马体，左右侧大脑各有一个。海马体掌控着记忆的形成，并在短时记忆到长时记忆的信息巩固过程中发挥着重要的作用。我们已经进一步提高并加深了对海马体在控制空间中重要导向作用的了解，2014年的诺贝尔生理学/医学奖就是与海马体相关[307]。约翰·奥基夫（John O'Keefe）、梅-布里特·摩萨（May-Britt Moser）以及艾德瓦·摩萨（Edvard I.Moser）因发现大脑定位系统而获诺贝尔奖。

如图6.6所示，海马体位于大脑皮层之下，皮质层表面之下。

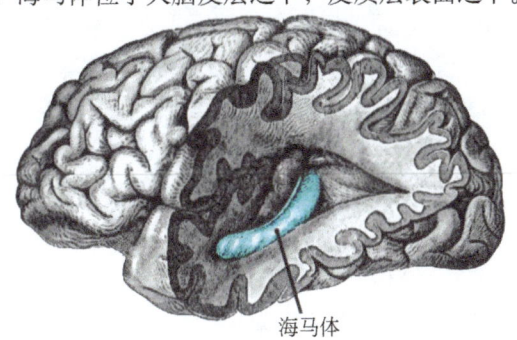

图6.6　海马体位于大脑皮质下

资料来源：维基百科

当头部处于特定状态时，海马体位置细胞将激活动作电位，全面刺激作为"惯性指南针"的导航细胞，且也可能全面刺激内嗅皮层周围的网格细胞。有趣的是，啮齿动物与人类的导航机制类似。因此，可以用小鼠来做神经生理学研究。神经可塑性又称长时程增强效应，最早于海马体中发现，被认为是主要的神经机制之一，且记忆通过该机制储存于大脑中。

对阿尔兹海默病而言，海马体是患者大脑受损最早的区域，其初始症状包括失忆和迷路。海马体受损也会导致缺氧（低氧）、脑炎或内侧颞叶癫痫。大脑两侧海马体受损的人可能出现顺行性遗忘（anterograde amnesia）——不能形成或者保留新的记忆。

6.2.1.7 脑损伤与疾病

尽管人脑受坚硬的头盖骨保护，且悬浮于脑脊液中，还有血脑屏障间隔血流（见 4.3 节），但还是非常容易受到损伤和感染疾病。封闭性头部损伤是最常见的机体损伤，如头部撞击、中风或者类似神经毒素的化学药品中毒。虽然脑部感染的后果非常严重，但由于生物屏障的保护作用，所以感染非常少见。退变性疾病以及一些异常，如帕金森病、多发性硬化、阿尔兹海默病、精神分裂、抑郁等，目前已被广泛研究，但研究仍然不充分，未能研发出有效疗法。

6.2.1.8 大脑代谢

大脑消耗人体所需能量的 20%，消耗量大于其他器官。大脑通常利用血糖作为能量来源，但在低血糖期（如禁食、运动或碳水化合物摄入量有限时）大脑将主要消耗酮体，只消耗少量的血糖。在机体运动时，大脑也可以消耗乳酸盐。长链脂肪酸不能通过血脑屏障，但肝脏可将它们分解从而产生酮体。但是中链脂肪酸辛酸和庚酸可以通过血脑屏障，从而被大脑所利用。大脑以糖原的形式储存葡萄糖，但是含量远远少于肝脏或者骨骼肌中的含量。虽然人脑只占人体体重的 2%，但其所需要的血流量则占心输出量的 15%，耗氧量占整个身体的 20%，葡萄糖消耗量占整个身体的 25%。

6.2.1.9 痴呆症与阿尔兹海默病：全球健康重点问题

2008 年，世界卫生组织宣布痴呆症为全球健康重点问题。据估计，2010 年痴呆症患者总数约为 3600 万，预计 2030 年将达到 6600 万，2050 年将达到 11500 万。每年全球痴呆症患者将花费 6040 亿多美元，其中只有 15% 为医药治疗费用，其他均为非正式和正式的社会关怀。

阿尔兹海默病占所有痴呆症病例的 60%~80%，血管性痴呆（也叫做中风后或多发梗塞性痴呆）占 10%。过去，血管性痴呆被用于诊断、排除阿尔兹海默病，但是现在已经不再认为其与病理学结果相关，这表明两种痴呆症经常同时存在。若患者出现了两种或以上痴呆症状，则患者患有混合性痴呆。

其典型特征是：
- 初期临床症状为难以记住近期的对话、名字或者事情。
- 通常初期临床症状还包括冷漠和抑郁。
- 后期症状包括交流变少、迷路、困惑、判断力差、行为改变，最终出现语言、吞咽以及行走困难。

在这一点上，通过脑成像技术以及新兴技术如基因检测等方法，纳米医学可以为阿尔兹海默病提供早期诊断。

最知名的风险基因是载脂蛋白 E 的 e4 型等位基因。40%～80%的阿尔兹海默病患者都至少携带了一个 ApoE4 等位基因，ApoE4 杂合子使患病风险增加了 3 倍，ApoE4 纯合子使患病风险增加了 15 倍。

TREM2 基因突变使患阿尔兹海默病的风险增加了 3 到 5 倍。当 *TREM2* 基因突变时建议采取措施，即让大脑中的白血细胞不再控制 β- 淀粉样蛋白的数量。

尽管目前有许多研究项目正在进行，但目前还无法遏制阿尔兹海默病的发展趋势。

6.2.1.10 帕金森病

帕金森病是一种中枢神经系统退化疾病。帕金森病的运动症状由中脑黑质多巴胺细胞死亡所致，其死亡原因尚不清楚。该病早期阶段最明显的症状与运动相关，如颤抖、僵硬、移动缓慢、行走艰难。此外，语言功能也受限。之后可能出现思维和行为问题，与痴呆症晚期常见症状类似。其他症状还包括感觉、睡眠和情绪问题。

帕金森病主要靠症状确诊，辅以神经影像学等检查。

过去，帕金森病被认为与基因变异无关，但 15%的帕金森病患者均有直系亲属患有此病。

一些治疗方案仍处在研究阶段，目前还没有突破性结果。脑深部电刺激术倒是带来了一些乐观的结果。脑深部电刺激术是一种神经外科手术，涉及医疗设备的植入，即脑起搏器植入，通过电极植入电脉冲到大脑的特定部位（脑核），以治疗行动和情感失调。脑深部电刺激术有利于帕金森病、特发性震颤、肌张力障碍、慢性痛、重度抑郁以及强迫症的治疗。

认知失调是一个较难治疗的部分。希望正在进行的脑研究项目能帮助我们了解疾病的深层机制，并带来更有效的治疗手段。

下一部分我们讨论脊髓及其相关情况。

6.2.2 脊髓

脊髓损伤是指脊柱脊髓损伤（图 6.7），损伤因外伤而非疾病所致。脊髓或椎管末端神经受损，常常会引起力量、感觉及病灶下方的其他身体功能永久性受损。

1982 年，美国脊柱损伤协会首次发表了国际脊髓损伤分类，即脊髓损伤神经学分

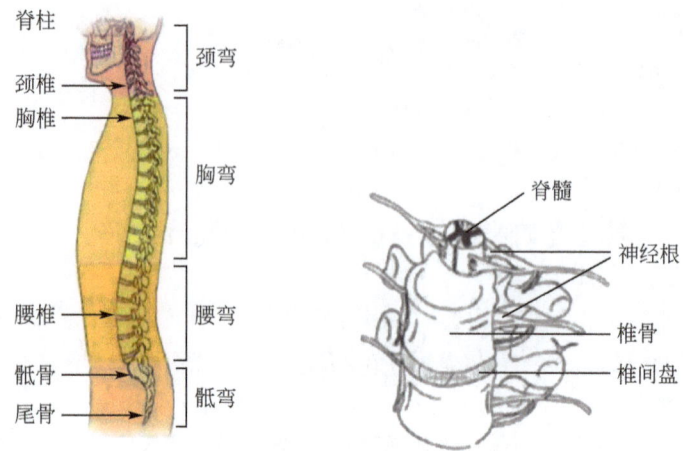

图 6.7　脊柱、脊髓和骶骨的详细视图

资料来源：维基百科

类国际标准。

- A 级代表完全脊髓损伤，骶位 S4-S5 无运动以及感觉功能保留。
- B 级代表脊髓不完全损伤，在神经平面以下包括骶位 S4-S5 保留部分感觉但无运动动能。这是一典型的过渡阶段。如果在神经平面以下能够恢复运动功能，那么患者本质上是不完全脊髓损伤，也就是 C 级或者 D 级。
- C 级代表脊髓不完全损伤，神经平面以下有运动功能保留，一半以上的关键肌肌力 <3 级，这说明全方位的主动运动对抗地心引力。
- D 级代表脊髓不完全损伤，神经平面以下有运动功能保留，一半以上的关键肌肌力 ≥ 3 级。
- E 级代表正常级别，运动及感觉功能正常。这表明有脊髓损伤而且神经功能缺损，但运动和感觉功能也可能是完全正常的。

纳米医学可能对 3 个领域产生影响，分别是：

1）诊断学：成像技术对于监测有机体内脊髓组织的变化而言非常重要。脊髓损伤由机械性损伤引发（如原发性损伤），随后由无数病理现象所致，如局部缺血、炎症等，这些将进一步损害脊髓（如二次损伤）。通过先进的成像技术可以明确脊髓组织损伤机制。髓鞘脱失程度、灰质和白质损伤以及组织损伤的空间分布都取决于损伤机制，应使用功能性磁共振成像来确认。例如，由汤姆·奥兰德（Tom Oxland）带领的加拿大温哥华不列颠哥伦比亚大学研究团队已经研发出一种新奇的设备，以大小鼠为模型模拟三种不同的脊髓损伤机制。这些脊髓损伤机制（如挫伤、错位、分离）模仿三种常见的脊柱损伤模式（如爆裂骨折、骨折脱位、屈曲、分离以及过度伸展），且应以此诊断。

2）脊柱微创手术：大多数脊柱微创手术依靠一种纤细的作用类似望远镜的仪器，即内窥镜，或依靠一种手提式 X 射线仪器，即荧光镜。这些仪器指导外科医生进行手术。

内窥镜通过小切口插入人体，其连接着一个微型摄像机，可将患者身体的内窥图投射到手术室的电视屏幕上。术中通过一个或多个切口将微型外科仪器插入，术后进行缝合，并用医用胶带进行包扎。将荧光镜放于患者周围，能够为外科医生提供绝佳的脊柱观察 X 射线视野。

脊柱微创手术的优势包括：
- 微创；
- 住院时间短，通常几天即可；
- 术后疼痛少；
- 恢复时间短，快速恢复日常活动及正常工作；
- 手术血流失少；
- 感染风险低；
- 可再进行局部治疗以提高手术效果。

3) 再生医学（见 5.6 节）：生命之翼基金会将脊髓损伤重点研究领域分为以下几种：

- 防止二次损伤和保护完整细胞：脊髓损伤伴随着大量神经细胞和支持细胞（也叫神经胶质细胞）受损。可以通过几种方式防止脊髓损伤二次损伤和保护神经细胞功能，如通过骨髓基质细胞移植；通过局部用药来治疗炎症和组织损伤；寻找炎症反应的基因预测因子；通过增加免疫细胞来加强局部免疫反应。

- 可塑性研究：脊髓损伤会产生一些释放物质，即自然生长抑制剂，阻止了神经的重新生长。可塑性研究旨在发现、分析并清除这些物质。此外，了解脊髓电路图和连接机制也是非常重要的。

- 再生：当一个成人的中枢神经神经纤维完全断裂时，它的再生能力将非常有限。当神经受到刺激后是否还可以再生呢？也许可以通过以下几种方式实现：对胶质细胞源性神经营养因子额外使用水凝胶；敲除神经元中的磷酸酶（Inpp5f）以提高轴突的再生能力；在细胞中找到双亮氨酸拉链激酶（DLK）激活促再生程序；局部使用肿瘤药物，如格列卫、紫杉醇。

- 神经重组与髓鞘再生（神经纤维分离）：通过细胞（主要是干细胞）移植或生物材料（假体）来替换受损组织。这是一种非常有前景的治疗方法，因为干细胞能够形成组织支架、释放生长因子、形成新的电路以及促进保护性髓鞘的再生。与被切断的电路类似，脱髓鞘神经纤维失去了传输信号的能力。另一种有前景的方法是针对的是 Nogo 蛋白，它是一种髓磷脂相关抑制剂。阻止 Nogo 蛋白作用的物质目前正在测试中。

6.3 癌症和免疫学

没有消灭你的，会使你变得更强壮。

——弗里德里希·尼采（1844～1900 年）

据世界卫生组织[309]统计，2008 年有 760 万人死于癌症，占世界死亡人数的 13%。2012 年，这一数字上升至 820 万。由此推算，在未来的 20 年，癌症患者将从 2012 年的 1400 万上升至 2200 万。

约 30% 的癌症死者是由 5 个主要的行为和饮食习惯所导致：肥胖（BMI 指数高）、水果蔬菜的摄入量低、缺乏锻炼、吸烟及酗酒。

癌症最大的风险因素是吸烟，全球每年因吸烟导致的癌症死亡人数占全球癌症死亡人数的 20%，占全球肺癌死亡人数的 70%。

由乙型肝炎病毒（HBV）、丙型肝炎病毒（HCV）及人乳头瘤病毒（HPV）等病毒感染所引起的癌症死亡人数，在中、低收入国家中占总癌症死亡人数的 20%。

全球每年超过 60% 的新增癌症病例出现在非洲、亚洲及美国中部和南部，这些区域的癌症死亡人数占全球的 70%。[370]

"癌症"是对影响机体的疾病群组的通称，也叫恶性肿瘤。癌症的典型特征是异常细胞迅速产生，并在非正常范围增长（如转移性肿瘤），进而侵害其附近的组织，并扩散到其它器官。转移性肿瘤是癌症死亡的罪魁祸首。

癌症的异常细胞可能侵害并扩散到机体的其它部分。癌症至少有 200 种不同的形式，且亚型繁多，都是由 DNA 异常造成细胞生长失控引起的。

最常见的癌症是皮肤癌，至少占癌症病例的 40%。除皮肤癌外，女性最常见的癌症是乳腺癌、结肠直肠癌、肺癌及宫颈癌；男性最常见的癌症是肺癌、前列腺癌、结肠直肠癌及胃癌。对于儿童而言，最常见的是急性淋巴细胞性白血病和脑肿瘤。

从根本上而言，癌症是一种组织生长控制障碍的疾病。从正常细胞变成癌细胞的过程中，一定存在着控制细胞生长和变异的基因的改变。

受改变的基因分为两类，一是致癌基因，即促进癌细胞增长和繁殖的基因。二是肿瘤抑制基因，即抑制癌细胞分裂和生存的基因。恶性转化有几种方式，分别是异常致癌基因形成、正常致癌基因过度表达或表达不足、肿瘤抑制基因表达不足或残缺。通常来说，基因突变，如 DNA 修复基因突变，会使正常细胞变成癌细胞。

纳米医学不仅可以应用于癌症诊断，而且也可以应用于癌症治疗。它对于诊断的重要贡献在于能够对原发性肿瘤、相邻正常组织及肿瘤微环境如纤维原细胞/基质细胞或转移性肿瘤点进行直接测序。通过研究癌症基因组，我们也许可以发现引起健康细胞转变成癌症细胞的突变基因。另外，癌细胞的基因组也可以用于癌症分型。从一定程度上而言，癌症基因组研究有助于识别癌症亚型，例如 HER2 阳性乳腺癌。了解癌症基因组也有助于肿瘤学家为不同患者选择最佳治疗方案。

过去十年中，已有两大癌症测序项目启动。即由桑格学院威康基金会发起的癌症基因组计划，与美国国家癌症研究所和美国国家人类基因组研究所资助的癌症基因图谱计划（TCGA）。

2004 年，位于英国剑桥附近的欣顿（Hinxton）的桑格研究院（Sanger Institute）癌症基因组计划团队发布了"肿瘤细胞突变数据库（COSMIC）"，它是一个可获取肿瘤细胞突变资料的在线数据库。体细胞突变是多细胞生物的基因变异，不会通过生殖细胞遗传。很多癌症是由体细胞突变造成的。COSMI 数据源于科技文献和桑格研究院大型实验。COSMIC 中所记录的前 4 个体细胞突变癌症基因依次是 HRAS、KRAS2、NRAS 及 BRAF。2010 年，COSMIC 添加了肿瘤抑制基因 p53 突变数据，它是一种由 TP53 基因编码的人体蛋白质。p53 蛋白质对多细胞生物而言非常重要，因为它控制着细胞周期。到 2014 年 8 月，COSMIC 数据库[311]收录了一百多万个样品的 28 735 个基因和 2 002 811 个突变数据，涵盖了 19 703 篇科研论文成果。

在美国国家癌症研究所、美国国家人类基因组研究所和美国 NIH 中心的共同努力下，TCGA[312]于 2006 年成立了。TCGA 的目标是通过基因组分析技术如高通量基因组测序，提高我们在分子层面上对癌症的认识。TCGA 选择研究癌症的参考标准为：不良预后、对公共健康的整体影响、肿瘤的发展以及匹配正常的组织样品，以达到符合标准且满足患者需求、质量和数量的目标。2014 年 5 月，TCGA 选择用以研究的癌症为乳腺癌、中枢神经系统癌症（胶质母细胞瘤、神经胶质瘤）、内分泌系统癌症、胃肠道癌、妇科癌症、头颈癌、血癌（白血病）、皮肤癌（黑色素瘤）、软组织癌（肉瘤）、胸腔癌症（肺癌、间皮瘤）以及尿道癌症（前列腺癌）。

癌症基因组计划和 TCGA 也正在与国际癌症基因组协会（ICGC）[313]成员，即全球癌症研究机构合作。ICGC 的目标是"全面解读全球具有重要临床价值和社会价值的 50 种不同类型肿瘤和亚型的基因组、转录组和外饰基因的变化。"

国际癌症基因组协会致力于从 50 种具有临床意义和社会价值的癌症和其亚型中挖掘完整的基因组异常数据（体细胞突变、基因异常表达、外饰遗传修饰），这些数据可以被全球的其他研究机构共享，且共享成本低、效率高。

根据癌症类型不同，癌症诊断的基本方法也不同，在 5.4 和 5.5 部分我们已经讨论

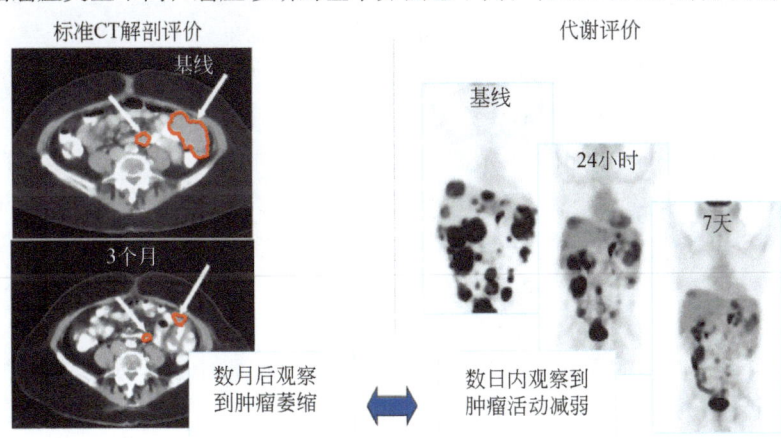

图 6.8　肿瘤活动减弱和肿瘤萎缩的对比[314]

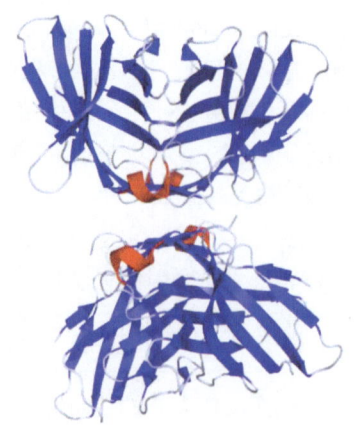

图 6.9 细胞毒性 T 淋巴细胞
抗原 4（CTLA4）

资料来源：维基百科

过一些诊断工具。而图 6.8 中展示的是单独显像模式：X 射线计算机断层成像（CT）和正电子发射断层成像（PET）所提供的辅助诊断信息，PET 几天内就可以捕捉到葡萄糖吸收量（肿瘤代谢率）降低，远比 CT 诊断要早，CT 需要三周才能显示肿瘤组织萎缩。

近来，癌症通过外科手术和后续化疗（优先使用纳米医学的手段，见 5.2.3 小节）进行治疗。然而，通过单克隆抗体技术（见 4.5 节）研发出抑制肿瘤致癌蛋白质和存活因子的药物，改变了癌症治疗方式。

近期，除 3.10 节介绍的基因组和其它组学外，纳米医学的免疫疗法可能对癌症治疗的影响更大，且在 2013 年 12 月被《科学》杂志誉为"年度重大突破"[315]。

该突破源于 20 世纪 80 年代末，法国科学家[316]在 T 淋巴细胞表面上发现了一种新型蛋白质受体，即细胞毒性 T 淋巴细胞抗原 4 或称为 CTLA4。T 淋巴细胞能启动细胞攻击抗原：刺激 T 淋巴细胞上的 CD28 受体，T 淋巴细胞开始攻击；刺激 CTLA4 受体，T 淋巴细胞停止攻击，其作用如同开关。图 6.9 为其晶体结构。

CTLA4 是免疫球蛋白大家族中的一员，具有辅助 T 淋巴细胞表面表达，传递 T 淋巴细胞抑制信号的作用。它由 CTLA4 基因编码，而该基因的基因突变与胰岛素缺乏糖尿病（IDDM 或 I 型 / 青少年糖尿病）等疾病有关。然而，它不并像甲状腺机能亢进、桥本氏甲状腺炎、乳糜泻、系统性红斑狼疮、甲状腺相关眼病及原发性胆汁性肝硬化等的自身免疫性疾病一样为人们熟知。

为了削弱免疫反应，美国百时美施贵宝公司研发了一种药物阿巴西普（abatacept），由 CTLA4 和抗体组成（CTLA4-Ig）的融合蛋白（由最初两个或两个以上原编码分离蛋白基因生成），用于治疗风湿性关节炎。阿巴西普也可以用于"兴奋期"1 型糖尿病的治疗，保护 β 细胞免遭自身免疫破坏。而第二代 CTLA4-Ig，即贝拉西普，近期获美国 FDA 审批，并作为肾移植后的免疫抑制药物上市。

伯克利加州大学的癌症免疫学者詹姆斯•埃里森（James Allison）有新的想法：他想知道，使作为停止开关的 CTLA4 分子停止运作，是否可以使免疫系统不再遭受癌症破坏[317]。于是，他与自己的学生克拉姆（Krummel）决定使用 CTLA4 抗体。结果单克隆抗体易普利姆单抗（ipilimumab）清除了小鼠体内的肿瘤，而他也于 1999 年开始经营新泽西州普林斯顿的 Medarex 公司，后来他花了 11 年才得到临床结果。2011 年 2 月，易普利姆单抗（也叫 MDX-010、MDX-101）获美国 FDA 审批，以 Yervoy[318]为商品名销售，用以治疗一种名为黑色素瘤的皮肤癌。2010 年，百时美施贵宝以 20 多亿美元收购了 Medarex。除黑色素瘤以外，百时美施贵宝还将易普利姆单抗定位为治疗非小细胞肺癌、

小细胞肺癌、膀胱癌及转移性激素敏感性前列腺癌的药物。

在美国，百时美施贵宝一疗程收费是 12 万美元，而 Yervoy 对转移性黑色素瘤晚期确实有显著的改善作用。近四分之一的随机实验参与者至少生存了 2 年，患者寿命平均延长了 6～10 个月。2013 年，百时美施贵宝报道称，在 1800 个接受易普利姆单抗治疗的黑色素瘤患者中，3 年后 22% 的患者仍然存活。用易普利姆单抗和另一种抗体 PD-1（PD 即"程序性死亡"，因为这种分子被发现表达于垂死的 T 淋巴细胞）联合治疗，近三分之一的黑色素瘤患者的肿瘤出现深层且快速的萎缩。

工程化改造的 T 细胞至少与 5 种药物配合才能用于治疗癌症。

当癌症患者进入晚期肿瘤转移阶段时，肿瘤医师已经习惯了放弃治疗，但免疫疗法也许是增加患者生存概率的最后一搏。时间会证明该疗法是否有效。

6.4 心血管疾病

均衡营养，适当锻炼，乃健康之本。

——希波克拉底（公元前 460～公元前 371 年）

世界卫生组织[319]指出，心血管疾病是一组心脏和血管疾患，包括以下几种：
- 冠心病——心肌供血血管的疾病；
- 脑血管疾病——大脑供血血管的疾病；
- 周围末梢动脉血管疾病——手臂和腿部供血血管的疾病；
- 风湿性心脏病——由链球菌造成的风湿热对心肌和心脏瓣膜的损害；
- 先天性心脏病——出生时存在的心脏结构畸形；
- 深静脉血栓和肺栓塞——腿部静脉出现血块，它可脱落并移动至心脏和肺部。

心脏病发作和中风通常属于急症，主要是由于血管堵塞导致血液不能流入心脏或大脑。这种情况发生的最常见原因是由于心脏或脑部供血血管内壁上脂肪层堆积。中风也可能是因脑血管或血栓出血造成。

心脏病和中风的最重要行为危险因素是不健康的饮食、缺乏锻炼、吸烟及酗酒。80% 的冠心病和心血管疾病都是由行为危险因素导致的。大多数心血管疾病都可以通过避免以上风险因素降低罹患心血管疾病的危险，或通过预防治疗高血压、糖尿病及高血脂得以缓解。

心血管疾病是全球的头号死因，每年死于心血管疾病的人数多于任何其它死因：
- 2008 年，约有 1700 万人死于心血管疾病，占全球死亡人数的 30%。其中，730 万人死于冠心病，620 万人死于卒中。到 2030 年，预计死于心血管疾病的人数将增至 2330 万人，相信到时心血管疾病仍是全球头号死因。
- 中低收入国家情况并不相同，超过 80% 的心血管疾病死亡发生在中低收入国家，且男女比例几乎相等。
- 每年有 940 万人，即 16.5% 的死者死于高血压。其中，51% 死于卒中，45% 死于冠心病。
- 戒烟、少盐、多吃水果蔬菜、定期锻炼及杜绝酗酒能有效降低心血管疾病发生的风险。

下面我们把目光投向纳米医学对心血管疾病诊断和治疗可能产生的影响上，如近期希查（Cicha）、加利奇（Garlichs）和阿莱克修（Alexiou）[320] 所提及的观点。纳米医学的应用范围包括利用斑块成像和血栓探测，以辅助靶向给药、血管支架及血管再生。

在 5.4 部分，我们已经讨论过心血管障碍探测和定位的成像技术。常用的技术有 MRI、PET 以及荧光成像（适用于血小板内皮细胞）。5.4 部分中还延伸了关于利用纳米粒子作为 MRI 造影剂的内容。

同时，靶向给药和再生医学对心血管疾病的治疗被予以厚望，如 5.2.3 部分和 5.6 部分中所述。表 5.4 中所列的 25 家企业中有 7 家专注于心血管疾病相关研究。

另外，心血管领域已吸引了众多医疗器械企业关注，而它们已经在尝试将纳米技术运用到下一代产品之中。

6.5 糖尿病

> 学习永远不会令心灵疲惫。
>
> ——达·芬奇（1452～1519 年）

据近期《柳叶刀》杂志中所发表的研究推断，全球约有 4 亿人患有糖尿病。据估计，2004 年有 340 万人死于高血糖，2010 年的数据与其相当。另外，超过 80% 的糖尿病死亡病例发生在中、低收入国家[322]。

糖尿病是一种慢性病，当胰腺产生不了足够的胰岛素或者人体无法有效地利用所产生的胰岛素时，就会出现糖尿病。胰岛素是一种调节血糖的荷尔蒙，如图 5.3 所示，胰岛素由胰腺 β 细胞分泌。

高血糖症或血糖升高，是糖尿病不加控制的一种通常结果，随着时间的推移会对人体的许多系统带来严重损害，特别是损害神经系统和血管系统。

相反，使用激素或口服药物治疗糖尿病过程中常常伴随着低血糖的出现，可引起痉挛、意识不清、永久性脑损伤或死亡等严重后果。

Ⅰ型糖尿病（过去称为胰岛素依赖型，青少年或儿童期发病型糖尿病）的特征是缺乏胰岛素分泌能力，需要每天注射胰岛素。

Ⅱ型糖尿病（过去称为非胰岛素依赖或成人发病型糖尿病）是由于机体无法利用胰岛素引起的。Ⅱ型糖尿病占全球糖尿病患者的 90%，主要是因体重超标和缺乏锻炼所致。

糖尿病的后果是非常严重的，即使对其治疗和控制，但是随着时间推移，其将损伤心脏、血管、眼睛、肾脏以及神经。

- 糖尿病增加了心脏病和卒中的风险。50%的糖尿病患者死于脑血管疾病。
- 足部神经病变（神经受损）与血流量减少结合在一起，增加了患足部溃疡、感染以及最终需要截肢的可能。
- 糖尿病性视网膜病是失明的一主要病因，它是视网膜小血管长期累积损伤的结果。全球1%的盲症可归咎于糖尿病。在劳动年龄人口中，糖尿病是盲证的最主要原因。
- 糖尿病是引起肾衰竭的主要原因，患者需要进行透析或移植手术。

对遭受糖尿病煎熬的患者，纳米医学能做些什么呢？

对于Ⅱ型糖尿病而言，改变生活习惯（饮食和运动）尤其重要，可以有效预防和改善Ⅱ型糖尿病。对于受到严重糖尿病折磨的患者的疗法与下述针对Ⅰ型糖尿病患者的疗法相似。

在5.1节中，我们提过人工胰腺项目，它由美国FDA开发和审批，结合动态葡萄糖监测、专业软件分析结果和胰岛素注射控制（甚至胰高血糖素控制），帮助患者维持健康的血糖水平，避免遭受上面所提到的糖尿病后果。

在5.6部分中，我们讨论过利用健康的胰腺干细胞重塑β细胞的功能。该想法已正在被数个计划推进，其中包括圣地亚哥基地的Viacyte VC-01糖尿病治疗和强生公司的Betalogics[323]干细胞计划。近期，哈佛干细胞研究所发现通过使用干细胞生成大量的、能够产生足量胰岛素的胰岛β细胞的方法。由道格·梅尔顿（Doug Melton）[324]领导的团队在青少年糖尿病研究基金会和赫尔姆斯利慈善信托的支持下，已在试管内研究出与人类β细胞形态和功能相似的细胞，它在受葡萄糖刺激后分泌胰岛素，现已开发出帮助治疗高血糖Ⅰ型糖尿病的啮齿动物模型。该细胞的发现不仅有利于依赖胰岛素的患者，也有助于新药的大量筛选。但是，对于临床应用来说，有必要对这些细胞进行封装，以防止其受到自身免疫的破坏。哈佛、强生及德科电气建立了三方合作伙伴关系。封装和免疫治疗可能使得抗击细胞变得更难，且商业化模型也难以构造。

基于对疾病自身免疫反应的深刻认识，Ⅰ型糖尿病的预防和治愈也是当下的热点之一。Ⅰ型糖尿病由遗传引起，且可通过检测抗体诊断，但是引起Ⅰ型糖尿病的环境因素还未被完全认识。渐渐地，越来越多的人认为肠道微生物[325]（另见6.1部分）可能会逐渐触发患者免疫系统，引起不良反应，最终导致胰腺中的β细胞被破坏。

从理论上来说，当我们没有有效的防预措施时，很难确定我们是否应该为儿童做诊断，并且不是所有糖尿病患儿的父母都愿意进行诊断。由于某些地区该病的发病率较高、普遍性较强，如斯堪的纳维亚，我们期待更多的瑞典人、丹麦人及芬兰人参与引起糖尿病的环境因素研究，并对患儿及患儿母亲进行研究。

6.6 传染病

> 肥皂、水和常识是最好的消毒剂。
>
> ——威廉·奥斯勒（William Osler, 1849～1919年）

传染病是引起全球儿童和青少年死亡的主要原因。每年由传染病引起的死亡人数约占总死亡人数的16%[326]。大部分死亡病例发生于中低收入国家，且由可提前预防和治疗的疾病引起，如腹泻、下呼吸道感染、艾滋病、肺结核、疟疾。

虽然大部分上述疾病已被有效干预，其预防和治疗的措施也提升到了不错的水平，但是这些预防和治疗的措施还是常常无法被有迫切需要的人群所享受。

传染指致病原入侵宿主的机体组织，并在宿主体内繁殖，宿主机体组织将对病原体和其生成的毒素做出反应。

传染病也称为传染性疾病。传染病与宿主体内病原因子的生长和繁殖有关。

大多数传染病是由传染媒介传播，传染媒介不仅包括病毒、微生物（如细菌），还包括蜱虫、螨、跳蚤、虱子、癣等真菌。图6.10为两种传染媒介，即蚊子和鹿蜱。

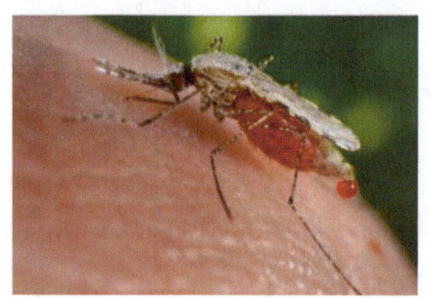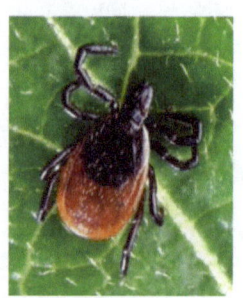

图6.10 传染媒介蚊子（疟疾）和鹿蜱（莱姆病）
资料来源：维基百科

人类通过先天免疫系统抵抗感染时常常伴随炎症出现，后续出现适应性反应。

适应性/获得性免疫系统是免疫系统的子系统，由高度专业化的系统细胞和突起组成，可预防病原体增长或清除病原体。作为两大免疫系统中的其中一个（另一个是先天固有的免疫系统），适应性/获得性免疫在首次应对病原体后将形成免疫记忆，则在下一次遭遇同样的抗原刺激时，其反应更加强烈。此获得性免疫过程是接种疫苗的基础。与先天性系统一样，适应性系统包含体液免疫和细胞介导免疫。体液免疫，也叫抗体介导免疫系统，通过细胞外体液的大分子介导免疫（与细胞介导免疫相反），包括所分泌的抗体、补充蛋白和某些抗菌肽。下面我们将进一步讨论纳米粒子抗菌聚合物对传染病可能的影响。

在获得性免疫中，病原体在有机体生命周期内获得具体的受体（相反，先天免疫病原体受体存在于生殖细胞中)。获得性免疫反应具有适应性,因为它为机体应对免疫挑战随时处于备战状态。但是,它也可能引发不适应性反应,并导致自身免疫性疾病。

每年,疫苗拯救了数百万人的生命,疫苗也是人类所研发的最低廉的疾病干预措施。疫苗接种不但根除了天花,而且在过去的十年中将麻疹儿童死亡人数降低了74%,另外还几乎完全消除了小儿麻痹症[327]。不幸的是,全球根除脊髓灰质炎计划于2000年才完成,它是尼日利亚、阿富汗、巴基斯坦及印度政治和社会动荡的牺牲品。

尽管我们已经取得了这些伟大的进步,但要将这些救命的疫苗普及到所有的孩子身上,仍然是一个迫待解决的问题。全球有五分之一的孩子没有受到全面保护,甚至连这些最基本的疫苗都无法接种。据估计,每年约有150万儿童死于疫苗可预防的疾病,如腹泻和肺炎。还有成千上万的孩子遭受着其他严重的疾病或永久性致残疾病的折磨。

疫苗对世界上贫穷的国家而言通常是十分昂贵的,疫苗供应短缺,缺乏训练有素的卫生工作者等问题同样严峻。欠发达的运输系统和储存设施难以满足疫苗必须持续冷藏的保质要求。

增加麻疹、细菌性脑膜炎、破伤风、白喉、脊髓灰质炎、百日咳、黄热病和轮状病毒等常规疫苗接种量,有利于资源预算的协调和分散,也有利于来自全球疫苗和免疫联盟[328]等组织的外部支持资金合理利用。不管是近年新引进的疫苗还是旧疫苗,必须通过一系列措施,如主题社区活动、儿童健康日及免疫周,进一步努力提高疫苗的覆盖率。

关注感染物和病原体的传染病医学是医学的一个分支。除了预防疫苗,医生还可以使用抗生素和抗病毒药物等治疗感染。

由于细菌和病毒感染可引起相同的症状,所以难以区分。但是,由于抗生素无法治愈病毒感染,所以区分细菌和病毒感染非常重要。

6.6.1 病原菌和抗生素

细菌感染的典型症状是局部发红、发热、肿胀和疼痛。局部疼痛是细菌感染典型特征,疼痛出现在身体某一个特定位置。若患处被切破时流出脓液和乳白色液体,则可以基本判定为细菌感染。

大多数细菌是无害甚至有益的。然而,有一小部分细菌具有致病性。

例如,结核分枝杆菌每年仍导致约200万人死亡,这些死亡人数主要分布在撒哈拉以南的非洲地区。某些致病细菌会引起重大疾病,例如肺炎,肺炎由链球菌和假单胞菌引起。细菌也可能引起食源性疾病,如志贺氏杆菌、弯曲杆菌和沙门氏菌。尿路感染基本上都是由细菌感染引起的,主要的致病菌是大肠杆菌,它还可导致细菌性肠胃炎。皮肤感染可以由金黄色葡萄球菌或由链球菌感染引起。病原菌同样也能引起感染,如破伤风、伤寒、白喉、梅毒和麻风病等。莱姆病是由包柔氏螺旋体引起的感染性疾病。

细菌感染可用抗生素治疗,抗生素可分为抗菌型和杀菌型。抗生素有很多种类,使用时必须对症下药。例如，氯霉素和四环素可抑制细菌核糖体，但并不抑制与细菌核糖体的结构明显不同的真核核糖体，抗生素抑菌和杀菌能力具有选择性和针对性。抗生素不仅可用于治疗人类疾病，而且还可用于集约农业，以促进动物生长。但是广泛使用抗生素可能会导致细菌耐药性迅速发展。

1928年，亚历山大·弗莱明（Alexander Fleming）在伦敦发现了一些致病菌被青霉菌杀死。弗莱明推测杀菌效果来源于抗菌化合物的作用，后来他将该抗菌化合物命名为青霉素，其杀菌特性可以用于治疗疾病。世界上首个磺酰胺和首个商业化的抗菌药物——百浪多息（Prontosil），是1932年由格哈德·多马克（Gerhard Domagk）领导的研究小组研发于德国拜耳实验室。1939年，雷尼·杜波士（Rene Dubos）发现了首个天然抗生素，即短杆菌素。这是第二次世界大战期间第一款商业化的抗生素，使用普遍，且可有效地治疗伤口和溃疡。1942年，沃尔特·弗洛里（Walter Florey）和恩斯特·钱恩（Ernst Chain）成功地净化出了第一款青霉素，即盘尼西林G，多萝西·霍奇金（Dorothy Crowfoot Hodgkin）于1945年确定了其分子结构，如图6.11所示。纯化青霉素对各种细菌表现出强大的抗菌活性，并对人体低毒。

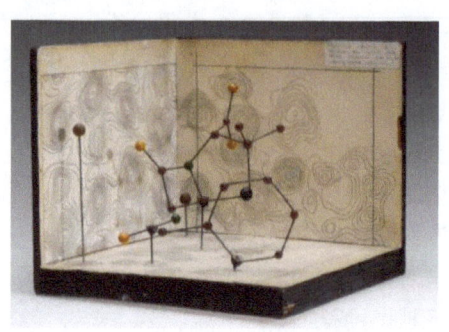

图6.11　多萝西·霍奇金发现的青霉素结构
资料来源：维基百科

弗莱明[329]、多马克[330]、弗洛里[331]、钱恩[332]和霍奇金[333]由于各自的伟大贡献而获得诺贝尔奖。霍奇金作为蛋白质晶体学的杰出先行者，还发现了维生素B12和胰岛素的结构。

6.6.1.1　诊断

传染病诊断的主要方法是微生物培养。在微生物培养中，固体培养基为细菌增长提供所需的碳水化合物、蛋白质和充足的水分，大多数致病菌会生长成菌落。不同的细菌菌落的大小、颜色、形状和生长模式有所不同，有其特定的遗传构成（菌株）和特定的生长环境。诊断传染病的另一个主要工具是显微镜。上述的微生物培养技术都在一定程度上依赖于显微镜，通过显微镜检查以明确识别传染原。光学显微镜可以直接观察疾病样本，由此通常可以迅速对疾病做出判断。

6.6.1.2 耐药性

对抗生素的抗性是耐药性的一种，即某些微生物（通常是细菌）的亚种群暴露于一个或多个抗生素下后仍能继续存活。耐多种抗生素的病原菌也被称为多重耐药菌，或者简称为超级细菌。

耐药性是一个非常严峻的问题，并且还在不断恶化，已成为 21 世纪首要的公共卫生问题之一。

金黄色葡萄球菌是主要的耐药病原体之一。它无处不在，并对抗生素的适应能力非常强。它是 1947 年发现青霉素耐药性时最早发现的细菌之一。后来甲氧西林（methicillin）发展成抗生素的一种，但由于其肾毒性后来被苯唑西林（oxacillin）所取代。1961 年，英国首次检测到耐甲氧西林金黄色葡萄球菌，现在它常见于医院。在英国，耐甲氧西林金黄色葡萄球菌导致的死亡人数占脓毒症死亡人数的比例从 1991 年的 4%提升至 1999 年的 37%。在美国，半数金黄色葡萄球菌能够耐受青霉素、甲氧西林、四环素和红霉素。

其他超级病菌主要有以下几种：

● 全球耐青霉素肺炎链球菌和 β-乳胺的用量正在不断增加。耐药性主要源于青霉素结合蛋白基因突变。肺炎链球菌可引起肺炎（影响肺中的微小气囊即肺泡，导致肺部出现炎症）、菌血症（血液中出现细菌）、中耳炎（中耳出现炎症）、脑膜炎（覆盖大脑和脊髓的防护膜的炎症）、鼻窦炎（鼻旁窦炎症，即一组由 4 个配对充气空间组成的鼻腔出现炎症）、腹膜炎（腹膜即腹部内壁薄层组织出现炎症）及关节炎（关节疾病的一种形式，包括一个或一个以上关节炎症）。

● 粪肠球菌和大肠杆菌与医院感染相关（即院内感染，如患者造访医院或医护人员受到感染）。目前已观测到 3 个菌株：耐青霉素肠球菌、耐万古霉素肠球菌及耐利奈唑胺肠球菌。

● 绿脓假单胞菌对抗生素的敏感性较低，当器官移植的患者服用免疫抑制剂时，它可以使免疫系统受感染。

● 梭状芽胞杆菌是一种可引起腹泻的院内感染病原体。

● 大肠杆菌和沙门氏菌感染可以从食用受污染的食物和水感染，两者都可引起院内感染。

结核分枝杆菌引起结核病发病率再次上升。在全球，耐多药肺结核每年造成 15 万人死亡。在 1943 年赛尔曼·瓦克斯曼（Selman Waksman）发现链霉素之前，结核病一直都是不治之症。然而，病菌很快就有了耐药性。所以异烟肼和利福平等药物才开始被广泛使用。结核分枝杆菌通过自发基因突变形成了耐药性。广泛耐药结核病属耐二线药物的结核病[334]。

如何应对这个棘手的问题呢？因为抗生素只在很短的一段时间内治愈目标疾病，所以其研发投资的回报率并不高。因此，企业也缺乏研发抗生素的动力。据 2009 年 1 月《临床传染病》杂志上的一篇文章指出，只有五大生物制药公司，即葛兰素史克、诺华、阿斯利康、默沙东和辉瑞于 2008 年仍有进行抗菌药物项目研究。

世界迫切需要新的突破，而纳米医学能起作用吗？答案是非常可能的。

吉姆·赫德里克（Jim Hedrick）等人在加州圣何塞（San Jose）的 IBM 阿尔马登研究实验室（Almaden research lab）成功研发出人体适用的可降解纳米粒子抗菌聚合物，并经新加坡生物工程和纳米技术研究所和中国杭州传染病诊治国家重点实验室成功测试。其作用机理与抗生素不同，但同样能够攻击和杀死耐甲氧西林金黄色葡萄球菌和耐万古霉素肠球菌[335]。

该纳米粒子的临床验证研究将由赫德里克的团队完成。

6.6.2 病毒病原体和治疗

病毒是一种繁殖于宿主活体细胞的生物体。受病毒感染时，宿主细胞被迫迅速产生成千上万个原病毒复制品。与大多数生物体（包括细菌）不同，病毒并不能使细胞分裂，新病毒只聚集在受感染的宿主细胞内。但是，病毒基因使其拥有变异和进化的能力。

病毒感染可引起人类、动物甚至植物患病。但是，它们通常会被免疫系统消除，且感染者获得终生免疫。抗生素对病毒无效，但抗病毒药物已经发展到能治疗危及生命的感染的阶段。终身免疫疫苗预防了部分病毒感染。

病毒的传播方式非常广泛。植物病毒通常依靠昆虫和其它生物传播，即传病媒介（人、动物或微生物，携带和传播传染病病原体于另一个生物体）传染。一些动物（包括人类）的病毒都是通过接触被感染的体液来传播的。当人们咳嗽或打喷嚏时，感冒等病毒通过空气传播微小水滴传播。而诺瓦克等病毒是通过粪便和口腔传播，即通过手、食物和水污染。轮状病毒通常是通过直接接触传播给儿童。艾滋病毒通过性交或体液传播。其它的病毒如登革热病毒，通过吸血昆虫传播。

人类传染病的许多规律和知识，可以为医生和医学微生物学家、医学病毒学家提供相关参考依据。

6.6.2.1 诊断

对于病毒诊断来讲，普通光学显微镜无法满足诊断需求。因此，显微镜结合生化染色技术常常被使用到，并在实际应用中与免疫技术相结合。例如，使用人工抗体荧光（荧光标记抗体）可以直接结合并识别特定病原体的抗原。然后，使用荧光显微镜观察荧光标记抗体与临床样本或培养细胞内化抗原的结合。这种方法尤其常用于光学显微镜不能直接识别的病毒引起的病毒性疾病的诊断。

6.6.2.2 分类

巴尔的摩分类法是一种病毒分类系统，由诺贝尔奖获得者大卫·巴尔的摩（David Baltimore）[336]开发，根据其基因组类型（DNA、RNA、单链、双链等等）和复制方式分类。

一般来说，DNA病毒在核内复制，而RNA病毒在细胞质内复制。

与DNA病毒相关疾病包括：疱疹、水痘、带状疱疹、单核细胞并发症、天花、乙型肝炎等。超过90%的成年人至少感染过一种上述病毒，并且大多数人是病毒携带者。

与RNA病毒相关疾病包括：西尼罗河病毒、登革热病毒、蜱传脑炎病毒、黄热病病毒以及其他可能引起脑炎的病毒。还包括埃博拉和马尔堡病毒族。这些病毒感染都可引起致命的后果。

分类的一个重要依据是病毒"包膜"。许多病毒（例如流感）有包膜覆盖，它是保护性的蛋白质衣壳，换言之，它是病毒的蛋白质外壳，包含着病毒的遗传物质。该包膜通常源于宿主细胞膜的一部分（磷脂和蛋白质），还包括一些病毒糖蛋白（详见2.4节图2.44）。病毒进入宿主细胞时其包膜是必须的，因为包膜可以使病毒避免遭受宿主免疫系统的攻击。包膜表面的糖蛋白有助于识别和结合宿主膜上的受体。随后，病毒包膜与被宿主细胞膜融合，病毒衣壳和病毒基因进入并感染该细胞。图6.12为巨细胞病毒（cytomegalovirus，CMV）的病毒包膜，其也是疱疹病毒家族成员。疱疹病毒如巨细胞病毒可长期潜伏于体内，且巨细胞病毒的感染与唾液腺有关。

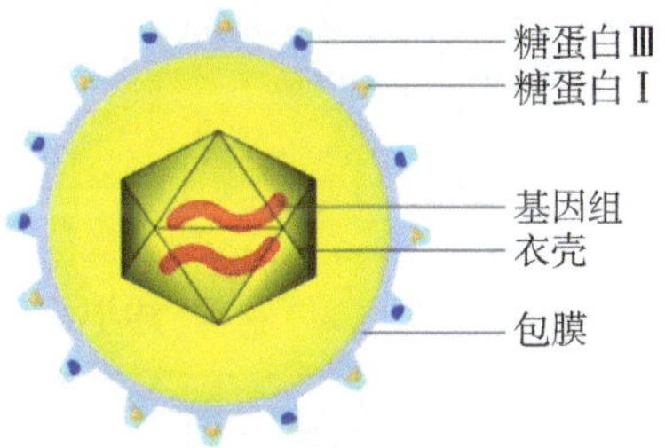

图6.12 巨细胞病毒

资料来源：维基百科

病毒出芽后，宿主细胞通常会自动死亡或衰弱，并在一个较长时期内不断减少。这些病毒的脂质双分子层包膜对于干燥、高温相对敏感，且可灭活。因此，这些病毒比无包膜病毒更容易被消除，且在宿主体外无法生存，只能从宿主到宿主直接传播。包膜病毒具有强大的适应性，可以在短时间为抵抗免疫系统而做出改变。因此，包膜病毒可以引起持续性感染。

近期，埃博拉病毒（Ebola virus）受到很多关注。埃博拉病毒在感染后的2~21天内通常出现高烧、头痛、关节及肌肉疼痛、喉咙痛、虚弱、胃疼及缺乏食欲的症状。埃博拉病毒病（EVD），原名埃博拉出血热，是一种严重的疾病，且往往致命。以下是从世卫组织得到的一些情况[337]：

1）病毒从野生动物（果蝠）传播给人类，并通过体液在人际间互相传播。

2）埃博拉病毒平均病死率约为50%。在以往疫情中出现的病死率从25%~90%不等。

3）首例埃博拉病毒病疫情发生在中非靠近热带雨林的偏远村庄，但最近在西非（2014年）出现的疫情涉及主要城镇及农村地区。

4）社区参与对疫情的成功控制十分重要。疫情的成功控制有赖于将一系列干预措施落到实处，即病例管理、监测和接触者追踪、实验室良好服务、安全埋葬和社会动员。

5）补液及症状治疗等早期支持性医护办法可改善生存率。目前尚没有获得许可并证明可中和病毒的治疗办法，但正在开发各种血液、免疫和药物疗法。灭活埃博拉病毒疫苗被证明无法产生真正的病原体免疫反应。埃博拉病毒亚单位疫苗有望保护实验室动物不受其感染。

埃博拉病毒病首次出现于1976年同时暴发的两起疫情中，一起在苏丹的恩扎拉，另一起在刚果民主共和国的扬布库。后者发生在位于埃博拉河附近的一处村庄，该病由此得名。

目前在西非出现的疫情（2014年3月报告出现首批病例）是1976年首次发现埃博拉病毒以来发生的最大且最复杂埃博拉疫情。本次疫情出现的病例和死亡数字超过了所有其它疫情的总和。疫情还在国家之间蔓延，首先在几内亚发生，随后通过陆路边界传到塞拉利昂和利比里亚，又通过飞机（仅有1名旅客）传到尼日利亚和美国（1名旅客），通过陆路（1名游客）传到塞内加尔和马里（2名旅客）。

几内亚、塞拉利昂和利比里亚这些受疫情影响最重国家的卫生体系十分薄弱，最近才刚刚从长期冲突和动荡中走出，缺乏人力和基础设施资源。世卫组织总干事于2014年8月8日宣布这次疫情为国际关注的突发公共卫生事件。

流感病毒也是RNA病毒。A型流感病毒在三种流感类型中是最致命的人类病原体，可引起最严重的人体疾病。下面是几种已经被认识的人类血清型，以及死人数排序（如下）：

1）H1N1造成了1918年的西班牙流感和2009年的猪流感。

2）H2N2造成了亚洲流感。

3）H3N2造成了香港流感。

4）H5N1是造成大流感的危险源。

5）H7N7具有人畜共患的潜在危险。

6）H1N2在人类和猪中盛行。

7）H9N2、H7N2、H7N3、H10N7。

一般来说，流感通过空气传播感染哺乳动物，即通过咳嗽或打喷嚏形成携带病毒的飞沫，也可以通过鸟类粪便传播。流感病毒还可以通过唾液、鼻腔分泌物、排泄物及血液传播。流感病毒在人体体温下一周内仍然具有传染性，但在非常低的温度下能够无限期地生存（如西伯利亚东北部的湖泊）。我们可以通过消毒剂和洗涤剂消除它们。

在肺部和咽喉，病毒通过上皮细胞表面血凝素糖蛋白和唾液酸糖的作用感染细胞。流感病毒血凝素（HA）是一种感染流感病毒表面的糖蛋白。它通过细胞膜上的唾液酸使病毒感染细胞，如感染上呼吸道细胞和红细胞。"血凝素"这个名字源于蛋白质可将红细胞（红血球）聚集（黏合）体外的能力。

流感病毒具有两个表面糖蛋白，即血凝素和神经氨酸酶。流感病毒神经氨酸酶（也叫唾液酸酶）是一种蘑菇状突起的流感病毒。唾液酸酶可裂解唾液酸，形成新的粒子。这种裂解会释放新的病毒，并入侵新的宿主细胞。神经氨酸酶能够通过呼吸道黏液协助病毒颗粒流动。因此，神经氨酸酶是抗病毒药物的目标之一。神经氨酸酶抑制剂可用于治疗流感：如扎那米韦（zanamivir）吸入粉雾剂，奥司它韦（oseltamivir）口服药，以及正在研发中非口服药物的帕拉米韦（peramivir），其将通过静脉注射或肌内注射。图 6.13 为作用机理。

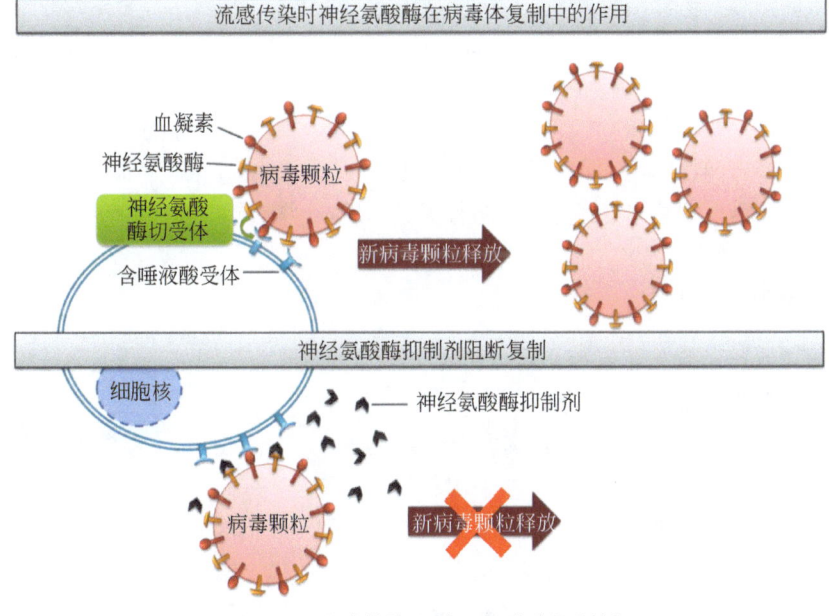

图 6.13　流感传染和神经氨酸酶抑制剂
资料来源：维基百科

奥司它韦是第一个口服神经氨酸酶抑制剂，由吉利德科学公司进行商业开发，1996 年罗氏公司获得独家授权，以商品名达菲（Tamiflu）推向市场，并被列入世界卫生组织的基本药物清单中[338]，该清单是全球基础卫生的基本药物清单。

逆转录病毒是包膜病毒家族的成员之一，通过逆转录在宿主细胞中复制。逆转录病毒是一种单链 RNA 病毒（ssRNA），以信使核糖核酸（mRNA）存储核酸（含 5'

端帽，3'端多聚腺苷酸尾），以宿主细胞为寄生目标。

病毒一旦进入宿主细胞的胞浆中，就开始利用自己的逆转录酶从自身的 RNA 中产生 DNA，这与一般转录过程相反，即逆转录。然后，新的 DNA 通过整合酶被整合到宿主细胞基因组中，此时的逆转录 DNA 也称为原病毒（provirus）。随后，宿主细胞把病毒 DNA 作为自己的基因组的一部分，同时翻译和转录细胞基因和病毒基因，并为复制新的病毒提供所需蛋白质。在病毒感染宿主前，这些病毒都难以被检测出来。因此，可以说感染会无限期地持续下去。

逆转录病毒是分子生物学重要的研究工具，并成功应用于基因传递系统。逆转录病毒将自己基因整合到生殖细胞中，它们的基因将传递给下一代。这些内源性逆转录病毒，现在占人类基因组的 5%～8%，大多数没有任何功能或作用，所以曾被称为"垃圾 DNA"。但是，许多内源性逆转录病毒控制着胚胎在胎盘中发育时的基因转录和细胞融合，并抵抗外源性逆转录病毒感染。因此内源性逆转录病毒的研究也受到了特殊的关注，例如复合硬化症等自身免疫性疾病。

因为逆转录时缺乏平时 DNA 复制时的校对，这导致逆转录病毒频繁发生变异。这使得病毒迅速产生抗药性，进而导致抗病毒药品、高效疫苗和逆转录病毒抑制剂的研发受阻。

抗逆转录病毒药物可以治疗逆转录病毒造成的感染，主要是艾滋病毒。不同类型的抗逆转录病毒药物作用于艾滋病毒生命周期的不同阶段。几个（通常是 3 个或 4 个）的抗逆转录病毒药物相结合的疗法，被称为高活性抗逆转录病毒疗法。

6.6.3 疾病大流行风险

疾病大流行（或全球流行）是指疾病在一个大的地理范围内影响人群。有历史可追溯的几次疾病大流行包括：

1）查士丁尼（Justinian）瘟疫爆发于 541～750 年，致死人数占欧洲人口的 50%～60%[32]。

2）黑死病在 1347 年～1352 年的五年内，致死欧洲 2500 万人。据估计，在 14 世纪期间，世界人口由于瘟疫从 4.5 亿人减少到 3.5～3.75 亿人。

3）5～16 世纪，欧洲探险家给新大陆带来了天花、麻疹和斑疹伤寒等疾病。这在当地土著中引起了大流行。据闻在 1518～1568 年，疾病大流行造成墨西哥的人口从 2000 万人减少到 300 万。

4）欧洲首次流感疫情爆发于 1556～1560 年，估计死亡率为 20%。

5）据估计，18 世纪天花造成了 6000 万欧洲人死亡（每年约 40 万人）。感染者多达 30%，而五岁以下的儿童死者中的 80% 死于该疾病，另有三分之一的幸存者失明。

6）19 世纪，结核病造成的欧洲成年人死亡人数约占总死亡人数的四分之一；到 1918 年，法国死亡人数中死于结核病的占六分之一。

7) 1918年的流感大流行（也称为西班牙流感）导致了2500万~5000万人丧生（当时世界人口约17亿，这一比例约占2%）。而在今天，每年全球仍约有25万-50万人死于流感。

纳米医学可以帮助我们减少大流行疫情的风险吗？答案是肯定的。基于抗体研究，我们可研制并普及疫苗。此外，我们可以利用计算机模拟系统，预测潜在的、具有高度传染性的、易感的病毒突变体[339]，还可以模拟其在公共交通基础设施的传播路径[340]。

19世纪中叶采取了诸多重要举措，显著改善了公共卫生状况，并减少大流行风险。一切由改善水质开始，因为受污染的水将传播霍乱和伤寒，所以改善水质非常重要，如添加氯（1900年引进）。对抗传染病的一些重要里程碑如下：

1) 路易·巴斯德证明了某些疾病是由传染性病原体引起的，另外他还研发了狂犬病疫苗。

2) 罗伯特·科赫的科赫原则为传染性疾病的研究提供了科学依据。他的学生贝林、埃利希、韦尼克、北里研制出白喉、破伤风、脑膜炎和肺炎疫苗。

3) 爱德华·詹纳、乔纳斯·索尔克（Jonas Salk）、阿尔伯特·沙宾（Albert Sabin）分别开发了天花疫苗和小儿麻痹症疫苗，这些疫苗随后分别根除了这些疾病，使这些疾病几乎不再出现。

4) 抗生素的发现（如上）大大减少细菌感染对人类的威胁。

然而，虽然医学已经取得了伟大进步，但疾病对人类仍然构成威胁，如最近埃博拉疫情的暴发。在西方世界，尽管每年有很大一部分人口进行了流感疫苗接种，但是流感仍存在着危害，尤其是危害儿童和虚弱的老人。

6.7 组织和器官移植

我爱那些渴望不可能的人。

——歌德

组织和器官移植是指将一个个体的组织或器官导入自体或另一个个体，该组织和器官来源于捐赠站点或患者自身，其目的是替代损坏或缺少的组织和器官。当在同一个人的体内进行组织移植时，称为自体移植。来自他人捐赠的移植则被称为异体移植。移植源可以来自于活体，也可能来自已死亡的供应者。

可移植的组织包括骨头、肌腱（含肌肉骨骼移植）、眼角膜、皮肤、心脏瓣膜、神经和血管。可以移植的器官包括心脏、肾脏、肝脏、肺、胰腺、小肠和胸腺。肾脏是最常见的移植器官，其次是肝脏和心脏。角膜移植和肌肉骨骼移植是最常见的组织移植。组织移植的数量超过器官移植数量的10倍以上。

与器官不同，大多数组织（除角膜）可以保存 5 年，这意味着他们可以"存储"。

器官移植会产生许多的生命伦理问题，如死亡的定义，何时及如何同意器官移植，以及器官移植时的支付问题。在有偿捐赠中，器官捐赠者将得到金钱或其他补偿。在某些地区，合法和非法的有偿捐赠十分昌盛，而有偿捐赠是推动医疗业发展的因素之一。

美国于 1984 年颁布人体器官移植法，宣布器官销售是非法的。英国于 1989 年颁布人体器官移植法，宣布器官销售是非法的，但这条法律已经在 2004 年被人体组织法所取代。在澳大利亚和新加坡，有偿的器官捐赠已被合法化。伊朗自 1988 年以来就建立了合法的肾脏市场，一个肾脏的市场价低于 2000 美元[341]。

移植医学是现代医学最具挑战性和复杂性的领域之一。为了避免排异反应，即人体对移植组织或器官的免疫反应，患者需要使用免疫抑制药物。移植排异反应可通过捐献和移植匹配而减少。

我们已经讨论了再生医学对等待器官移植的患者的前景问题（5.6 部分）和对等待 β 细胞移植治疗的糖尿患者的前景问题。越来越多的生物技术公司兴起（见表 5.4），致力于研发心血管、皮肤、肌肉、骨骼的组织再生、脊髓损伤治疗、3D 器官打印等。

源于干细胞的组织和器官再生将为当下还在等待捐赠器官的患者带来福音。

受纳米医学的影响，组织和器官移植领域的前途一片光明。除器官移植外，纳米医学还为医学提供工程方案，如人工胰腺项目（5.1 部分）、仿生眼球（5.6 部分）、深部脑刺激术和其他植入物。

最后我们谈一谈单克隆抗体。正如 4.5 部分所讨论过的，它为免疫抑制剂开发提供新思路，使其副作用小于目前已使用超过 30 年的药物，如他克莫司（tacrolimus）。他克莫司虽然降低患者的免疫系统的活性，但是同时会产生一些严重的副作用[342]。

我们希望在维持器官正常运作的同时，也保护那些一直在进行免疫排斥的免疫系统免受伤害。

第七章　医疗保健体系和生物医学研究基金

子贡问政。子曰："足食，足兵，民信之矣。"子贡曰："必不得已而去，于斯三者何先？"曰："去兵。"子贡曰："必不得已而去，于斯二者何先？"曰："去食。自古皆有死，民无信不立。"

——《论语·颜渊》

孔子论述的治国之道用于为民谋求幸福与健康上恰如其分。社会对研发新式"兵器"的需求永无止境，即追求新的科技突破造福患者的需求永无止境。

医疗保健体系发挥"食"的作用就是利益相关者齐心协力为患者提供医疗服务。

然而，为使医疗保健体系真正发挥预防疾病、治愈疾病的作用，我们就必须相互信任。这种信任是指医疗保健体系中各个参与者间的互信，归根结底就是患者及医护人员之间的互信。

没有信任，我们就不得不耗费越来越多的社会资源在官方监管、法规指定、行政开支、诈骗预防、隐私保护等问题上。

一个建立在信任之上的社会只需很少的行政费用和监管保护就能毫不费力地实现社会目标。

如果我们不相信科学家们有能力提升我们对疾病机制的认知，就不会有资金支持他们的研究。

如果我们不相信医生和护士有能力采取最有利于患者的措施且具备良好的医术和经验以获得积极的疗效，就不会有愿意为患者买单的支付者。

将生物医学研究和纳米技术目前和未来的发展成果转化为患者的福音需要极大的努力，需要资金支持、风险承担和适当的监管。想要取得积极的成果总是非常困难的，但是如果转化医学研究进展顺利，将有望解决重大的医疗难题及变革医疗体系。

要实现这些就需要医疗保健体系中的所有参与者鼎力协作并相互信任。

7.1 一切为了患者/消费者

要实现医疗改革，体系内的所有参与者就必须团结一致，相信基因组医学、纳米医学等新概念符合大家的共同利益。要使得艰难的改革有意义，这种改革就必须能够拯救生命，预防和治疗疾病，最重要的是，成效要远超投入的成本。

让我们迅速回顾一下医疗系统的各个角色，如图 7.1 所示。

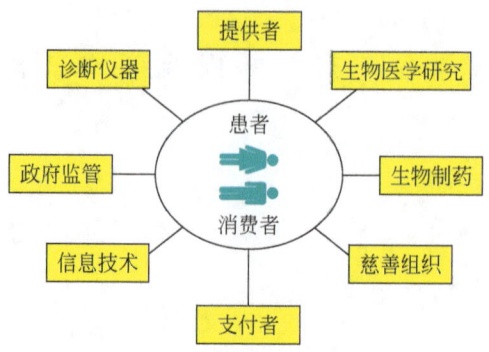

图 7.1　以患者/消费者为中心的医疗保健系统

7.2　医疗服务的提供者

医疗服务主要由医院、社区诊所或负责家庭保健的医生、护士及其他专业人员提供。然而，专业技师操作诊断仪器的情况越来越多，而遗传学家在新兴的以肿瘤学为起点的基因组医学领域里有望成为咨询师。随着我们越来越认识到节食和运动对于预防代谢病、心血管病和癌症的重要性，我们更加盼望健身专家和营养学家也加入到医疗服务队伍中来，引领健康生活和指导疾病康复。

7.2.1　生物医学研究：教学医院和政府研究机构

教学医院在进行医学研究的同时，也为寻求非常规治疗的患者提供尖端的治疗手段及药物。其研究通常包括独立学术研究活动和受资助的临床研究，以测试新药或医疗设备。其资助者通常是医药公司和医疗器械公司，这些公司希望通过临床试验获取相关监管审批所需的资料和数据。

各个教学医院相互竞争以获得拨款和临床研究项目，这些竞争通常在国际化水平上。竞争的不仅是科研成果的相关性和数量，也是特定疾病领域的领导地位。教学医院也为争取最好的医学生源而相互比拼。因此，教学医院的排名依据是教学和研究水平以及在某种疾病领域的医术声望。这些排名分国内排名和全球排名，刊登在《美国新闻和世界报导》一类的刊物上[343,344]。

美国 NIH 仍是全球领先的政府资助的研究机构。但是据《科学》杂志[345]报道，美国政府近期决定根据通货膨胀削减美国 NIH 预算经费，这迫使顶尖的学术研究组织从别处寻求资助弥补空缺。

1998～2003 年，美国 NIH 生物医学研究预算从 140 亿美元增长到 270 亿美元。2004 年到 2008 年间基本持平。2009 年，作为 2008 年经济危机后"奥巴马经济刺激计划"的一部分，美国 NIH 得到了额外的 104 亿美元，此后经费增长停滞，并在 2013 年由于"自动减支"政策被削减了 5% 的预算。2014 年，由于通货膨胀调整，美国 NIH 预算回到了 300 亿美元，仍比 2003 年巅峰时期少 50 亿美元。拨款批准率从上世纪 90 年代后期的 30% 下降至 2013 年的不到 17%。

美国的政府部门，如能源部和国防部，通过美国国防部先进研究项目局，也提供资金支持生物医学研究。众所周知，美国能源部在"人类基因组计划"起步阶段发挥了重要作用。鲜为人知的是，美国国防部从 1992 年起通过美国乳腺癌联盟为乳腺癌研究[346]资助了约 30 亿美元。美国 NIH 的最大研究机构——美国国家癌症研究所每年在乳腺癌研究上花费约 6 亿美元，其资助的乳腺癌研究项目超过了美国乳腺癌联盟。美国国防部先进研究项目局对医学研究的投资不如其在互联网初创时期的重要作用那样广为人知，它投资了 7 千万美元用以推动高级神经技术[347]，特别是脑深部刺激器的研发，用于治疗神经性疾病，如创伤后应激、抑郁和慢性疼痛等。美国国家科学基金会作为独立的联邦机构，支持科学和工程各个领域的基础研究和教育。在 2014 财年，美国国家科学基金会的预算为 72 亿美元，分配给近 2000 所学院、大学和研究所。

欧洲和亚太地区也有大量政府资助的医学研究项目，通常专注于癌症研究。

据估计，欧盟通过研框架项目[348]为 10% 的欧洲研究项目提供资助。欧盟成员国一般也会资助本国的生物医学研究。

- 英国医学研究理事会（UK Medical Research Council，MRC）[349]早在 1919 年就建立了现有的体制。在 2012 年和 2013 年，英国医学研究理事会支出 7.669 亿英镑用于科研。
- 德国马克斯普朗克研究所（Max–Planck Institutes，MPIs）[350]的历史可追溯到 1911 年，承担了大部分生物医学和生命科学研究，分为 8 个研究领域。每个马克思普朗克研究所都是独立自主的，有自己内部管理的预算，并且可自由引入第三方项目资金。举一个有趣的例子，位于美国佛罗里达州朱比特镇的马克斯普朗克神经科学研究所成立于 2008 年，由美国的公共资金提供资助 9400 万美元。这是马克斯普朗克协会（Max–Planck Society）全球化的一次尝试，向美国各界寻求个人、企业和基金会的慈善支持。另外值得一提的两个德国研究机构分别是专注于应用研究的弗劳恩霍夫协会（Fraunhofer Society）和亥姆霍兹协会（Helmholtz Society）。位于海德堡的德国癌症研究中心（The German Cancer Research Center，DKFZ）每年的预算约为 2.5 亿美元，隶属于德国亥姆霍兹国家研究中心联合会（Helmholtz Association of German Research Centers）研究中心。德国亥姆霍兹联合会年度预算约为 50 亿美元，大部分用于生命科学和医药之外的研究。
- 位于法国巴黎南部成立于 1926 年的古斯塔夫鲁西研究所（Institut Gustave Roussy，IGR）[351]和位于意大利米兰的欧洲肿瘤研究所（European Institute of Oncology），都是世界级的肿瘤学研究机构。
- 位于瑞典首都斯德哥尔摩的卡罗林斯卡研究所[352]成立于 1810 年，由瑞典联邦政府提供财政支持（年度预算约为 9 亿美元）。卡罗林斯卡研究所在医学研究领域声誉很高,一直在欧洲名列前茅,其世界排名也在前 10。自 1901 年起,卡罗林斯卡研究所诺贝尔奖评审团就负责评选生理学或医学领域的诺贝尔奖得主。

亚太地区的一些国家也投入重金推动生物医学和生命学科研究。

- 日本国立癌症中心(Japan's National Cancer Center,NCC)[353] 成立于 1962 年,在探索癌症病因和研发治疗方案上一直处于领先水平。成立于 1917 年的日本理化学研究所(RIKEN)[354] 是全日本最大的政府资助的研究中心(预算约为 10 亿美元),研究方向包含了多个学科,如化学、生物学和医学。
- 新加坡科技研究局(Agency for Science, Technology and Research,A*STAR)[355] 成立于 1991 年,主要使命是提升新加坡的科技水平。其下属的生物医学研究理事会(Biomedical Research Council,BMRC)监管 7 个研究机构和其他几个研究单位,都是专注于基础、转化及临床研究的。新加坡科技研究局也加入了一些国际合作研究项目,并且为新加坡引进了杰出的客座科学家和生命科学产业。
- 2002 年,"台湾中央研究院"(Taiwan's Academia Sinica)启动了基因组医学研究计划[356] 作为重点项目,专注于肺癌与肝癌、传染病和遗传病的研究。
- 澳大利亚联邦政府的科研机构联邦科学及工业研究院(The Commonwealth Scientific and Industrial Research Organisation,CSIRO)[357] 成立于 1926 年,专注于动物、食品和医学研究。维多利亚州的墨尔本大学最近也创立了一个世界级的生命科学中心[358]。
- 印度成立了科学与工业研究理事会(Council of Scientific and Industrial Research,CSIR)[359],目的是"为印度人民谋求最大的经济、环境和社会利益",专注于医学和生命科学研究,重点解决印度严峻的粮食和健康问题。
- 中国投入巨资发展基因组学,华大基因[360] 是目前世界上领先的 DNA 测序机构。

7.2.2 药物研发者、制药公司和临床研究组织

生物制药公司是医疗保健体系的重要组成部分,致力于研发和生产救命的药物。制药公司通过临床研究组织在全球多个中心进行新药上市前必要的临床试验。临床研究组织沟通了制药公司和教学医院,患者即在此招募。

7.2.3 慈善机构:宣传组织和基金会

在很多特定的疾病领域,患者及其家属同热心的医务工作者一起形成了互助团体,自发建立宣传组织和基金会来筹集捐款,努力为患有该种疾病的人提供帮助。下文将给出这类组织的一些例子。这类组织随着曝光率和聚集资源能力的提高,对健康政策、护理质量、疾病预防和研究等方面都产生了影响。

7.2.4 公共和私人的医疗保险支付者

大多数发达国家已经建立单一支付方体系，那些愿意支付额外费用获得增值服务的人有时也可以选择私人保险作为补充，这些增值服务包括手术等待时间缩短、单间住院病房、特殊用药报销等。美国的医疗体系是个例外，因其主要依赖私人支付者。即使是政府的医保项目，如针对退休人员的老年医疗保障制度、针对低收入人群的医疗补助制度和针对士兵和退伍老兵的退伍军人保障制度，也有私人支付者的参与。支付方对于医疗有着很强的影响力，能够决定诊断检测、门诊、住院、手术和药物的报销额度。美国也有支付者与提供者联合的机构，如凯撒医疗集团（Kaiser Permanente）[361]，其在提供预防性护理、简化行政流程、降低整体费用方面或许具有更大优势。

7.2.5 信息技术解决方案提供者

在今天的医疗保健体系中，信息技术公司在提供电脑硬件、软件和服务方面扮演重要的角色。从医学中心和医院的信息系统，到电子医疗记录，再到药品及设备研发，医疗保健体系都高度依赖信息技术。医疗体系参与者的互动依据国际标准，如卫生信息交换标准（Health Level Seven International，HL7）[362] 和临床数据交换标准协会（CDISC）[363]。

HL7成立于1987年，是一个建立标准的组织，致力于电子医疗卫生信息的交换、集成、分享和检索以支持临床治疗。与之类似的临床数据交换标准协会是一个全球性非营利性机构，建立了相关标准以支持临床研究数据和元数据的采集、交换、上报和归档。

7.2.6 政府监管部门

美国FDA[364]和其他地区的相应监管部门如欧洲药品管理局（European Medicines Agency，EMA）[365]、日本厚生劳动省（Japanese Ministry for Health, Labor and Welfare，MHLW）负责监管食品、药品、诊断方法和设备。世界各国政府最重要的功能之一就是保护患者和消费者免于健康风险。政府职能部门也值得一提，如美国疾病控制中心（Centers for Disease Control，CDC）有责任预防何控制传染性疾病的爆发并倡导疫苗的接种以预防疾病。

7.2.7 医疗器械及诊断公司

与生物制药产业相似，医疗器械及诊断公司也会开展临床研究，利用研究结果获取监管部门的审批。但是，这些临床研究通常耗时较短，参与患者数量也没有新药审批所需的那么多。

获得监管审批后，新的诊断性检测和医学器械需要被引进到临床实践当中，首先是教学医院使用，然后是其他医疗服务提供者。

医学实践通常包括的诊断性检测例举如下：
- 血液检测；
- 尿液检测；
- 医学影像检查，包括 X 光照相、核磁共振成像（MRI）、正电子发射计算机断层扫描（PET）、结肠镜检查、乳房 X 光检查等；
- 遗传学检测（SNP、DNA）。

医疗器械举例：
- 医学影像设备；
- 髋关节和膝关节置换物、骨骼和牙齿植入物；
- 心血管支架、起搏器；
- 微创外科设备；
- 大脑深层刺激器；
- 动态血糖监测植入物和胰岛素泵。

7.3 基础生物医学与转化研究的资助前景

自 2008 年金融危机后，美国政府的预算审核越来越严格，一个新的趋势——美国科学事业私有化应运而生。根据《纽约时报》2014 年 3 月 15 日的一篇报道，"有大主意的大富翁们"[366] 正在努力填补政府科研预算削减遗留的空缺。《科学》杂志随即发文分析了美国 NIH 的经费来源，指出"公益创投"逐渐成为一种趋势[367]。

在美国，公益基金享有税收优惠并不是一个近期才有的现象。例如，著名飞行家和实业家霍华德·休斯（Howard Hughes）在 1953 年创办霍华德·休斯医学研究所（HHMI）[368]，2013 年，霍华德·休斯医学研究所在医学研究上投入了 7.27 亿美元，在科学教育方面投入了 8 千万美元。

更近的例子是 2000 年微软公司创始人比尔·盖茨成立的比尔及梅琳达·盖茨基金会 (Bill & Melinda Gates Foundation，BMGF)[369]，截至 2013 年年底，盖茨基金会总捐助额超过 400 亿美元。盖茨基金会总部位于美国西雅图，共有三名托管人：比尔·盖茨、梅林达·盖茨和沃伦·巴菲特。2006 年，巴菲特承诺分几年捐赠伯克希尔·哈撒韦（Berkshire Hathaway）公司约 1000 万的 B 股股票，第一年捐赠 50 万股，价值约 15 亿美元。盖茨基金会从创立至今已经提供了超过 300 亿美元的资助。2012 年到 2013 年，平均每年累计资助 35 亿美元[370]。基金会主要关注全球公共健康，致力于抗击疟疾和脊髓灰质炎，减少艾滋病，改善艾滋病患者生活，抗击肺炎、肺结核和被忽视的传染病等。

前纽约市市长、彭博社创始人迈克尔·布隆博格（Michael Bloomberg）向他的母校约翰霍普金斯大学捐赠了 11 亿美元。资金的很大一部分流向了学校的公共卫生学院。

"捐赠誓言"[371] 作为一种新的潮流,给未来的科研资金提供了希望: 2010 年,比尔·盖茨、梅林达·盖茨和投资人巴菲特共同发起了一个活动,倡导世界上最富有的人们做出承诺,把自己的大部分财富捐献给慈善事业。2014 年 2 月,122 位富翁签署了这份承诺书,这将带来超过 1000 亿美元的捐款,而这股热潮也逐渐向全世界扩散。

医学研究的很多重要领域目前获得的支持不仅来自富翁的个人捐赠,也来自热心人士建立起的高效筹款机构,由大量的小额捐助者提供捐助。下面根据不同的疾病类型举例说明。

7.3.1 基础生物医学、生物工程和基因组学研究

- 美国出生的亨利·威康(Henry Wellcome)爵士在 1936 年创立威康基金会(Wellcome Trust),支持科学与生物医学研究,对全球卫生政策具有影响力。基金会拥有 164 亿英镑投资组合为其提供收益,目前每年收益约 6 亿英镑。威康基金会总部位于英国伦敦[372],资助的高质量研究旨在提高人类和动物的健康水平。1992 年,威康基金会和英国医学研究理事会以弗雷德里克·桑格的名义共同成立了桑格中心/研究所,桑格两次获得诺贝尔化学奖,1958 年因蛋白测序,1980 年因 DNA 测序[373]。桑格中心位于威康基金会基因组园区内,在英国剑桥附近的欣顿镇。经过 20 年的发展,桑格中心拥有 900 多名科研人员,是世界上最大的基因组学研究中心之一。

- 1929 年,里特尔(C. C. Little)结束了密歇根大学校长的任期,在缅因州的巴尔港建立了罗斯科·杰克逊纪念实验室(Roscoe B. Jackson Memorial Laboratory)。实验室资金来自底特律的工业家,如埃赛尔·福特(Edsel Ford)和哈德逊汽车公司的时任总裁杰克逊,实验室用地来自家族好友乔治·多尔(George B. Dorr),缅因州的阿卡迪亚国家公园就是经由多尔组织的土地捐赠而建立的。现在,杰克逊实验室是一家独立的非营利性生物医学研究机构,拥有 1500 多名雇员,分布在缅因州巴尔港、加州萨克拉门托市和康涅狄格州法明顿的新基因组医学机构。杰克逊实验室是又一个美国国家癌症研究所,并且为全世界提供 7000 多个品系的小鼠,是小鼠基因组数据库中心所在地。杰克逊实验室的年度预算约为 2.3 亿美元,公共资助约为 6 千万美元,每年的服务营收额达到 1.6 亿美元,仰赖于其在医学研究之用小鼠繁育上的专业性和主导地位。杰克逊实验室可以将 26 个诺贝尔奖项归功于与其小鼠相关的研究活动[374]。杰克逊实验室也是一家始于慈善资助转为自负盈亏的典范,在一个特殊领域,即小鼠的遗传和繁育领域取得了市场支配地位。

- 乔纳斯·索尔克博士是脊髓灰质炎疫苗的研发者,他于 1962 年创立索尔克研究所(Salk Institute)[375]。索尔克博士的目标是探索关于生命基本原理的问题,致力于使生物学家与其他学者在合作的环境中共事。而对于脊髓灰质炎幸存者——圣地亚哥市长查尔斯·戴尔(Charles Dail)而言,将索尔克研究所引进圣地亚哥市则是出于个人

请求。戴尔为索尔克研究所准备了拉荷亚地区的一块 27 公顷的土地，就在当时筹建的加州大学新校区西边。1960 年 6 月，在一次特殊的圣地亚哥全民公投中，绝大多数市民同意将这块地给予索尔克研究所。从美国国家基金会和畸形儿基金会获得启动资金后，索尔克博士和建筑师路易·卡恩（Louis Kahn）得以继续前行。最初一批非常住研究者都是名声显赫的科学家，包括诺贝尔奖获得者弗朗西斯·克里克[376]、萨尔瓦多·卢里亚（Salvador Edward Luria）[377]和雅克·莫诺（Jacques Monod）[378]。如今，索尔克研究所主要研究方向为：分子生物学、遗传学、神经科学和植物生物学，由私人捐助者和美国 NIH 提供资金。目前索尔克研究所的年度预算约为 1.3 亿美元。

● 怀海德研究所（Whitehead Institute）[379] 位于马萨诸塞州剑桥市，由商人和慈善家埃德温·怀海德（Edwin C. "Jack" Whitehead）于 1982 年建立。怀海德出资 3500 万美元建设新楼并提供设备，此外每年为研究所提供 500 万美元基本支持，其遗嘱还有巨额捐赠（1.35 亿美元）。怀海德研究所成功的理念是与一所研究型大学紧密合作，这个理念由怀海德研究所与麻省理工学院教授及诺贝尔奖得主大卫·巴尔的摩共同发起。20 世纪 90 年代，怀海德研究所的科学家们为人类基因组计划所做的贡献超过其他任何一家研究机构，塑造了当时正在兴起的基因组学。目前怀海德研究所的研究领域主要为癌症、免疫学、发育生物学、干细胞研究、再生医学、遗传学和基因组学，每年运营预算约为 7500 万美元。

● 2003 年，靠房地产和保险业发家的埃利·布罗德（Eli Broad）提供 2 亿美元种子资金成立哈佛和麻省理工布罗德研究所（Broad Institute of Harvard and MIT）[380]，旨在"生物科学领域中用系统方法转化医学以加速对于疾病的认识和治疗"。2008 年，布罗德夫妇又给研究所捐赠 4 亿美元，2013 年又捐赠 1 亿美元，为其特有的跨研究所协作研究模式提供长久稳定的支持。布罗德研究所年运营预算在 2013 年达到 2.7 亿美元。在埃里克·兰德[381]的领导下，布罗德研究所主要研究方向如下：

1）建立一幅生命分子组成的全景图，辨识人类基因组的功能元件，揭示其在人类和其他物种之间的区别。

2）明确细胞反应背后的生物回路，了解这种复杂的回路如何在人类健康与疾病状态下运作。

3）全面研究遗传变异，例如 2 型糖尿病、白血病和克罗恩病的分子机制，破解遗传病的分子基础。

4）发掘不同癌症类型产生的所有变异，将这些变异根据不同肿瘤类型系统归类。

5）探索主要传染病的分子基础，确定病原体和宿主成分，研制有效的疫苗、快速的诊断方法和新的疗法。

6）创新药物研发过程，改变生物制药的发现和发展。创新包括化学合成空前多样的化合物，在活体细胞和组织上测试药物，研发新的方式来鉴定药物标靶，优化药效和安全性，增强临床试验的准确性并提高效率。

● 2009 年，瑞士亿万富翁汉斯约格·维斯（Hansjorg Wyss，医疗设备生产商辛迪斯创始人，辛迪斯于2012年被美国强生公司以200亿美元价格收购）捐赠1.25亿美元，在哈佛大学建立维斯生物工程研究所（Wyss Institute for Biologically Inspired Engineering）[382]。该研究所是一个跨领域机构，与波士顿地区其他优秀的研究所强强联合。维斯研究所将生物学原理应用到开发新的工程解决方案上，涉及医药、工业、环境和其他未被生物学革命涉及的领域。维斯本人毕业于哈佛大学商学院，2013年他的捐款翻了一番，达到2.5亿美元。

- 埃里森医学基金会（Ellison Medical Foundation）成立于1997年，位于马里兰州的贝塞斯达。基金会支持以下领域研究：衰老、老年性疾病和残疾的生物医学研究。数百万美元慈善资助主要来自甲骨文（Oracle）公司的创始人兼总裁拉里·埃里森（Larry Ellison）。直至2013年，平均每年向25位资深学者和新晋学者发放共4千万美元资助。其中资深学者每人100万美元，新晋学者每人40万美元作为研究经费。净资产估计超过400亿美元的埃里森不愿透露具体细节，但他表示"今后将捐献数十亿美元"给医学研究。

7.3.2 神经系统科学（大脑研究）

- 艾伦脑科学研究所（Allen Institute for Brain Science）[383]成立于2003年，位于华盛顿州西雅图市。微软的联合创始人、慈善家保罗·艾伦（Paul G. Allen）为研究所提供了2亿美元种子基金，2012年又追加3亿美元。该研究所的使命是加速了解人脑在健康和疾病状态下如何运转。

- 弗莱德·科维理（Fred Kavli，1929～2013年）是挪威出生的企业家，在2000年12月成立美国科维理基金会（Kavli Foundation）[384]以促进科学进步。科维理向17所科维理研究所共捐赠了2亿美元，每个研究所的启动资金为750万美元，目标是1000万美元。科维理还设立了奖金100万美元的"科维理奖"，以表彰天体物理学、神经科学和纳米科学的研究成果，从2008年起该奖项由挪威国王颁发。科维理神经科学研究所[385]坐落在下述大学：纽约的哥伦比亚大学（脑科学——由诺贝尔奖获得者埃里克·坎德尔（Eric Kandel）[386]领导，坎德尔以研究海兔和小鼠记忆存储的分子机制以及记忆失常和精神疾病的动物模型而闻名）、圣地亚哥加州大学（脑和思维）、耶鲁大学（神经科学）、挪威的特隆赫姆大学（系统神经科学）。哈佛大学正在创办一所科维理生物-纳米科研所。

- 位于麻省理工学院的麦戈文脑科学研究所（McGovern Institute for Brain Research）[387]由帕特里克·麦戈文（Patrick J. McGovern，1937～2014年）和夫人洛尔·麦戈文（Lore Harp McGovern）于2000年创建。帕特里克·麦戈文是美国国际数据集团（International Data Group，IDG）[388]的创始人和主席。夫妇二人捐款在20年内将达到3.5亿美元。

- 斯坦利医学研究所（Stanley Medical Research Institute，SMRI）[389]专注于精神分裂和躁郁症致病因及治疗方案的研究。自1989年建立以来，该研究所向世界30多个国家的该类研究提供了 3 亿多美元的资金。这也是美国在该领域研究上最大的非政府资助。它还资助了马里兰州洛克维尔市的大脑研究和马萨诸塞州剑桥市布罗德研究所的精神病学研究[390]（见上）。

- 欧洲的生命之翼基金会（The Wings for Life Foundation）[391]创立于 2003 年。发起人是红牛公司创始人迪特里希·马特希茨（Dietrich Mateschitz）[392]和两次获得世界汽车越野锦标赛冠军的海因茨·金尼盖德纳（Hinz Kinigadner）。2003 年，金尼盖德纳的儿子汉内斯发生了意外，导致四肢瘫痪。这次意外促使金尼盖德纳金和马特希茨创立研究基金会，致力于找到治疗脊髓损伤的办法。马特希茨捐赠的具体金额不为人知。但是，他在 2012 年向奥地利萨尔茨堡的帕拉塞尔苏斯医科大学[393]捐赠 1 亿美元，用于建设新设施以研究截瘫。

- 从 2000 年开始，迈克尔·福克斯基金会[394]致力于研究帕金森病的治疗方法。基金会积极地资助研究计划，确保为帕金森患者开发改进的治疗方案。到 2012 年，迈克尔·福克斯基金会累计资助超过 4.5 亿美元用于推动帕金森病治疗的研究。谷歌创始人谢尔盖·布林和他的妻子安妮·沃西基向基金会发起募资，在 2012 年 12 月 31 日前筹集到 5000 万美元，并最终捐献了 5300 万美元[395]。

- 从 1980 年以来，总部位于芝加哥的阿尔兹海默协会（Alzheimer's Association，原名为阿尔兹海默病及相关疾病协会）一直致力于阿尔兹海默病的护理、支持和研究。协会的宗旨[396]是"通过促进研究来根除阿尔兹海默病；为所有罹患该病的人提供并加强护理与支持；通过促进脑健康以减少患痴呆症的风险"。协会通过同行评审研究资助项目为阿尔兹海默病的研究提供资金。自 1982 年以来，协会已提供 2.2 亿美元资助该领域的最佳研究计划。成立于 2006 年的班纳阿尔兹海默研究所[397]位于亚利桑那州，是协会在美国西南部的附属机构。该研究所名声在外，因为专注于脑部成像和基因组学研究，而且是高风险人群预防阿尔兹海默病的临床试验点[398]。2012 年，班纳阿尔兹海默病基金会在宣布投入 4000 万美元用于宣传以推动有前景的阿尔兹海默病的治疗与预防。2013 年，研究所宣布进行一项大规模预防性试验，由美国 NIH 拨款 3300 万美元。这项试验针对遗传风险很高、有可能在老年罹患阿尔兹海默病但目前认知尚健康的成年人，评估治疗效果。2014 年 7 月，研究所宣布与诺华制药（Novartis）达成合作，进行一项开创性的药物试验，对一种主动免疫治疗药物和一种口服药进行测试，以确定这两种抗淀粉样蛋白药物能否预防阿尔兹海默病或延缓症状出现。

7.3.3 癌症研究

- 麻省理工学院下属的大卫·科赫综合癌症研究所（David H. Koch Institute for Integrative Cancer Research）[399]成立于 2007 年 10 月，由石油企业科赫工业集团的执行副总裁大卫·科赫（David H. Koch）提供启动资金 1 亿美元。研究所延续了早在 1974 年由麻省理工教授、诺贝尔奖得主萨尔瓦多·卢里亚[400]开创的研究事业。卢里亚教授建立了麻省理工学院癌症研究中心（CCR），是美国 NIH 支持的癌症研究中心之一。近期，科赫为癌症研究捐献了更多的资金，累计达到 1.5 亿美元。

- 乔恩·亨茨曼（Jon Huntsman）[401] 在化工（聚苯乙烯、塑料容器等）领域发家致富，为慈善事业至少捐赠了 12 亿美元，成立了乔恩与凯伦·亨茨曼癌症基金会（Jon & Karen Huntsman Cancer Foundation）、犹他大学亨茨曼癌症研究所（Huntsman Cancer Institute）等。1993 年，亨茨曼夫妇捐赠 1000 万美元在犹他大学设立了这所癌症研究中心，1995 年，亨茨曼夫妇又捐赠 1 亿美元，不久又追加了 1.25 亿美元。亨茨曼基金会每年的捐赠累计达到 2000 万美元，亨茨曼癌症研究所拥有雇员 1400 多人。2013 年，亨茨曼夫妇又捐赠 5000 万美元用于兴建一栋专攻儿童癌症的研究大楼。

- 1957 年，成功的黎巴嫩裔影视演艺人士丹尼·托马斯（Danny Thomas）创办了黎巴嫩叙利亚在美慈善团体（the American Lebanese Syrian Associated Charities，ALSAC），筹集资金资助位于田纳西州孟菲斯的圣犹大儿童研究医院（St. Jude Children's Research Hospital）[402]。在高水平慈善机构的有效运营和维护之下，圣犹大在癌症研究和癌症患儿临床护理方面建立了良好的声誉。对于那些最具侵害性的儿童癌症，圣犹大的患儿存活率是全世界最高的[403]。圣犹大在癌症研究和患者护理上的运营预算每年约为 7 亿美元，全靠捐款和约 30 亿美元资产基础的投资收益。

- 米尔肯家庭基金会（Milken Family Foundation）成立于 1982 年，旨在发展 K-12 教育体系和医学研究项目。1993 年，迈克·米尔肯（Mike Milken）建立了前列腺癌基金会[404]。截至 2013 年年底，前列腺癌基金会共筹集到约 6 亿美元资金以支持前列腺癌研究。2007 年，米尔肯创办了骨髓癌研究联盟，专注于寻找和资助有前景的黑色素瘤转化研究。2013 年，骨髓癌研究联盟向 121 个研究项目提供了 5100 万美元资助[405]。另一个由米尔肯发起的非盈利性机构是"加速治愈"[406]，旨在改进和加速医学研究体系。

- 2013 年 9 月[407]，耐克公司联合创始人菲尔·耐特（Phil Knight）和妻子佩妮承诺捐赠 5 亿美元用于发起耐特癌症研究所（Knight Cancer Institute）的一项 10 亿美元启动资金的癌症研究。耐特研究所位于俄勒冈卫生与科学大学。耐特说这项捐款承诺取决于该大学是否能在两年内至少再筹到 5 亿美元资金。大学也一直与耐特夫妇沟通，希望能增加对奈特癌症研究所的资金投入。2008 年，夫妇二人就曾捐赠 1 亿美元。俄勒冈卫生与科学大学校长乔·罗伯森（Joe Robertson）接受了这个历史性的挑战。耐特癌症研究所所长布莱恩·德鲁克（Brian Druker）因成功领导研发出首个分子靶向抗癌药格列卫而闻名。格列卫的研发为如今癌症个体化治疗革命做出了很大贡献。德鲁克的成就使他赢得声誉很高的拉斯克基础医学研究奖[408]。俄勒冈卫生与科学大学的耐特癌症研究所也是美国国家癌症研究所的指定机构，拥有最先进的治疗手段和技术，同时进行着数百个研究项目和临床试验。

- 美国癌症协会（American Cancer Society）[409] 成立于 1913 年，最初名为美国癌症控制协会，由纽约市的 15 名卓越的内科医师和商业领袖创立。该协会是美国最大的基金会之一，每年预算约 10 亿美元，其中 38% 用于患者支持，28% 用于项目支持，16%

用于研究，15.5%用于预防，10%用于检测与治疗。

- 有几家非营利基金会在为乳腺癌研究筹款，如苏珊·科曼基金会（Susan G. Komen Foundation，2012年投资5800万美元用于研究）、美国国家乳腺癌基金会（National Breast Cancer Foundation）、美国乳腺癌基金会和乳腺癌研究基金会（American Breast Cancer Foundation, the Breast Cancer Research Foundation）等。

7.3.4 免疫学（糖尿病）

- 2009年，菲利普和苏珊·拉贡研究所（Phillip T. and Susan M. Ragon Institute）在麻省总医院、麻省理工学院和哈佛大学成立。研究所具有双重使命，一是加速艾滋病疫苗的研发，二是在免疫学合作研究方面取得世界领先地位。拉贡夫妇捐赠共计1亿美元。研究所由哈佛大学的布鲁斯·沃克（Bruce Walker）教授领导。

- 自1970年以来，青少年糖尿病研究基金会（Juvenile Diabetes Research Foundation，JDRF）致力于资助I型糖尿病研究。2013年，该基金会已经为糖尿病研究提供了超过17亿美元的资助。基金会的努力有助于大大增强对糖尿患者的关怀，也扩展了对I型糖尿病的科学认知。2012年，基金会为I型糖尿病研究提供了1.1亿美元的资金，同时也在尝试与医药和医疗设备公司进行创新合作。基金会的主要捐赠人包括伍迪·强生（Woody Johnson）[41]，他是强生公司联合创始人罗伯特·强生（Robert Wood Johnson）的曾孙。

- 美国糖尿病协会（American Diabetes Association，ADA）[412]成立于1940年，是美国最大的自发的卫生组织，领导消灭糖尿病（I型和II型）的运动。美国糖尿病协会资助糖尿病控制、治疗和预防的研究，并为糖尿患者及医生提供相关技术信息。据协会2012年年度报告[413]，协会对于研究的总投资累计达到约6.4亿美元，投资项目超过4000个。

7.3.5 遗传疾病

- 囊性纤维化基金会（Cystic Fibrosis Foundation，CFF）[414]成立于1955年。1989年，该基金会支持的科学家弗朗西斯·柯林斯[415]发现了囊性纤维化致病基因。2012年，基金会为医疗和社区服务提供了约1.4亿美元的资金支持。基金会在囊性纤维化治疗研究上处于世界领先地位，对囊性纤维化研究项目的资助超过其他任何一个机构。如今几乎每一种囊性纤维化药物的问世都要归功于囊性纤维化基金会的支持。

- 美国亨廷顿病协会（Huntington's Disease Society of America，HDSA）和亨廷顿病援助基金会（Huntington's Disease Assistance Foundation，HDAF）都是致力于改善亨廷顿病患者及其家属生活的自发性机构，使命是促进和支持医学研究和医疗工作从而消灭亨廷顿病。

那些专注于单一疾病领域的基金会不仅在研究上具有影响力,同时作为提供教育和支持的社群也一直发挥着重要的作用。

表7.1总结了目前的私人资助情况。这个表并不全面,但是清楚展示了当前的趋势。

表7.1　私人资助的生物医学研究举例

起始年	领域	总额（百万美元）	每年（百万美元）	机构名称	资助者
1929	基础研究与基因组学	N/A	230	杰克逊实验室	里特尔、乔治·多尔、罗斯科·杰克逊
1936	基础研究与基因组学	26 400	960	威康基金会	亨利·威康（英）
1953	基础医学研究	N/A	800	霍华德·休斯医学研究所	霍华德·休斯
1957	癌症	3 000	700	圣犹大儿童研究医院	丹尼·托马斯、黎巴嫩叙利亚联合慈善团体
1962	基础医学研究	N/A	130	索尔克研究所	乔纳斯·索尔克 + 社会团体
1970	1型糖尿病	1 700	110	青少年糖尿病研究基金会	社会团体
1982	基础研究与基因组学	135	75	怀海德研究所	埃德温·怀海德
1982	癌症	650	N/A	前列腺癌和骨髓癌研究联盟	迈克·米尔肯 + 社会团体
1989	精神疾病与脑科学	300	N/A	斯坦利医学研究所	斯坦利/布罗德
1993	癌症	650	50	亨茨曼癌症研究所	乔恩·亨茨曼/犹他大学
1997	脑科学	600	40	埃里森医学基金会	拉里·埃里森
2000	公共卫生	40 000	3 500	盖茨基金会	比尔和梅林达·盖茨
2000	脑科学	350	N/A	麦戈文脑科学研究所	帕特里克·麦戈文（麻省理工）
2000	脑科学	200	N/A	科维理基金会	弗莱德·科维理
2000	帕金森病	450	65	迈克尔·福克斯基金会	迈克尔·福克斯 + 社会团体
2003	基础研究与基因组学	700	270	布罗德研究所	埃利和埃迪丝·布罗德
2003	脑科学	500	60	艾伦脑科学研究所	保罗·艾伦
2007	癌症	150	N/A	大卫·科赫综合癌症研究所	大卫·科赫/麻省理工
2009	生物工程	250	N/A	维斯生物工程研究所	汉斯约格·维斯（哈佛大学）
2009	艾滋病	100	N/A	拉贡研究所	菲利普和苏珊·拉贡/哈佛 + 麻省理工
2013	癌症	500	N/A	耐特癌症研究所	菲尔和佩妮·耐特/俄勒冈卫生与科学大学
2014	公共卫生	350	N/A	哈佛陈曾熙公共卫生学院	晨兴基金（陈启宗、陈乐宗，中国香港）

还有一个有趣的事实：美国总统奥巴马在 2013 年 4 月宣布"大脑计划"时，承诺在 2014 年筹集 1 亿美元的公共资金，建议在 2015 年财政预算中再拿出 2 亿美元（美国 NIH 出 1 亿，美国国防部先进研究项目局出 8 千万，美国国家科学基金会出 2 千万）。他当时宣布[416]艾伦脑科学研究所、霍华德·休斯医学研究所、科维理研究所、索尔克研究所承诺每年将共同投入约 1 亿资金，与 2014 年政府投入资金几乎匹配[417]。展望未来，大脑计划总预算有望达到 30 亿美元，接近之前美国对人类基因组计划的公共投资，只是大脑计划投资的三分之一可能会来自私人捐赠者，如保罗·艾伦。

一个值得注意的现象是对"转化医学研究"的强调，一股强大的推动力正在将科学成果转化成患者的福音。捐赠者可能因为家庭成员遭受某种特定疾病的影响而对这种疾病感兴趣，想看到实质性成果和投资回报，这是可以理解的。

根据麻省理工学院教授菲奥娜·穆雷（Fiona Murray）[418]的研究，美国排名前 50 所研究型大学中，"科学慈善业"提供了资金来源的 30%（每年约 40 亿美元）。与捐赠收入相加后，总资助达到每年 70 亿美元。

2000～2009 年，美国排名前 50 所大学见证了研发经费的急剧增长，每所学校从 2000 年的平均 4700 万美元提高到 2009 年的 7900 万美元。与此同时，前 50 之外的其他约 900 所美国大学的研发经费增长较为平稳。在排名前 10 的理工类院校（约翰霍普金斯大学、密歇根大学、威斯康星大学、旧金山加州大学、洛杉矶加州大学、圣地亚哥加州大学、杜克大学、华盛顿大学、宾夕法尼亚州立大学、明尼苏达大学）的平均开支增长至 10 亿美元，而排名前 11 到 50 的大学开支平均为 4800 万美元。显然，顶尖的私立大学如哈佛大学、耶鲁大学、斯坦福大学的开支更高。穆雷教授论文的表格 3 中有还有一个有趣的比较，她比较了 1999～2009 年间各学科获得的联邦政府拨款与慈善资助。

将生命科学与医学综合来看，联邦政府在这 10 年间对学术界的拨款总计达到 187 亿美元，而科学慈善资助占到 5%。联邦政府对于生命科学和医学的拨款占到总拨款额的 61%，而所有私人捐助中的 72%都指向该研究领域。

未来，私人捐助的比例有望进一步提高，而顶尖研究所与其他机构之间的资金差距会越拉越大。正如职业体育等领域一样，也许每个医学研究方向都会有少数机构和几个明星科学家成为众人瞩目的焦点，吸走大部分的资金。

科学慈善业的另一个作用就是在政策巨变时保护处于领先地位的机构，如哈佛大学。当美国政府在 2001 年宣布停止资助干细胞研究项目后，哈佛大学的科学家们便开始寻求富人的帮助，并建立了哈佛干细胞研究所，很快便吸引到 4000 多万美元的私人资金。

从之前列举的生物医学研究创始地来看，波士顿地区（哈佛大学、麻省理工等）似乎是生物医学慈善业特别偏爱的目标。

所以生物制药企业在波士顿地区建立了密集的研发实验室，包括：辉瑞、赛诺菲／

健赞、诺华、阿斯利康、默沙东、百健、福泰、武田/千年制药（Millennium）等。

科学慈善活动的热点地区还包括旧金山的湾区、南加州的洛杉矶和圣地亚哥、华盛顿州的西雅图、华盛顿特区、圣路易斯、密苏里州、纽约州以及包括新泽西州和康涅狄格州在内的三州地区。

类似的科学慈善活动也出现在世界各地领先的医学学术和研究中心。

虽然新生物医学慈善活动风起云涌，但是美国政府应该继续并增加对美国 NIH 的资金投入。埃弗里特·埃利希（Everett Enrlich）[419] 最近的一项研究指出，2010 年美国 NIH 支出 266 亿美元用于院外活动，为美国直接或间接提供了 487 900 个工作岗位，有 15 个州增加工作岗位在 1 万以上。2011 年，美国 NIH 机构外预算被削减至 237 亿美元，（部分原因是美国《复苏与再投资法案》——也被称为"奥巴马刺激计划"对美国 NIH 补充投资的终止），致使美国 NIH 带来的工作岗位减少至 432 094 个。获益最多的州是加州、马萨诸塞州、纽约州和德州，分别有 63 196、34 598、33 193 和 25 878 个工作岗位。美国 NIH 在 2011 年的支出产生了价值 621.32 亿美元的新经济活动（对比 2010 年的 691.19 亿）。其他统计数据显示美国 NIH 每多资助 1 美元，会带动私人医学研究捐助增加 32 美分。东京大学高科技研究中心进行的一项研究进一步证实，由美国 NIH 提供资助的机构生产出来的药品通常更高级，更有可能被美国 FDA 认定为"新药"，也更可能是被多数制药企业所忽视的针对少数人群的"罕用药"。一些案例研究证实了公共与私人资助的有益互补关系。

2010 年，最畅销的 20 种药品中有 5 种是单克隆抗体药：类克、修美乐、阿瓦斯汀、美罗华和赫赛汀，这几种药已经在 4.5 部分论述过。美国 NIH 拨款建立的小鼠肿瘤细胞系是杂交瘤技术的关键，而杂交瘤技术是单克隆抗体疗法的核心。从根本上讲，单克隆抗体药是美国 NIH 资助的产物。

纳米医学的另一个领域，即 DNA 和 RNA 测序，大大得益于美国 NIH 的资助。3.5 和 3.7 部分论述过，测序技术的惊人发展速度不仅是美国 NIH（以及美国能源部和其他国家）在 1988 年到 2003 年的人类基因组计划期间推动的结果，还因为美国 NIH 的后续支持。值得注意的是，美国 NIH 的投资成果也刺激了全球经济的发展，这与美国的领先地位是相称的。

美国 NIH 就像一只强大的经济引擎，通过下属的 27 个研究所资助 6 000 余名院内科学家，以及 3000 多所大学和医学院的约 325 000 名院外研究者。

第八章 公共卫生与全球卫生经济学

> 养成两个习惯：帮助人，不害人。
>
> ——希波克拉底（公元前 460～公元前 371 年）

2012 年，世界卫生组织制定了"25 by 25"目标：到 2025 年，全球 30～70 岁的成年人非传染性疾病死亡率降低 25%[420]。非传染性疾病包括心血管疾病、癌症、慢性肺病和糖尿病。全世界五分之三的人因患上述疾病而死。要最大限度地降低非传染性疾病死亡率，就必须让全民意识到以下的风险因素：

- 使用烟草；
- 不良饮食；
- 缺少锻炼；
- 过度饮酒。

世界卫生组织鼓励成员国根据全球框架，制定本国的非传染性疾病目标和指标。至 2013 年，成员国中有 50% 已制定可行的非传染性疾病政策，并有相应的执行预算。

一些高收入国家在烟草和酒精的控制上取得了进展，却遭受快速增长的超重和肥胖的威胁。

上述 4 个风险因素反映了人们的行为习惯，这些行为是难以改变的。影响公众的最佳方式是改变环境，使人们更容易做出健康的选择。

例如，各种公共政策如税收、工作场所和公共空间禁止吸烟、禁止烟草广告和禁烟宣传活动已经有效地减少了烟草的使用。

虽然禁烟宣传在北欧国家和美国取得了不错的效果，但对于某些国家如韩国却很难靠政策强行推动，这些国家的男性吸烟率仍居高不下[421]。

控制体重似乎要比控制烟草更加困难。但是芬兰采取的人口措施表明：改正不健康的饮食习惯可以通过采用国家盐标识制度（减少钠摄入量）、增加新鲜水果蔬菜摄入、使用更健康的脂肪等措施实现[422]。

肥胖预防研究的几个积极案例之一是在荷兰学生中开展的。这项研究显示，用无糖饮料替代含糖饮料可在一定程度上减少儿童增重和脂肪堆积。

公共卫生对于公共财政有着重要的影响。一个国家在非传染性疾病管理上花费越多，在其他健康项目如生物医学研究上可调动的资源就越少。预防性措施是一项不错的投资，也应该被社会和政府更加优先考虑。

全球卫生资金情况如何？贫困和中等收入国家主要从以下途径获得资助：美国政府、英国和欧洲政府包括欧盟委员会、世界卫生组织、联合国儿童基金会、全球免疫疫苗联盟、全球抗击艾滋病、结核和疟疾基金、比尔和梅林达·盖茨基金会、其他基金会、美国和国际非政府组织、世界银行和区域发展银行。

据美国健康指标与评估研究所收集的数据[423]，全球年度健康开支从1990年的约50亿美元增加到2000年的100亿美元，并进一步增加到2011年的300亿美元。全球卫生捐助受益国前10名分别是：印度、尼日利亚、埃塞俄比亚、坦桑尼亚、肯尼亚、南非、乌干达、莫桑比克、刚果和墨西哥。其中，印度收到了25.3亿美元的捐助。以疾病类型区分，艾滋病、疟疾、肺结核、新生儿及儿童疾病收到的捐助最多。预料之中的是，非传染性疾病收到的款项只占总额的很小一部分。

尽管发达国家做了很多积极行动和投资，但是全球应对传染病疫情（禽流感、埃博拉病毒等）爆发的准备仍旧不充分。当疫情爆发时，协同救助行动常常过慢且力量不足。世界卫生组织和联合国在这方面也应该准备好预防措施。科学技术已经有了，但需要的是随时可以调用的资源，在那些公共卫生基础设施不足的国家也应具备相应的资源。

下面我们来了解公共卫生现状以及目前相关的医疗保健支出，特别是备受关注的最大支出国——美国。

8.1 医疗保健费用、婴儿死亡率和平均预期寿命的全球概况

你可以指望美国人做正确的事，不过得在他们尝试过一切可能之后。
——温斯顿·丘吉尔（1874～1965年；以色列政治家和外交官阿巴·埃班也有过类似言论）

根据世界卫生组织[424]和《经济学人》[425]等报道，美国在医疗保健方面的投入占国内生产总值（GDP）比重为世界最高。美国GDP约为14.6万亿美元，其中17.9%（约为2.6万亿美元）花费在公共卫生方面。居民生活水平跟美国相当的一些国家，在医疗保健上支出要少得多，却取得了相似或比美国更好的成果。表8.1显示了这一状况。

表8.1 全球卫生统计

国家	美国	加拿大	英国	瑞典	瑞士	德国	澳大利亚	日本	中国	印度
人口（百万）	310.384	34.017	62.036	9.380	7.812	82.302	22.268	126.536	1 348.932	1 224.614
人均GDP（美元）	47 310	38 370	35 840	39 730	49 960	38 100	69 910	34 610	7 640	3400
人均医疗保健支出（美元）	8 362	4 404	3 480	3 820	5 394	4 332	3.441	3 355	379	132
医疗保健/GDP（%）	17.7	11.5	9.7	9.6	10.8	11.4	9.3	9.7	5.0	3.9

续表

国家	美国	加拿大	英国	瑞典	瑞士	德国	澳大利亚	日本	中国	印度
政府出资比例（%）	53.1	81.1	83.9	81.1	59	77.1	68	82.5	53.6	29.2
私人出资比例（%）	46.9	18.9	16.1	18.9	41	22.9	32	17.5	46.4	70.8
婴儿死亡率（每千人）	7	5	5	2	4	3	4	2	16	48
五岁前死亡率（每千人）	8	6	5	3	5	4	5	3	18	63
人均寿命	79	81	80	81	82	80	82	83	74	65
每万人医生数	25	19.75	27.43	37.7	40.7	36.01	29.91	21.42	14.15	6.49
每万人护士和助产士数	94.30	102.4	98.8	115.3	153.6	111.5	90.4	42.0	13.8	9.4
每万人口腔医生数	14.9	12.3	5.2	8.0	5.2	7.8	6.5	7.5	0.4	0.8
BMI>25（男性比例）（%）	80.5	66.9	67.8	57.0	56.5	67.2	75.7	29.8	45.0	20.1
BMI>25（女性比例）（%）	76.7	59.5	63.8	42.2	58.9	57.1	66.5	16.2	32.0	18.1

资料来源：世界卫生组织 2010

在表 8.1 列出的 8 个发达国家中，美国用于医疗保健的费用比加拿大或德国人均高出 50%，但美国的婴儿死亡率和平均寿命却排名靠后。婴儿死亡率最低以及"五岁前儿童死亡率"最低的国家如瑞典和日本，医疗保健支出分别只占 GDP 的 9.6% 和 9.7%。有 5 个国家的人均医生数超过美国。瑞士的人均医生数超过美国 60%，而医保支出只占 GDP 的 10.8%。美国只在口腔护理一个方面遥遥领先，人均牙医数量远高于其他国家。

为对比发达国家（以美国、欧洲、日本、澳大利亚为代表）与发展中国家在医疗保健质量和覆盖率上的巨大差异，我们将中国和印度也列入表中。可以看出，中国和印度人均医疗保健支出水平仍然很低，婴儿死亡率非常高。但是随着中国和印度人均 GDP 不断增长，可以预期两国在医疗保健方面会有显著改善。

如何解释美国在医疗保健方面的高投入却换来如此一般的结果呢？答案并不简单，但我们可以从表 8.1 中得出一些结论。

1) 加拿大、英国、瑞典、德国和日本这些国家，政府在医疗保健方面的支出比例高达 77%～82.5%。相比之下，美国政府在这方面只出资 53%。显然，其他国家的政府比美国的私人保险公司更能有效地运行医疗保健体系。在美国，保险公司承担 46.9% 的医保费用，而英国的保险公司只需负担 16.1%。再看瑞士，高达 41% 的医疗保健费用由私人承担，似乎说明在政府之外，高效率的医保体系也是可以实现的。在美国是政府和雇主选择医疗保险，而瑞士与之不同，是消费者自行购买医疗保险。正如哈佛大学教授雷吉娜·赫茨林格（Regina Herzlinger）提议的，研究瑞士模式也许能帮美国降低医疗保健成本[426]。

2）美国人口的身体质量指数（BMI）最高。BMI 是一个有些片面却广为采纳的指标，通过体重千克数除以身高米数平方得出。根据国际标准，2010 年美国有 80.5% 的男性和 76.7% 的女性体重超标。而自从 BMI 与心脏疾病、糖尿病和其他并发症相关联后，美国人在健康状况上的劣势至少在一定程度上解释了为何人均健康成本会上升。

3）美国的婴儿死亡率是瑞典、日本和德国的两倍多。部分原因是美国贫困人口医保覆盖率低。而其他国家的卫生系统在准妈妈护理、全面的健康管理以及婴幼儿预防措施上做的比美国更好。

4）美国医疗保健体系中支付方和提供方的高度分裂也是造成问题的原因，这种分裂导致过量的文书工作、行政开支和低效率。花旗集团记录在安永白皮书（Ernst & Young whitepaper）[427] 中的一项研究指出，医疗保健行业在开发票、处理付款和收债上浪费太多精力。重复性文书工作导致巨额行政开支，比单一支付体系的开销大得多。

8.2 美国健康数据

> 邦有道，贫且贱焉，耻也。
>
> ——孔子

虽然世界卫生组织是全球卫生数据的权威来源，但是美国疾病控制中心[428] 也提供了很多重要的信息来帮助我们了解美国的实际情况。

例如，从图 8.1 来看，2000 年到 2010 年，美国的吸烟率显示出良好的下降趋势。

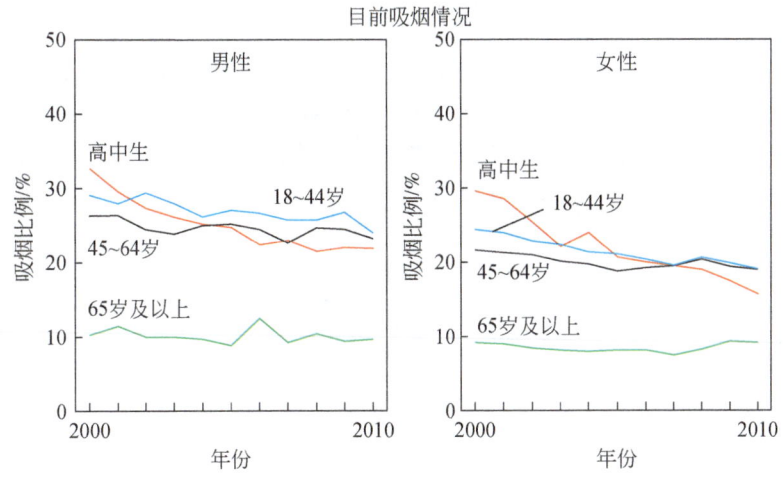

图 8.1　美国各年龄段的吸烟率（2000～2010 年）

资料来源：美国疾控中心

不幸的是，美国吸烟率下降的同时，体重超标和肥胖率却有所增加，如图8.2。

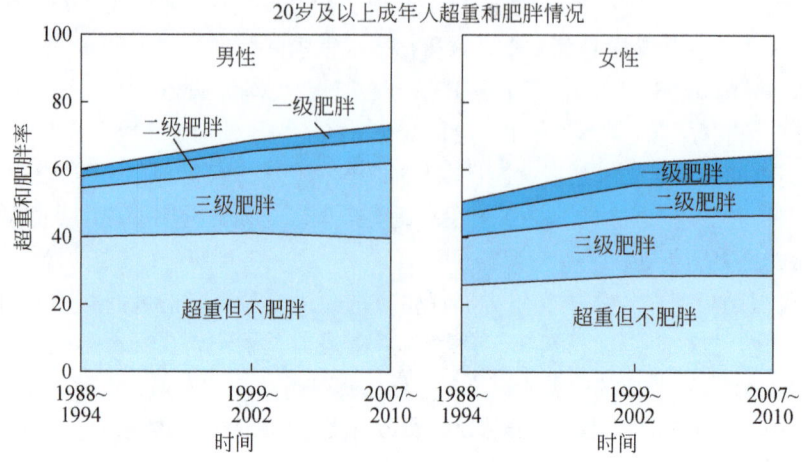

图8.2 美国的超重和肥胖率（1988～2010年）

资料来源：美国疾控中心

超重但不肥胖指BMI大于25小于30；一级肥胖指BMI大于等于30小于35；二级肥胖指BMI大于等于35小于40；三级肥胖指BMI大于等于40

美国疾控中心数据还显示，2000～2010年，美国医疗保健成本显著增加，如图8.3所示。

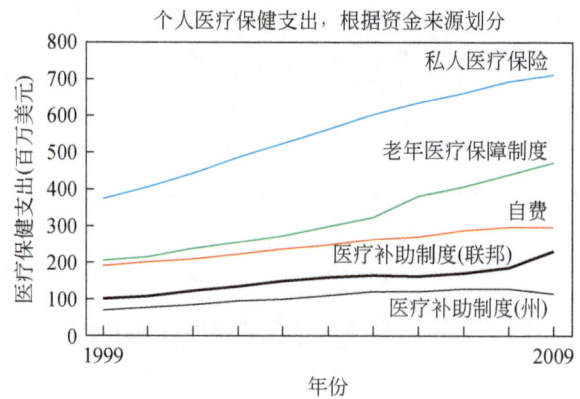

图8.3 不同资金来源的医疗保健支出增长趋势

资料来源：美国疾控中心

显然，私人医疗保险开支增长迅速，超过政府的医疗补助和老年医疗保障支出。国家的医疗补助支出一直落后于老年医疗保障，更低于私人医疗保险，这表明穷人和富人之间的医疗保健水平差异越来越大。

图 8.4 进一步强化了这个结论。实际情况很令人担忧：生活在贫困线以下的美国公民，只有大约 40% 的人能获得医疗保险。西班牙裔美国人是最少获得良好医疗保健服务的少数族群。即使是那些生活在贫困线之上，甚至高出贫困线 2 倍（图中 200% 线）的人群，获得医疗保险覆盖的比率也只稍高出一点点。为获得满意的医保水平，美国公民收入必须达到贫困线的 4 倍以上。表 8.2 是目前美国政府规定的贫困线标准[429]。

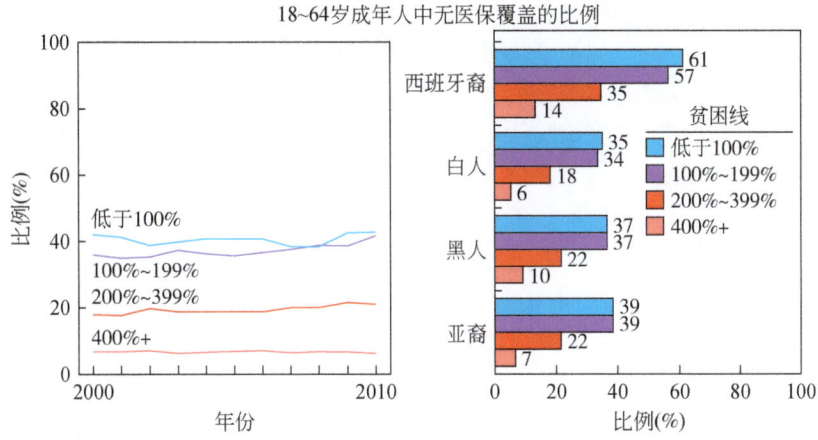

图 8.4 美国无医保覆盖人群比例与贫困线的关系
资料来源：美国疾控中心

表 8.2 美国的贫困线标准

家庭人口	家庭年收入（美元）
1	11 170
2	15 130
3	19 090
4	23 050
5	27 010
6	30 970
7	34 930
8	38 890

注：人口在 8 人以上的家庭，每多 1 人增加 3 960 美元。

毫无疑问，整个美国的健康数据都因为生活在贫困线及贫困线以下的美国公民缺乏医疗保险而严重拖累。

2010年3月23日美国总统奥巴马签署生效了一项联邦法案：《患者保护与平价医疗法案》，常被称为《平价医疗法案》或"奥巴马医改"[430]。这是自1965年通过老年医疗保障制度和医疗补助制度后，美国医保体系最重大的一次改革。

《平价医疗法案》颁布的目的在于提高医疗保险的质量和承担能力，通过扩大公共和私人医保覆盖率来降低未投保率，减少个人和政府的医保支出。这项法案引进了一系列新的机制，包括强制参保、参保补贴和支持保险交易市场，意在扩大覆盖率和提高民众的承担能力。这项法案也要求保险公司覆盖到满足新的最低标准的所有申请者，并提供同样的投保费而不考虑现有条件和性别差异。进一步的改革目的在于通过增强竞争、强化管理和适度激励让医疗保健运作机制更为顺畅，胜在质量，从而减少成本并提高医疗效果。美国国会预算办公室预测，《平价医疗法案》将会降低未来的财政赤字和老年医疗保障制度支出。

评估《平价医疗法案》[431]对于图8.4中数据的影响将会非常有趣。《经济学人》[432]发表的一份早期评估显示2014年第二季度第一波登记结束后的成果：

- 美国成年人无医保率下降22%~26%；换句话说，有800万~1030万美国人新获得医保。
- 在接受扩大公共医疗补助制度范围的州中，只有10%的人口无医保。
- 另外，在没有扩大医疗补助制度范围的州中（均由共和党执政并反对《平价医疗法案》），近20%的成年人仍无医保。

人均医疗保健支出增长率放缓，从1980~2009年高达7.4%的增长率降低到2009~2012年的仅仅3%。

《经济学人》指责一些美国大公司为员工提供的医疗保险缺乏透明度且造成明显浪费，这是导致美国将超过17%的GDP用于医疗保健上的部分原因。雇主缴纳的医疗保险是免税的，因此美国政府在这方面每年至少损失2000亿美元。医生对每次化验和诊疗收费，并非以维护患者健康为收费原则。患者对看病的开销并不清楚，因为所有的花费都由第三方定价。

但是，"奥巴马医改"中应用到老年医疗保障制度的一个因素已经发挥作用了：一些医生和医院帮助享受老年医疗保障制度的患者把医疗开支维持在一定限度内，所以他们被授予可信赖医疗组织的称号，第一批成功案例渐渐出现。《纽约时报》2014年9月24日报道[433]，德州的边境小城麦卡伦在2009年6月被认定为美国医疗保健花费最高的城市，在加入格兰德河流域可信赖医疗组织后，麦卡伦市在2012年4月到2013年底之间根据老年医疗保障制度基线节省了2000万美元。通过将预防作为重中之重，指导人们养成健康的饮食和生活习惯，为糖尿患者提供个体化的护理计划等举措，麦卡伦市民的整体健康水平提高，同时也节省了大笔的资金。

除了无医保人数众多，全美医疗保健资源也存在明显不均，如图8.5显示，各州每万人医生数量不等，美国东北部数量最多，马萨诸塞州排名第一。

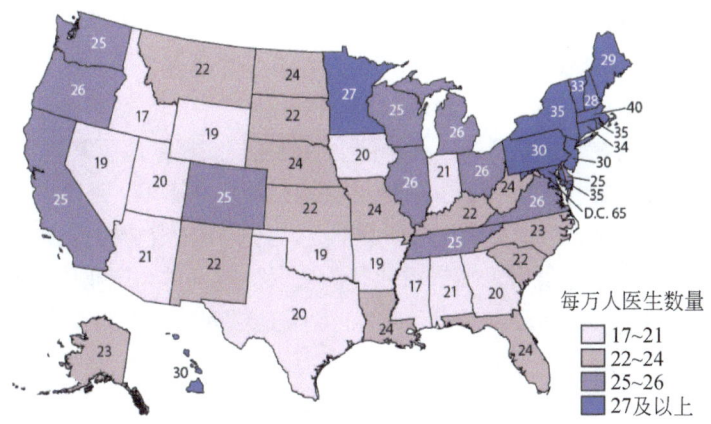

图 8.5　2009 年美国各州每万人医生数量

美国平均每万人医生数量是 25 个

资料来源：美国疾控中心

对比表 8.1 可见，欧洲最富有的国家瑞士每万人医生数量接近美国马萨诸塞州的水平。虽然德州的某些城市如休斯敦和达拉斯的医疗卫生水平非常高，但是由于德州无医保人数高于其他州，因而每万人医生数量非常低。

1999～2009 年根据类型划分的医疗费用增长情况如图 8.6 所示。

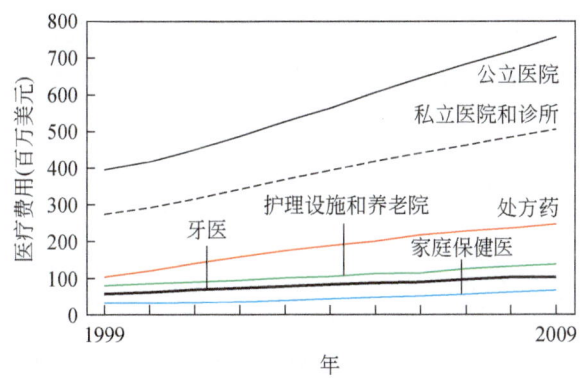

图 8.6　1999～2009 年美国医疗费用增长情况

资料来源：美国疾控中心

显然，"公立医院""私立医院和诊所""处方药"这三项开支在过去 10 年间增长最快，增速超过其他所有类别。

"奥巴马医改"如果管理得当并能在全美范围内全面实施，应当能够显著提高医保覆盖率，成本控制可以通过向医疗提供者强调临诊患者的支付结果和调动更多资源进行疾病预防来实现。

雇主缴纳的医疗保险或将成为未来政治讨论的议题。个人自主选择医保类型的瑞士模式也许能成为一种可行的替代方式。

在某些国家（如英国）的医疗体系中，政府优化资源，对某些昂贵的手术和治疗进行控制或限制。相比之下，美国目前的医疗体系是相当宽松自由的，只要投保的患者愿意付费，就能获得尖端的服务和资源。

一直以来，美国在创新医疗方法和器械上的研发投入比其他国家都高。

然而，如果医疗保健开支占公共资源的比例持续居高不下，那么政府资助的研究项目就有被削减的风险，从而导致医学研究减少，药物研发成功的机会也会减少。

时间将证明这种公私混合的美国模式是否会保持对学术和产业研究的吸引力，还是由政府控制大部分资源的医保模式有机会在转化医学和纳米医学领域竞争领先地位。

第九章 结 论

马丁·凯丁（Martin Caidin）的小说《半机械人》（Cyborg）在 1972 年出版时就成为了畅销书，1974 年被改编为电视剧《无敌金刚》（The Six Million Dollar Man），1976 年被改编成《无敌女金刚》（The Bionic Woman）。

电视剧讲的是宇航员史蒂夫·奥斯汀（Steve Austin）在一次试飞中严重受伤，后来经过一次花费 600 万美元的手术得以"重造"。他的右臂、双腿和左眼被仿生体代替，这些仿生体极大地加强了他的力量、速度和视觉，使他能够以每小时 60 英里（1 英里 ≈ 1.6 千米）的速度奔跑，带有红外功能的假眼具有 20 倍焦距，仿生肢体的力量堪比推土机。这部剧的开场白"我们能够重建他……我们有这个技术"可以看作是对未来纳米医学的描述。

40 年后，虽然我们还未能取得史蒂夫·奥斯汀所享受的科技成就，但是我们已经朝这个目标迈出了第一步。2014 年问世的仿生眼球虽然不能与人眼相提并论，但已经能够为盲人提供基本的视觉需求。总之，纳米医学运用科学和技术有望在并不遥远的未来帮助那些患有心脏病、癌症、糖尿病、认知失调和脊柱损伤等的患者，前景喜人。

另一个重要的结论是：纳米医药的突破需要跨领域的合作，包括物理、化学、生物学、植物学、动物学、人类学、材料科学、信息技术等。我们需要保持开放的头脑，不断研究什么可行什么可不行。植物学和动物学被包括在内，是因为通过研究动植物，我们能够学到很多。孟德尔通过研究豌豆得出了遗传定律。我们知道猛禽拥有敏锐的视觉，狗拥有灵敏的嗅觉，蜥蜴能够断尾再生，超重的猪不锻炼也不会得糖尿病。我们需要不断向周围的世界学习，获取新的灵感，同时尊重生命伦理法则。

我在一本书里既讲科学又讲产业，是希望提供有说服力的案例，帮助公共和私人投资于那些基础或应用生物医学研究，并能够转化为纳米医学的突破性成就。数据表明人类基因组计划带来的影响以及美国 NIH 和其他国家类似机构所起的重要作用应该能够说服所有人：对研究的公共投资是值得的。这些投资必须持续下去，而且应当鼓励公共项目与私人项目合作来推动创新。

大型研究的预算，如美国 NIH 的预算，必须以有效且透明的方式管理。否则难免会有投机的政客介入其中，炮制新规则，从而将不可避免地动摇从长期发展的平衡，让原本以科学价值为依据的投资决策受制于狭隘的思维、短浅的目光和政治偏见。科学的性质决定了科学突破不可预计，但是我们能够掌握其影响。本书一再讲述那些杰出科学家如诺贝尔奖得主的业绩，是为了强调基础研究的重要性。但是，为创造真正的创新，将基础研究结果转化为患者和社会的福利也同等重要。

从目前的趋势来看，富人的捐赠部分抵消或弥补了官方预算的削减。虽然个人的不幸有可能改变研究方向，使其偏离人类的共同需求而转向捐赠者的个人需求，但是捐赠只要出于值得的理由都应受到欢迎。然而，如何有效管理宝贵的资源以满足公共卫生和医疗需求是一项非常艰巨的任务。"公益创投"是一种新的融资模式，旨在运用风险投资和商业管理的概念和技巧以达到慈善目的，使投资利益最大化。

我们对于生命过程的基本认知有所突破之后，往往要过很久才能运用这些新知识造福人类。必须耐心等待，因为从"实验室到病床"是一个很长的过程，不仅是出于安全和疗效的考虑，也因为基于"最佳手段"的医疗供应体系存在惰性。那些已被证明的最佳医疗手段不容易被改变或取代。

公共卫生领域的投资也非常重要，只有这样才能确保医护成本维持在公众可负担的水平。只有足够重视疾病的预防并鼓励健康的生活方式，政府的预算才会有足够的空间投资于新的纳米医学研究当中。

本书中，纳米医学的定义十分宽泛，涵盖遗传学、分子生物学、再生医学和计算机建模、模拟和数据分析。

信息技术和生物技术之间已经有了很多"跨界创新"，这个趋势有望持续并进一步加速。

为了使医学的未来造福全人类，我们需要让公共和私人权益相关群体真正联合起来，致力于建立一个服务并尊重个人/患者的信任链条。这样的联合将使纳米医学成为推动社会进步的强大力量。

图 9.1 描绘了纳米医学从科学到产业的路径及影响。影响非常重要，因为能够刺激对研究的投资，催生新的突破性理念。因此，图 9.1 应被视为一个反馈的漏斗：如果在左边产生的众多理念不能在右边产生有实质影响的案例，社会就不再提供资源来催生那些新理念。因此至关重要的就是尽可能高效地管控这个过程的方方面面，避免浪费和重复劳动，并在医疗卫生系统中的所有利益相关者之间建立互信。

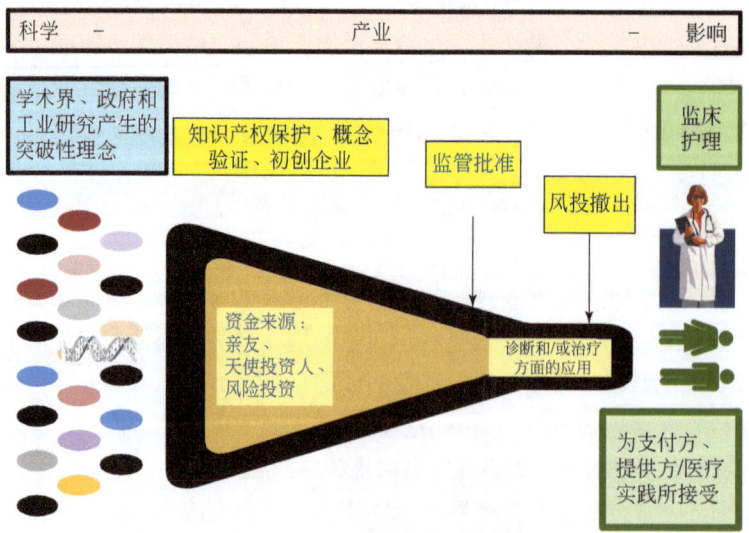

图 9.1　从科学到产业及影响

参 考 文 献

1. European Science Foundation, European Medical Research Councils (EMRC), Forward Look Report, Consensus Conference, Le Bischenberg, France (2005).
2. http://www.nobelprize.org/nobel_prizes/medicine/laureates/1967/
3. http://www.nobelprize.org/alfred_nobel/
4. http://www.nobelprize.org/nobel_prizes/about/
5. Nobel Prize in Physics 1932: http://www.nobelprize.org/nobel_prizes/physics/laureates/1932/heisenberg-lecture.html
6. Arnold Sommerfeld was nominated a record 81 times but never received the Nobel Prize in physics. He was admired as a masterful teacher and mentor of a generation of great physicists, among them Nobel Laureates Werner Heisenberg, Wolfgang Pauli, Peter Debye, and Hans Bethe.
7. Nobel Prize in Medicine 1932: http://www.nobelprize.org/nobel_prizes/medicine/laureates/1931/index.html
8. Nobel Prize in Chemistry 1937: http://www.nobelprize.org/nobel_prizes/chemistry/laureates/1937/index.html
9. Nobel Prize in Medicine 1922: http://www.nobelprize.org/nobel_prizes/medicine/laureates/1922/index.html
10. Nadia Rosenthal, as quoted in her Foreword to "The Molecules of Life" by Russ Hodge, Facs On File, Infobase, NY (2009).
11. http://en.wikipedia.org/wiki/Rhodopsin
12. Nobel Prize in Chemistry 2012: http://www.nobelprize.org/nobel_prizes/chemistry/laureates/2012/press.html
13. http://www.nobelprize.org/nobel_prizes/medicine/laureates/1967/press.html
14. Bruce McManus, private communication. Adapted from Sykes RB, New Medicines: The Practice of Medicine and Public Policy, 2000, London, Nuffield Trust Publications Committee.

15. http://copyright.gov/help/faq/faq-duration.html#duration
16. http://www.uspto.gov/faq/trademarks.jsp
17. www.evpa.eu.com
18. William Swope, IBM Almaden Research, Private Communication.
19. https://www.michaeljfox.org/foundation/news-detail.php?staff-on-the-move-foundation-unique-role-in-venture-philanthropy
20. The electron volt (symbol eV) is a unit of energy, defined as the amount of energy associated with the movement of a single electron across an electric potential difference of one volt.
21. http://www.unh.edu/news/docs/2007AngelMarketAnalysis.pdf
22. This is not the place to discuss "high-energy physics."
23. http://www.nobelprize.org/nobel_prizes/physics/laureates/1933/schrodinger-bio.html
24. The Hamiltonian or "Hamiltonian Operator" is related to the total energy of the system described by the Schrödinger equation. See https://en.wikipedia.org/wiki/Hamiltonian_(quantum_mechanics)
25. As of 2013, the official number is 98. However, lifetimes of some elements are so short that it's more an academic debate whether to count more than 90 elements as "natural." For more details see http://en.wikipedia.org/wiki/Periodic_table
26. "The Elements", Jack Challoner, Carlton Books Ltd (2012), ISBN 978 1 78097 125 4.
27. Electronegativity is a useful concept first introduced by Linus Pauling to describe the tendency of an atom or a functional group to attract electrons towards itself. An atom's electronegativity is affected by both its atomic number and the distance between its outer ("valence") electrons and the charged nucleus. The most electronegative elements are the halogens (F, Cl, …) and least electronegative are the alkali metals (Na, K, …). See https://en.wikipedia.org/wiki/Electronegativity.
28. The only way to make all four bonds equivalent is to create a spatial sp3 hybridization with tetrahedral bond angles of 109°28′.
29. Semiconductor devices used to amplify and switch electronic signals and electrical power.
30. "Lithium in the prevention of suicidal behavior and all-cause mortality in patients with mood disorders: a systematic review of randomized trials" by Cipriani A., Pretty, H., Hawton, K., and Geddes, J.R. (2005). *Am J Psychiat,* **162**(10), pp. 1805–1819.
31. Eukaryotes are organisms whose cells contain a nucleus and other organelles enclosed within membranes. Most eukaryotic cells also

contain other membrane-bound organelles such as mitochondria. All multicellular organisms are eukaryotes, including animals, plants and fungi.
32. To be discussed in detail in a subsequent chapter.
33. Body fat or just fat (loose connective tissue).
34. http://en.wikipedia.org/wiki/Glutamine
35. http://en.wikipedia.org/wiki/Arginine
36. http://en.wikipedia.org/wiki/Jons_Jacob_Berzelius
37. http://www.nobelprize.org/nobel_prizes/chemistry/laureates/1958/
38. http://www.nobelprize.org/nobel_prizes/chemistry/laureates/1954/
39. http://www.nobelprize.org/nobel_prizes/physics/laureates/1914/
40. http://www.nobelprize.org/nobel_prizes/physics/laureates/1915/wh-bragg-facts.html
41. http://www.nobelprize.org/nobel_prizes/chemistry/laureates/2009/
42. http://en.wikipedia.org/wiki/Protein_Crystallization
43. Worldwide Protein Data Bank: http://www.wwpdb.org/
44. http://www.nobelprize.org/nobel_prizes/chemistry/laureates/1962/
45. http://www.nobelprize.org/nobel_prizes/chemistry/laureates/1972/anfinsen-bio.html
46. http://www.nobelprize.org/nobel_prizes/physics/laureates/1944/rabi-facts.html
47. http://www.nobelprize.org/nobel_prizes/physics/laureates/1952/
48. http://scitation.aip.org/content/aip/magazine/physicstoday/article/56/3/10.1063/1.1570771
49. HarperCollins Publishers (2006).
50. Recipient of the Nobel Prize in Physiology or Medicine 2002.
51. Nobel Prize in Physiology or Medicine 1968, http://www.nobelprize.org/nobel_prizes/medicine/laureates/1968/
52. See Nobel lecture 1968: http://www.nobelprize.org/nobel_prizes/medicine/laureates/1968/nirenberg-lecture.pdf
53. From p. 143 in Matt Ridley's book (reference number i above).
54. In 1980, Fredrick Sanger shared one half of the Nobel Prize in chemistry with Walter Gilbert for "determination of the sequence

of the nucleotide blocks in DNA." http://www.nobelprize.org/nobel_prizes/chemistry/laureates/1980/presentation-speech.html#

55. http://www.biology.iupui.edu/biocourses/N100/2k3ch13dogma.html (Indiana University)
56. http://www.nobelprize.org/nobel_prizes/medicine/laureates/1974/presentation-speech.html
57. http://www.nobelprize.org/nobel_prizes/chemistry/laureates/2009/presentation-speech.html
58. http://www.nobelprize.org/nobel_prizes/medicine/laureates/1974/duve-facts.html
59. http://www.nobelprize.org/nobel_prizes/medicine/laureates/1906/golgi-facts.html
60. https://de.wikipedia.org/wiki/Biochemical_Pathways
61. http://www.roche.com/media/roche_stories/roche-stories-2013-07-22.htm
62. http://www.nobelprize.org/nobel_prizes/medicine/laureates/2013/press.html
63. "What is Life" by Erwin Schrödinger, Cambridge University Press (first published 1944).
64. http://www.nobelprize.org/nobel_prizes/physics/laureates/1918/
65. http://en.wikipedia.org/wiki/Valence_bond_theory
66. http://en.wikipedia.org/wiki/Luria%E2%80%93Delbr%C3%BCck_experiment
67. "Evaluating plague and smallpox as historical selective pressures for the *CCR5-Δ32* HIV-resistance allele" by Galvani AP and Slatkin M (2003). *Proc Natl Acad Sci USA*, **100**(25), pp. 15276–15279.
68. "On the origin of species by means of natural selection, or the preservation of favoured races in the struggle for life" by Charles Darwin (1859). John Murray, London; modern reprint Charles Darwin, Julian Huxley (2003). On The Origin of Species. Signet Classics. ISBN 0-451-52906-5.
69. "Identifying signatures of natural selection in Tibetan and Andean populations using dense genome scan data" by Bigham A, Bauchet M, Pinto D, Mao X, Akey JM, Mei R, Scherer SW, Julian CG, Wilson MJ, López Herráez D, Brutsaert T, Parra EJ, Moore LG, and Shriver MD (2010). *PLoS Genet*, **6**(9), e1001116.
70. "Adaptation and mal-adaptation to ambient hypoxia; Andean, Ethiopian and Himalayan patterns" by Xing G, Qualls C, Huicho L,

Rivera-Ch M, Stobdan T, Slessarev M, Prisman E, Ito S, Wu H, Norboo A, Dolma D, Kunzang M, Norboo T, Gamboa JL, Claydon VE, Fisher J, Zenebe G, Gebremedhin A, Hainsworth R, Verma A, and Appenzeller O (2008). *PLoS ONE*, **3**(6), e2342.

71. "Altitude adaptation in Tibetans caused by introgression of Denisovan-like DNA" by Huerta-Sánchez E, Jin X, Asan, Bianba Z, Peter BM, Vinckenbosch N, Liang Y, Yi X, He M, Somel M, Ni P, Wang B, Ou X, Huasang, Luosang J, Cuo ZX, Li K, Gao G, Yin Y, Wang W, Zhang X, Xu X, Yang H, Li Y, Wang J, Wang J, and Nielsen R (2014). *Nature*, **512**, pp. 194–197.

72. http://www.nobelprize.org/nobel_prizes/chemistry/laureates/1993/mullis-lecture.html

73. http://www.nobelprize.org/nobel_prizes/medicine/laureates/1959/

74. http://www.nobelprize.org/nobel_prizes/medicine/laureates/1978/

75. "The Gene Wars" by Robert Cook-Deegan (1994). W W Norton & Co., New York; London.

76. http://genomesymposium.ucsc.edu/bio-sinsheimer.html

77. https://en.wikipedia.org/wiki/Craig_Venter

78. http://www.genome.gov/11006943

79. Huanming Yang (BGI), private communication.

80. "Economic impact of the Human Genome Project" by S Tripp and M Grueber, Battelle Memorial Institute, May 2011.

81. "Adsorption analysis and chromatographic method. Application to the chemistry of chlorophyll" by Mikhail Tswett (1906). *Proc Ger Bot Soc*, **24**, pp. 384–393.

82. Fiers had spent 1960–62 at the California Institute of Technology to study viral DNA, and at the University of Wisconsin in Madison to work in the laboratory of Gobind Khorana (Nobel laureate 1968 for his work on nucleic acid synthesis in the study of the genetic code).

83. "DNA sequencing with chain-terminating inhibitors" by Sanger F, Nicklen S, and Coulson AR (1977). *Proc Natl Acad Sci USA*, **74**(12), pp. 5463–5467.

84. "A new method for sequencing DNA" by Maxam AM and Gilbert W (1977). *Proc Natl Acad Sci USA*, **74**(2), pp. 560–564.

85. http://www.nobelprize.org/nobel_prizes/chemistry/laureates/1980/press.html

86. http://www.nobelprize.org/nobel_prizes/chemistry/laureates/1980/gilbert-lecture.pdf

87. http://www.nobelprize.org/nobel_prizes/medicine/laureates/1959/kornberg-lecture.pdf, page 12
88. Fredrick Sanger died on November 19, 2013, at age 95. He won two Nobel prizes in chemistry: 1958 for protein (insulin) sequencing, 1980 for DNA sequencing.
89. Example and subsequent explanation adapted from Robert M. Cook-Deegan, ref. #71 above.
90. See his Nobel lecture, http://www.nobelprize.org/nobel_prizes/chemistry/laureates/1980/sanger-lecture.pdf
91. "The synthesis of oligonucleotides containing an aliphatic amino group at the 5' terminus: synthesis of fluorescent DNA primers for use in DNA sequence analysis" by Smith LM, Fung S, Hunkapiller MW, Hunkapiller TJ, and Hood LE (1985). *Nucleic Acids Res*, **13**(7), pp. 2399–2412.
92. http://www.pacificbiosciences.com/aboutus/executives/list.html
93. http://www.jcvi.org/cms/press/press-releases/full-text/article/j-craig-venter-science-foundation-announces-500000-technology-prize-for-advances-leading-to-the/
94. http://genomics.xprize.org/sites/genomics.xprize.org/files/docs/Competition_Fact_Sheet.pdf
95. "Real-time DNA sequencing using detection of pyrophosphate release" by Ronaghi M, Karamohamed S, Pettersson B, Uhlén M, and Nyrén P (1996). *Anal Biochem*, **242**(1), pp. 84–89.
96. http://en.wikipedia.org/wiki/454_Life_Sciences
97. http://www.celldex.com/about/locations.php
98. http://www.genomeweb.com/sequencing/roche-shutting-down-454-sequencing-business
99. http://en.wikipedia.org/wiki/Illumina_%28company%29
100. "Accurate whole human genome sequencing using reversible terminator chemistry" by DR Bentley, et al. (2008). *Nature*, **456**(7218), pp. 53–59.
101. "Accurate multiplex polony sequencing of an evolved bacterial genome" by Shendure J, Porreca GJ, Reppas NB, Lin X, McCutcheon JP, Rosenbaum AM, Wang MD, Zhang K, Mitra RD, and Church GM (2005). *Science*, **309**(5741), pp. 1728–1732.
102. http://www.appliedbiosystems.com/absite/us/en/home/applications-technologies/solid-next-generation-sequencing/next-generation-systems/solid-sequencing-chemistry.html
103. http://www.lifetechnologies.com/us/en/home/about-us/news-gallery/company-fact-sheet/company-history.html

104. http://www.completegenomics.com/about-us/
105. Picture copied from Complete Genomics web site.
106. http://www.businessweek.com/articles/2012-12-20/complete-genomics-chinese-bid-sparks-a-security-fight
107. http://www.genomics.cn/en/index
108. http://www.pacificbiosciences.com/aboutus/history/
109. "The $1,000 Genome: The Revolution in DNA Sequencing and the New Era of Personalized Medicine" by Kevin Davies (2010). ISBN-10: 1416569596.
110. http://www.xconomy.com/national/2014/03/03/pacbio-the-post-hype-sleeper-of-genomics/
111. http://www.agbt.org/about.html
112. http://investor.pacificbiosciences.com/releasedetail.cfm?ReleaseID=793199
113. http://dnae.co.uk/company/about/
114. "An integrated semiconductor device enabling non-optical genome sequencing" by JM Rothberg, et al. (2011). *Nature*, **475**, pp. 348–352.
115. http://www.genomeweb.com/sequencing/life-technologies-acquire-ion-torrent-725m
116. http://www.genomeweb.com/arrays/bionanomatrix-introduces-single-molecule-analyzer-researchers-ashg
117. Picture copied from Bionano web site.
118. Vinod Makhijani, private communication.
119. https://www.nanoporetech.com/
120. "Characterization of individual polynucleotide molecules using a membrane channel" by Kasianowicz JJ, Brandin E, Branton D, and Deamer DW (1996). *Proc Natl Acad Sci USA*, **93**, pp. 13770–13773.
121. "Designed protein pores as components for biosensors" by O Braha, et al. (1997). *Chem Biol*, **4**, pp. 497–505.
122. https://www.nanoporetech.com/technology/analytes-and-applications-dna-rna-proteins/dna-strand-sequencing
123. "Nanopore in metal-dielectric sandwich for DNA position control" by Polonsky S, Rossnagel S, and Stolovitzky G (2007). *Appl Phys Lett*, **91**, p. 153103.
124. http://www.roche.com/media/media_releases/med_dia_2010-07-01.htm
125. Picture made available by IBM Research.

126. http://www.roche.com/media/media_releases/med-cor-2013-04-23.htm

127. "Recognition tunneling" by S Lindsay, et al. (2010). *Nanotechnology*, **21**(26), p. 262001.

128. "Comparison of next-generation sequencing systems" by Liu L, Li Y, Li S, et al. (2012). *J Biomed Biotechn* (Hindawi Publishing Corporation) 1–11.

129. AGBT 2014 talk by David Jaffe, Broad Institute; http://www.broadinstitute.org/genome_bio/bios/bio-jaffe.html

130. "The real cost of sequencing: higher than you think" by Sboner A, Mu XJ, Greenbaum D, Auerbach RK, and Gerstein MB (2011). *Genome Biol*, **12**(8), p. 125.

131. https://github.com/samtools/hts-specs

132. http://www.ebi.ac.uk/ena/about/cram_usage

133. "The variant call format and VCFtools" by Danecek P, Auton A, Abecasis G, Albers CA, Banks E, DePristo MA, Handsaker RE, Lunter G, Marth GT, Sherry ST, McVean G, and Durbin R (2011). *Bioinformatics*, **27**(15), pp. 2156–2158.

134. https://web.archive.org/web/20120529215509/http://ohsr.od.nih.gov/guidelines/belmont.html

135. http://nuffieldbioethics.org/report/animal-research-2/animals-research/

136. http://nuffieldbioethics.org/about/

137. http://www.un.org/en/documents/udhr/index.shtml

138. http://www.un.org/en/documents/udhr/index.shtml

139. http://eur-lex.europa.eu/LexUriServ/LexUriServ.do?uri=OJ:L:2010:276:0033:0079:en:PDF

140. In 2005, Verity was acquired by AUTONOMY. Autonomy was then acquired by Hewlett-Packard (under short term CEO Leo Apotheker) for $10.2B in October 2011.

141. https://www.systemsbiology.org/hood-group

142. http://www.nytimes.com/2012/03/08/technology/cost-of-gene-sequencing-falls-raising-hopes-for-medical-advances.html?pagewanted=all

143. http://www.businessweek.com/articles/2012-12-20/complete-genomics-chinese-bid-sparks-a-security-fight

144. http://www.newsrx.com/library/newsletters/Biotech-Business-Week/2139633.html

145. http://www.genomics.cn/en/news/show_news?nid=99717
146. http://www.embo.org/news/press-releases/press-releases-2006/leading-scientists-elected-to-embo-ranks
147. http://twas.org/recipients-twas-awards-and-prizes
148. http://www.leopoldina.org/en/members/list-of-members/
149. http://www.nasonline.org/member-directory/?q=BGI&site=nas_members
150. "Partnership Perspective: Merging a US Company and a Chinese Company" by Clifford A. Reid (Complete Genomics)", presentation at ICG-9 Conference, Shenzhen (China), Sep 9–11, 2014.
151. http://www.genome.gov/27544383
152. http://www.ncbi.nlm.nih.gov/genome/
153. "An integrated map of genetic variation from 1,092 human genomes" by RA Gibbs, et al. (2012). *Nature*, **491**(7422), pp. 56–65.
154. Paracelsus, Selected Writings, ed. with an introduction by Jolande Jacobi, trans. Norbert Guterman, (New York: Pantheon, 1951), pp. 79-80.
155. http://www.gao.gov/new.items/d0749.pdf, page 27
156. IBM Institute for Business Value analysis, based on data compiled by "Pharmaceutical Executive" (May 2012, pp. 24–34) and PhRMA Industry Profile 2012. (PhRMA = Pharmaceutical Research and Manufacturers of America).
157. See David Filmore, Modern Drug Discovery (MDD) Vol. 7, Issue 11, pp. 24–28 (Nov 2004).
158. http://www.nobelprize.org/nobel_prizes/chemistry/laureates/2012/
159. "The druggable genome" by Hopkins AL and Groom CR (2002). *Nat Rev Drug Discov*, **1**(9), pp. 727–730.
160. From a presentation (Feb 2002) given at IBM Research by Bennett M. Shapiro, M.D., Executive VP, Merck & Co., Inc.
161. http://www.nobelprize.org/nobel_prizes/medicine/laureates/2007/
162. http://www.nobelprize.org/nobel_prizes/chemistry/laureates/1984/press.html
163. "The rule of five" by CA Lipinski, et al. (1997). *Adv Drug Deliv Rev*, **23**, 3–25.
164. http://pubchem.ncbi.nlm.nih.gov/summary/summary.cgi?cid=3672
165. http://www.fda.gov/AboutFDA/WhatWeDo/History/default.htm

166. http://www.umc-products.com/DynPage.aspx?id=73590&mn1=1107&mn2=1132
167. http://www.fda.gov/AboutFDA/Transparency/Basics/ucm194516.htm
168. http://www.nobelprize.org/nobel_prizes/medicine/laureates/1908/press.html
169. http://www.nobelprize.org/nobel_prizes/medicine/laureates/1984/
170. http://en.wikipedia.org/wiki/Biomarker
171. http://www.fda.gov/cder/genomics/PGX_biomarkers.pdf
172. http://www.fda.gov/oc/initiatives/criticalpath/
173. "The FDA critical path initiative and its influence on new drug development" by Woodcock J and Woosley R (2008). *Annu Rev Med*, **59**, pp. 1–12.
174. "Stratified medicine: strategic and economic implications of comining drugs and clinical biomarkers" by Mark. R. Trusheim, Ernst R. Berndt and Frank L. Douglas (2007). *Nature Reviews Drug Discovery* **6**, pp. 287–293.
175. http://en.wikipedia.org/wiki/Omeprazole
176. http://en.wikipedia.org/wiki/Nexium
177. http://en.wikipedia.org/wiki/Prozac
178. http://en.wikipedia.org/wiki/Paxil
179. http://en.wikipedia.org/wiki/Zoloft
180. http://en.wikipedia.org/wiki/Trastuzumab
181. http://en.wikipedia.org/wiki/Imatinib
182. http://www.gene.com/media/product-information/herceptin-development-timeline
183. "Discovery of the Philadelphia chromosome: a personal perspective" by PC Nowell (2007). *J Clin Invest*, **117**(8), pp. 2033–2035.
184. http://en.wikipedia.org/wiki/Tau_protein
185. http://csdd.tufts.edu/reports/impact_reports
186. Biomarkers In Drug Development, John Wiley & Sons, Hoboken, New Jersey (2010).
187. "Knocked out" existing gene by replacing it or disrupting it with an artificial piece of DNA. The loss of gene activity often causes changes in a mouse's phenotype, which includes appearance, behavior and other observable physical and biochemical characteristics. Knockout mice are important animal models for studying the role of genes which have been sequenced but whose functions have not been determined.

188. "The Acquisition of Aventis by Sanofi", Case Study 306-238-1, University of St. Gallen, Institute of Management (2006).
189. http://www.ifb.unisg.ch/~/media/Internet/Content/Dateien/InstituteUndCenters/IfB/Lehre/Lehrbuecher%20und%20Fallstudien/Case%20Studies/Aventis_I_306-238-1S_Inspection%20Copy_C_en.ashx
190. http://www.abbvie.com/
191. "From vision to decision: pharma 2020"; www.pwc.com/pharma2020; lead authors Steve Arlington, Joe Palo, Nick Davis.
192. http://businesstoday.intoday.in/story/sun-pharma-ranbaxy-deal-indian-pharma-industry-cipla-dr-reddys-under-watch/1/207241.html
193. http://seekingalpha.com/article/1280811-china-biotech-in-review-simcere-receives-503-million-privatization-offer
194. Letter from the CEO, Daniel Armbrust, Sematech. http://www.sematech.org/corporate/ceo_letter.htm
195. http://www.imi.europa.eu/
196. http://www.efpia.eu/
197. http://www.nih.gov/science/amp/index.htm
198. http://www.nobelprize.org/nobel_prizes/physics/laureates/1986/presentation-speech.html
199. "Beiträge zur Theorie des Mikroskops und der mikroskopischen Wahrnehmung" by Ernst Abbe (1873). *Archiv für Mikroskopische Anatomie*, **9**(1), pp. 413–468.
200. "Theory of the scanning tunneling microscope" by Tersoff J and Hamann DR (1985). *Phys Rev B*, **31**(1985), pp. 805–813.
201. http://www.nobelprize.org/nobel_prizes/physics/laureates/1919/
202. "Weyl's theory applied to the Stark effect in the hydrogen atom" by Hehenberger M, McIntosh HV, and Brandas E (1974). *Phys Rev A*, **10**, pp. 1494–1506.
203. 1 Å = 10^{-10} m = 0.1 nm. The unit is named after the Swedish physicist Anders Jonas Ångström, one of the founders of the science of spectroscopy and appointed keeper of the Uppsala Astronomical Observatory.
204. "Press Release: The 1986 Nobel Prize in Physics," http://www.nobelprize.org/nobel_prizes/physics/laureates/1986/press.html
205. Gordon E. Moore, *Electronics*, April 19, 1965, pp. 114–117.

206. "Design of ion-planted MOSFETs with very small physical dimensions" by R Dennard, et al. (1974). *IEEE J Solid State Circuit,* **SC-9**(5), pp. 256–268.
207. http://www.ieee.org/about/awards/bios/moh_recipients.html
208. http://www.nobelprize.org/nobel_prizes/chemistry/laureates/2013/press.html
209. "Text-based knowledge discovery: search and mining of life sciences documents" by Mack R and Hehenberger M (2002). *Drug Discov Today,* **7**(11), pp. S89–S98.
210. http://www.bloomberg.com/news/2011-02-16/don-t-read-this-unless-you-want-to-know-if-ibm-won-jeopardy-.html
211. "Final Jeopardy: Man vs. Machine and the Quest to Know Everything" by Stephen Baker. (2011) Boston: Houghton Mifflin Harcourt.
212. "Natural language question-answering systems: 1969" by RF Simmons (1970). *Commun ACM,* **13**(1), pp. 15–30.
213. *IBM Journal of Research & Development,* **56**(3–4), (2012).
214. http://www.research.ibm.com/cognitive-computing/index.shtml#fbid=pBmAByM5xsF
215. "Implicit text linkages between Medline records: using Arrowsmith as an aid to scientific discovery" by Swanson DR and Smalheiser NR (1999). *Libr Trends,* **48**(1), pp. 48–59.
216. "Trouble at the Lab," Economist.com, October 19–25, 2013, pp. 26–30.
217. "Why most published research findings are false" by John P A Ioannidis (2005). *PLoS Med,* **2**(8), e124.
218. "Drug development: raise standards for preclinical cancer research" by Begley CG and Ellis LM (2012). *Nature,* **483**(7391), pp. 531–533.
219. "Believe it or not: how much can we rely on published data on potential drug targets?" by Prinz F, Schlange T, and Asadullah K (2011). *Nat Rev Drug Discov,* **10**(9), p. 712.
220. Stanford University has created METRICS, the MEta-Research Innovation Center at Stanford.
221. Dialogue for Reverse Engineering Assessments and Methods. http://www.the-dream-project.org/
222. "Wisdom of crowds for robust gene network inference" by G Stolovitzky, et al. (2012). *Nat Meth,* **9**(8), pp. 796–804.
223. http://depts.washington.edu/bakerpg/drupal/
224. http://homes.cs.washington.edu/~zoran/

225. "Biologists enlist online gamers" by Katherine Bourzac (2008). *MIT Technology Review*, Biochemistry News, May 8, 2008.

226. "Online video game plugs players into remote-controlled biochemistry lab" by J Bohannon (2014). *Science*, **343**(6170), p. 475.

227. "Recent lessons learned from prevention and recent-onset type 1 diabetes immunotherapy trials" by Staeva TP, Chatenoud L, Insel R, and Atkinson MA (2013). *Diabetes*, **62**(1), pp. 9–17.

228. http://jdrfconsortium.jaeb.org/ViewPage.aspx?PageName=Home

229. "A pancreas in a box" by D Clery (2014). *Science*, **343**(6167), pp. 133–135.

230. http://www.medtronicdiabetes.com/treatment-and-products?utm_source=google&utm_medium=cpc&utm_campaign=RHW-Branded&utm_term=medtronic&utm_content=Medtronic|mkwid|smd7pQxkf_dc|pcrid|39204180121&gclid=CK_VttC9q7wCFY1QOgodkHoATw

231. "Cascade- and Nonskid-chain-like syntheses of molecular cavity topologies" by Buhleirier E, Wehner W, and Vögtle F (1978). *Synthesis*, **1978**(2), pp. 155–158.

232. "Click chemistry: diverse chemical function from a few good reactions" by Kolb HC, Finn MG, and Sharpless KB (2001). *Angew Chem Int Ed*, **40**(11), pp. 2004–2021.

233. "Self-assembly of a nanoscale DNA box with a controllable lid" by Andersen ES, Dong M, Nielsen MM, Jahn K, Subramani R, Mamdouh W, Golas MM, Sander B, Stark H, Oliveira CL, Pedersen JS, Birkedal V, Besenbacher F, Gothelf KV, and Kjems J (2009). *Nature*, **459**(7243), pp. 73–76.

234. "Nanonization strategies for poorly water-soluble drugs" by Chen H, Khemtong C, Yang X, Xhang X, and Gao J, (2011). *Drug Discov Today*, **16**(7–8), pp. 354–360.

235. https://www.pharmadeals.net/journal/pharmadealsreview/fulltext/pdf/1471

236. http://www.alkermes.com/Research-and-Development/Technology-Platforms

237. "Nanocrystal technology, drug delivery and clinical applications" by Junghanns JU and Müller RH (2008). *Int J Nanomed*, **3**(3), pp. 295–310.

238. "Mucoadhesive thiochitosan coated liposomes for oral administration of drugs" by Ruth Prassl, presented at CLINAM 7/2014.

239. "Nanotherapeutics in the EU: an overview on current state and future directions" by Hafner A, Lovrić J, Lakoš GP, and Pepić I (2014). *Int J Nanomed*, **9**, pp. 1005–1023.

240. "Basics of magnetic nanoparticles for their application in the field of magnetic fluid hyperthermia" by Mody VV, Singh A, and Wesley B (2013). *Eur J Nanomed*, **5**(1), pp. 11–21.

241. http://www.nobelprize.org/nobel_prizes/chemistry/laureates/1996/

242. "Buckysomes: new nanocarriers for anticancer drugs" by Danila D, Golunski E, Partha R, McManus M, Little T, and Conyers J (2013). *J Pharmaceutics*, **2013**(1–5), DOI: http://dx.doi.org/10.1155/2013/390425.

243. "Carbon nanotubes in biology and medicine: in vitro and in vivo detection, imaging and drug delivery" by Liu Z, Tabakman S, Welsher K, and Dai H (2009). *Nano Res*, **2**, pp. 85–120.

244. http://www.fda.gov/downloads/Drugs/GuidanceCompliance RegulatoryInformation/Guidances/ucm070570.pdf

245. http://www.ema.europa.eu/docs/en_GB/document_library/Scientific_guideline/2013/03/WC500140351.pdf

246. http://www.clinam.org/

247. "Analysis on the current status of targeted drug delivery to tumors" by Kwon IK, Lee SC, Han B, and Park K (2012). *J Control Release*, **164**, pp. 108–114.

248. "Drug targeting to tumors: principles, pitfalls, and (pre-)clinical progress" (2012) by Lammers T, Kiessling F, Hennink W, and Storm G (2012). *J Control Release*, **161**, pp. 174–187.

249. http://www.nobelprize.org/nobel_prizes/physics/laureates/1901/rontgen-facts.html

250. http://www.nobelprize.org/nobel_prizes/chemistry/laureates/1943/hevesy-facts.html

251. "Folded Stern-Gerlach experiment as a means for detecting nuclear magnetic resonance in individual nuclei" by JA Sidles (1992). *Phys Rev Lett*, **68**, 1124–1127.

252. "Force detection of nuclear magnetic resonance" by Rugar D, Zuger O, Hoen S, Yannoni CS, Vieth HM, and Kendrick RD (1994). *Science*, **264**, pp. 1560–1563.

253. http://news.harvard.edu/gazette/story/2014/04/mri-on-a-molecular-scale/

254. http://www.marketwatch.com/story/bruker-announces-the-worlds-first-preclinical-magnetic-particle-imaging-mpi-system-2013-09-19

255. http://www.definiens.com/clinical/tissue-diagnostics.html
256. http://www.zeiss.com/corporate/en_de/history/founders.html
257. http://www.nobelprize.org/nobel_prizes/chemistry/laureates/2014/
258. http://www.zeiss.com/microscopy/en_de/solutions/bioscience-tasks-applications/live-cell-imaging.html
259. http://www.leica-microsystems.com/applications/life-science/fluorescence/
260. http://www.microscopyu.com/articles/fluorescence/
261. http://www.olympusmicro.com/primer/techniques/fluorescence/fluorhome.html
262. http://www.jeol.co.jp/en/corporate/outline/
263. http://www.meijitechno.com/fluorescence_applications.htm
264. http://www.roche.com/about/business/diagnostics.htm
265. http://www.qdvision.com/color-iq
266. "Noninvasive imaging of quantum dots in mice" by Ballou B, Lagerholm BC, Ernst LA, Bruchez MP, and Waggoner AS (2004). *Bioconjug Chem*, **15**(1), pp. 79–86.
267. "An integrated semiconductor device enabling non-optical genome sequencing" by Jonathan M Rothberg, et al. (2011). *Nature,* **475**, pp. 348–352.
268. http://nanophotonics.ece.cornell.edu/
269. "Mid-IR Photonics" by William Green, Optical Fiber Communication Conference, San Francisco, California, March 9-13, 2014. http://www.opticsinfobase.org/abstract.cfm?URI=OFC-2014-Th4I.4&origin=search
270. "A case of cancer in which cells similar to those in the tumours were seen in the blood after death" by TR Ashworth (1869). *Aust Med J*, **14**, pp. 146–147.
271. "A new device for rapid isolation by size and characterization of rare circulating tumor cells" by I Desitter, et al. (2011). *Anticancer Res*, **31**(2), pp. 427–442.
272. http://report.nih.gov/NIHfactsheets/ViewFactSheet.aspx?csid=62&key=R#R
273. http://www.nobelprize.org/nobel_prizes/medicine/laureates/2012/
274. "Induction of pluripotent stem cells from mouse embryonic and adult fibroblast cultures by defined factors" by Takahashi K and Yamanaka S (2006). *Cell*, **126**(4), pp. 663–676.

275. http://en.wikipedia.org/wiki/Stem_cell
276. "Embryonic stem cell lines derived from human blastocysts" by Thomson JA, Itskovitz-Eldor J, Shapiro SS, Waknitz MA, Swiergiel JJ, Marshall VS, and Jones JM (1998). *Science,* **282**(5391), pp. 1145–1147.
277. http://www.nobelprize.org/nobel_prizes/medicine/laureates/2007/
278. http://hsci.harvard.edu/aging-and-gdf11-what-we-know
279. http://www.upmc.com/Services/regenerative-medicine/research/cell-therapy/Pages/urinary-incontinence.aspx
280. http://www.wakehealth.edu/WFIRM/
281. http://www.the-scientist.com/?articles.view/articleNo/41052/title/The-Bionic-Eye/#eye2
282. http://bionicvision.org.au/eye; http://www.bionicsinstitute.org/Pages/default.aspx
283. http://www.retina-implant.de/default.aspx
284. http://www.pixium-vision.com/fr/
285. http://www.rle.mit.edu/media/pr152/29_PR152.pdf
286. "Testing of semichronically implanted retinal prosthesis by suprachoroidal-transretinal stimulation in patients with retinitis pigmentosa" by T Fujikado, et al. (2011). *Invest Ophthalmol Vis Sci,* **52**, pp. 4726–4733.
287. "Gene Therapy for Human Genetic Disease?" by T. Friedmann and R. Roblin (1972). *Science* **175**(4025): 949–955.
288. "The discovery of zinc fingers and their applications in gene regulation and genome manipulation" by A Klug (2010). *Annu Rev Biochem,* **79**, pp. 213–231.
289. "Gene Therapy's Second Act" by Ricki Lewis, Scientific American (March 2014), pp. 52–57.
290. http://www.cira.kyoto-u.ac.jp/e/about/director.html
291. http://alliancerm.org/member-profiles
292. http://www.mesoblast.com/about-us/company-overview
293. http://www.nobelprize.org/nobel_prizes/chemistry/laureates/1967/
294. http://www.medi-post.com/am_1.asp
295. http://www.genengnews.com/gen-news-highlights/janssen-inks-up-to-337-5m-cell-therapy-collaboration-with-capricor/81249320/
296. http://www.nobelprize.org/nobel_prizes/medicine/laureates/1958/lederberg-facts.html

297. http://www.ucsf.edu/news/2014/08/116526/do-gut-bacteria-rule-our-minds
298. http://commonfund.nih.gov/hmp/index
299. http://www.human-microbiome.org/
300. http://www.earthmicrobiome.org/
301. "Your microbes, your health" (December 2013). *Science*, **342**, pp. 1440–1441; www.sciencemag.org
302. https://www.humanbrainproject.eu/discover/the-project/overview;jsessionid=1ssq42yfd44qq1qshcq6rwz4pr
303. http://www.braininitiative.nih.gov/index.htm
304. http://www.neuroscienceblueprint.nih.gov/connectome/
305. "Speech production: Wernicke, Broca and beyond" by Blank SC, Scott SK, Murphy K, Warburton E, and Wise RJ (2002). *Brain*, **125**(Pt 8), pp. 1829–1838.
306. http://www.nobelprize.org/nobel_prizes/medicine/laureates/1997/
307. http://www.nobelprize.org/nobel_prizes/medicine/laureates/2014/
308. http://www.wingsforlife.com/en/research
309. http://www.who.int/mediacentre/factsheets/fs297/en/
310. http://globocan.iarc.fr/Pages/fact_sheets_cancer.aspx
311. http://cancer.sanger.ac.uk/cancergenome/projects/cosmic/
312. http://cancergenome.nih.gov/
313. https://icgc.org/icgc
314. "18FDG-PET predicts response to imatinimb mesylate (Gleevec) in patients with advanced gastrointestinal stromal tumors" by AD Van den Abbeele, et al. (2002). *Proc Am Soc Clin Oncol*, **21**(1), 403a. The figure was presented by Richard A. Frank and GE Healthcare, at IBM's Imaging Biomarker Summit in Philadelphia, June 2006.
315. "Cancer immunotherapy" by Jennifer Couzin-Frankel (2013). *Science*, **342**, pp. 1432–1433. See also "Antibody therapeutics in cancer" by Sliwkowski MX and Mellmann I, (Genentech) (2013). *Science*, **341**, pp. 1192–1198.
316. "Human Ig superfamily CTLA-4 gene: chromosomal localization and identity of protein sequence between murine and human CTLA-4 cytoplasmic domains" by Dariavach P, Mattéi MG, Golstein P, and Lefranc MP (December 1988). *Eur J Immunol*, **18**(12), pp. 1901–1905.
317. "Enhancement of antitumor immunity by CTLA-4 blockade" by Leach DR, Krummel MF, and Allison JP (1996). *Science*, **271**, pp. 1734–1736.

318. http://www.yervoy.com/patient.aspx
319. http://www.who.int/mediacentre/factsheets/fs317/en/
320. "Cardiovascular therapy through nanotechnology: how far are we still from bedside?" by Cicha I, Garlichs CD, and Alexiou C (2014). *Eur J Nanomed*, **6**(2), pp. 63–87.
321. "National, regional, and global trends in fasting plasma glucose and diabetes prevalence since 1980: systematic analysis of health examination surveys and epidemiological studies with 370 country-years and 2.7 million participants" by Danaei G, Finucane MM, Lu Y, Singh GM, Cowan MJ, Paciorek CJ, et al. (2011). *Lancet*, **378**(9785), pp. 31–40.
322. http://www.who.int/mediacentre/factsheets/fs312/en/
323. http://medicalxpress.com/news/2014-09-diabetes-faster-insulin-producing-cells.html
324. "Generation of functional human pancreatic β cells in vitro" by Pagliuca FW, Millman JR, Gürtler M, Segel M, Van Dervort A, Ryu JH, Peterson QP, Greiner D, and Melton DA (2014). *Cell*, **159**(2), pp. 428–439.
325. "The intestinal microbiome in type 1 diabetes" by Dunne JL, Triplett EW, Gevers D, Xavier R, Insel R, Danska J, and Atkinson MA (2014). *Clin Exp Immunol*, **177**(1), pp. 30–37.
326. http://www.smartglobalhealth.org/issues/entry/infectious-diseases
327. http://www.gatesfoundation.org/What-We-Do/Global-Development/Vaccine-Delivery
328. http://www.gavi.org/
329. http://www.nobelprize.org/nobel_prizes/medicine/laureates/1945/fleming-facts.html
330. http://www.nobelprize.org/nobel_prizes/medicine/laureates/1939/domagk-facts.html
331. http://www.nobelprize.org/nobel_prizes/medicine/laureates/1945/florey-facts.html
332. http://www.nobelprize.org/nobel_prizes/medicine/laureates/1945/chain-facts.html
333. http://www.nobelprize.org/nobel_prizes/chemistry/laureates/1964/hodgkin-facts.html
334. "Extensively drug-resistant tuberculosis" by P LoBue (2009). *Curr Opin Infect Dis*, **22**(2), pp. 167–173.

335. "Biodegradable nanostructures with selective lysis of microbial membranes" by Nederberg F, Zhang Y, Tan JP, Xu K, Wang H, Yang C, Gao S, Guo XD, Fukushima K, Li L, Hedrick JL, and Yang YY (2011). *Nat Chem*, **3**(5), pp. 409–414.

336. http://www.nobelprize.org/nobel_prizes/medicine/laureates/1975/baltimore-facts.html

337. http://www.who.int/mediacentre/factsheets/fs103/en/

338. http://www.who.int/medicines/publications/essentialmedicines/18th_EML.pdf

339. "Free energy simulations reveal a double mutant avian H5N1 virus hemagglutinin with altered receptor binding specificity" by Das P, Li J, Royyuru AK, and Zhou R (2009). *J Comput Chem*, **30**(11), pp. 1654–1663.

340. "Mitigation strategies for pandemic influenza in the United States" by Germann TC, Kadau K, Longini IM Jr, and Macken CA (2006). *Proc Natl Acad Sci USA*, 103(15), pp. 5935–5940.

341. "Kidneys on demand" by A Griffin (2007). *Brit Med J*, **334**(7592), pp. 502–505.

342. http://www.nlm.nih.gov/medlineplus/druginfo/meds/a601117.html

343. http://health.usnews.com/best-hospitals/rankings

344. http://grad-schools.usnews.rankingsandreviews.com/best-graduate-schools/top-medical-schools/research-rankings

345. www.sciencemag.org, Vol. 344, pp. 24–25, 4 April 2014

346. www.sciencemag.org/special/breastcancer, 28 March 2014

347. http://www.cccblog.org/2013/12/02/darpa-announces-two-programs-as-part-of-white-house-brain-initiative/

348. http://ec.europa.eu/programmes/horizon2020/en/area/health

349. http://www.mrc.ac.uk/About/Factsfigures/index.htm

350. http://www.mpg.de/institutes

351. http://www.uicc.org/membership/institut-gustave-roussy

352. http://ki.se/en/about/ki-in-brief

353. http://www.ncc.go.jp/en/about/chronology.html

354. http://www.riken.jp/en/about/

355. http://www.research.a-star.edu.sg/

356. http://nrpgm.sinica.edu.tw/en/content.php?cat=agtc

357. http://www.csiro.au/Organisation-Structure/Divisions/Animal-Food-and-Health-Sciences.aspx

358. https://www.vlsci.org.au/
359. http://www.csir.res.in/home.asp
360. http://www.genomics.cn/en/index
361. http://www.fiercehealthpayer.com/story/kaisers-integrated-healthcare-model-could-benefit-other-insurers/2013-02-20
362. http://www.hl7.org/about/index.cfm?ref=nav
363. http://www.cdisc.org/mission-and-principles
364. http://www.fda.gov/
365. http://www.ema.europa.eu/ema/index.jsp?curl=pages/home/Home_Page.jsp&mid=
366. http://www.nytimes.com/2014/03/16/science/billionaires-with-big-ideas-are-privatizing-american-science.html?_r=0
367. Jennifer Couzin-Frankel, "Chasing the Money", Science Vol. 344, pp. 25–26; 4 April 2014.
368. http://www.hhmi.org/about/history
369. http://www.gatesfoundation.org/Who-We-Are
370. http://www.gatesfoundation.org/Who-We-Are/General-Information/Foundation-Factsheet
371. http://en.wikipedia.org/wiki/The_Giving_Pledge
372. http://www.wellcome.ac.uk/About-us/index.htm
373. http://en.wikipedia.org/wiki/Frederick_Sanger
374. http://www.jax.org/milestones/nobels.html
375. http://www.salk.edu/about/history.html
376. http://www.nobelprize.org/nobel_prizes/medicine/laureates/1962/crick-facts.html
377. http://www.nobelprize.org/nobel_prizes/medicine/laureates/1969/luria-facts.html
378. http://www.nobelprize.org/nobel_prizes/medicine/laureates/1965/monod-facts.html
379. http://wi.mit.edu/about
380. http://www.broadinstitute.org/
381. http://www.broadinstitute.org/history-leadership/board-directors/bios/eric-lander
382. http://wyss.harvard.edu/viewpage/71/leadership
383. http://www.alleninstitute.org/about_us/background.html
384. http://www.kavlifoundation.org/about-foundation

385. http://www.kavlifoundation.org/institutes
386. http://www.kavlifoundation.org/eric-r-kandel
387. http://mcgovern.mit.edu/about-the-institute/facts-at-a-glance
388. http://www.idg.com/www/home.nsf/docs/remembering_pat_mcgovern
389. http://www.stanleyresearch.org/dnn/Overview/tabid/36/Default.aspx
390. http://www.broadinstitute.org/psych/stanley
391. http://www.wingsforlife.com/en/about-us/#history
392. http://en.wikipedia.org/wiki/Dietrich_Mateschitz
393. http://www.efa-net.eu/member-news/news-from-austria/105-red-bull-founder-gives-biggest-donation-in-austrian-history
394. https://www.michaeljfox.org/foundation/michael-story.html
395. https://www.michaeljfox.org/foundation/publication-detail.html?id=341&category=7
396. http://www.alz.org/about_us_about_us_.asp
397. http://banneralz.org/why-bai/about-bai.aspx
398. http://banneralz.org/news-plus-media/banner-alzheimer%27s-institute-news.aspx
399. http://ki.mit.edu/
400. http://www.nobelprize.org/nobel_prizes/medicine/laureates/1969/
401. http://en.wikipedia.org/wiki/Jon_Huntsman,_Sr.
402. http://www.stjude.org/stjude/v/index.jsp?vgnextoid=58034c2a71fca210VgnVCM1000001e0215acRCRD
403. http://www.cancer.org/aboutus/whoweare/our-history
404. http://www.pcf.org/site/c.leJRIROrEpH/b.5699537/k.BEF4/Home.htm
405. http://www.curemelanoma.org/about-mra/mra-overview/
406. http://www.fastercures.org/about/what-we-do/
407. http://www.ohsu.edu/xd/about/news_events/news/2013/09-21-nike-co-founder-issues-b.cfm
408. http://www.ohsu.edu/xd/education/schools/school-of-medicine/about/druker091609.cfm
409. http://www.cancer.org/index
410. http://ww5.komen.org/AboutUs/FinancialInformation.html
411. http://en.wikipedia.org/wiki/Woody_Johnson
412. http://www.diabetes.org/about-us/?loc=util-header_aboutus

413. http://main.diabetes.org/dorg/PDFs/Financial/2012-american-diabetes-association-annual-report.pdf
414. http://www.cff.org/AboutCF/
415. http://en.wikipedia.org/wiki/Francis_Collins
416. http://www.whitehouse.gov/the-press-office/2013/04/02/fact-sheet-brain-initiative
417. http://www.whitehouse.gov/share/brain-initiative
418. http://fmurray.scripts.mit.edu/docs/Murray_IPE2012_Science Philanthropy_13102.proof.pdf
419. "An Economic Engine: NIH Research, Employment, and the Future of the Medical Innovation Sector" by Everett Ehrlich, United for Medical Research (Spring 2011). Updated 2012: http://www.unitedformedicalresearch.com/advocacy_reports/nihs-role-in-sustaining-the-u-s-economy/
420. http://www.who.int/nmh/global_monitoring_framework/en/
421. http://www.reuters.com/article/2014/09/11/us-southkorea-smoking-idUSKBN0H60XT20140911
422. "Health in all policies-the Finnish initiative: background, principles, and current issues" by Puska P and Ståhl T (2010). *Annu Rev Public Health*, **31**, pp. 315–328.
423. http://www.healthdata.org/
424. WHO Statistical data: http://apps.who.int/ghodata/?theme=country
425. "Pocket world in figures," *The Economist* (2013 Edition).
426. "Consumer-driven health care: lessons from Switzerland" by Herzlinger RE and Parsa-Parsi R (2004). *JAMA*, **292**(10), pp. 1213–1220.
427. www.ey.com/progressions, 2012, http://www.ey.com/GL/en/Industries/Life-Sciences/Bringing-convenience-and-efficiency-to-health-care
428. http://www.cdc.gov/
429. http://aspe.hhs.gov/poverty/12poverty.shtml
430. "Public Law 111–148." 111th United States Congress. Washington, D.C.: United States Government Printing Office. March 23, 2010.
431. https://www.govtrack.us/congress/bills/111/hr3590/text
432. "Obamacare: Experimental Medicine." *The Economist*, Sep 20–26, 2014, pp. 25–27.
433. "A Health Care Success Story" by Bob Kocher and Farzad Mostashari; NY Times OP-ED, 24 Sep 2014, p. A31.